LETTRES A CAMILLE

SUR

LA PHYSIOLOGIE.

LETTRES A CAMILLE

SUR

LA PHYSIOLOGIE

PAR

M. ISIDORE BOURDON.

SECONDE ÉDITION,

AUGMENTÉE DES DEUX TIERS.

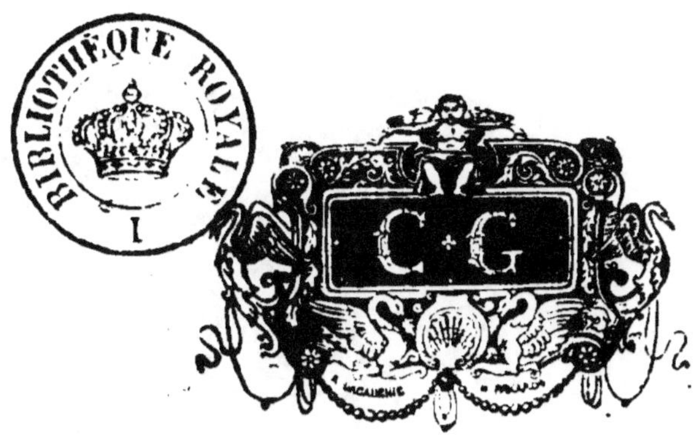

PARIS.

LIBRAIRIE DE CHARLES GOSSELIN,

ÉDITEUR DE LA BIBLIOTHÈQUE D'ÉLITE,

30, RUE JACOB.

MDCCCXLIII.

AVERTISSEMENT

DE L'ÉDITEUR. — (PREMIÈRE ÉDITION.)

L'auteur de cet ouvrage n'a voulu faire ni d'Introduction ni de Préface : c'est une lacune, nous tâcherons de la remplir.

C'est la première fois qu'on essaie un peu sérieusement de répandre parmi les gens du monde, et sous une forme qui la leur rende accessible, la connaissance positive des phénomènes de la vie. Buffon, il y a près d'un siècle, s'est contenté d'esquisser ce vaste tableau ; bien qu'ayant à son usage le pinceau du génie, il ignorait trop les secrets détails de la vie pour en retracer fidèlement l'histoire. On verra qu'on est allé dans ce petit livre beaucoup plus au cœur des choses.

Mais pourquoi populariser la physiologie ? dira-t-on. Ingrats ! c'est pour vous instruire. Bientôt toutes les connaissances

1

vous seront familières; et la seule que vous ignoriez encore est précisément la science qu'il vous importerait le plus de connaître, je veux dire la science de vous-mêmes.

Vous demandez quelle est l'utilité réelle de ce genre de connaissance? Je vais vous le dire. Une fois que vous saurez l'usage de vos différents organes, l'office de chacun, ses fonctions, vous pourrez jusqu'à un certain point en régler le jeu, et maintenir l'harmonie de l'ensemble. Vous éviterez par là des maladies, des souffrances; vous prolongerez ainsi vos jours, et préserverez l'arrière-vieillesse de quelques-unes des infirmités qui la menacent. Dès qu'on sait la physiologie, on connaît presque l'hygiène : étudier le mécanisme d'une machine est le plus sûr moyen d'en prévenir les dérangements.

« Mais, dira-t-on encore, les gens du monde, en France, aujourd'hui ne sont plus frivoles; ils sont devenus sérieux et positifs comme le reste de la nation : il ne leur faut plus ni madrigaux, ni petits vers, ni galanteries musquées si chères à nos aïeux. La vérité leur plaît pour elle-même, sans ornements, sans parure. Pourquoi vouloir nous ramener à d'anciennes habitudes, heureusement délaissées depuis près d'un demi-siècle? » A cela nous répondrons : Qui vous a dit que ce livre fût frivole, plein de futilités et de galantes sornettes? Qui vous l'a ainsi dépeint vous a trompés. Il est clair, il est rapide et facile à lire; il est écrit sans recherche, sans faux alliage, et presque sans digressions. Il s'adresse de préférence, il est vrai, à des personnes un peu légères; mais pour profiter d'une telle lecture, il faut qu'elles soient réfléchies, il faut qu'elles soient attentives.

« Mais pourquoi cette Camille? Cela donne à l'ouvrage une teinte par trop romanesque. Nous sommes loin, ajoute-t-on, loin, Dieu merci, de ce siècle mondain qui s'éprenait si vivement des gracieuses frivolités de Fontenelle. D'ailleurs, la forme épistolaire est de toutes les formes la plus monotone, la plus languissante. Des lettres ne sont bonnes qu'à assoupir : c'est un remède contre l'insomnie. »

— Vous citez Fontenelle et ses Mondes; genre d'ouvrage que vous croyez étranger à nos mœurs actuelles, et qu'il serait d'ailleurs si difficile d'imiter : vous avez raison. Mais Lalande, fameux astronome, Lalande a fait, depuis Fontenelle, un petit livre d'astronomie uniquement pour les femmes. Fourcroy, conseiller d'État et chimiste très-célèbre, a de même tenté de mettre sa science difficile et vétilleuse à la portée des gens du monde, des hommes à la mode et des femmes frivoles. Ces savants illustres vivaient sous la République et sous l'Empire; pensez-vous qu'on fût alors moins positif et moins grave qu'aujourd'hui? Pourquoi la physiologie serait-elle, de toutes les sciences, la seule qu'on dût exclure pour toujours de l'éducation commune? Pourquoi la séquestrer éternellement dans les amphithéâtres? pourquoi la bannir du monde?

Ne critiquez donc pas l'auteur de ce

petit ouvrage pour avoir tenté de populariser la physiologie, sa science favorite ; surtout ne le critiquez pas pour avoir préféré le genre épistolaire, qui probablement lui a paru le plus facile, le plus susceptible de clarté, et peut-être aussi le plus attrayant ! Il a adressé ces Lettres à une femme, et vous demandez curieusement si c'est fiction, si c'est réalité ! Sans doute cela est de quelque intérêt pour l'auteur lui-même ; mais à vous, mais à nous, que nous importe !

L'auteur a rompu la monotonie de ces épîtres par quelques dialogues vifs, et parfois empreints d'assez de vérité locale pour qu'on puisse les supposer réels. Après une vingtaine de lettres, vient un dictionnaire, qui tantôt répète en peu de mots, sous forme de définitions courtes et précises, ce que renferme le corps de l'ouvrage ; et tantôt expose pour la première fois ce qui n'avait pu trouver place dans le texte même.

Nous verrons ce qu'on pensera de ce livre. Mais nous savons, quelle qu'en soit

la destinée, que l'auteur recevra avec reconnaissance et docilité les conseils et les
critiques de bonne foi.

Quant aux personnes qui augureraient,
d'après le ton de ces lettres, que l'auteur
a de la prédilection pour ce genre d'ouvrages, il nous suffira de répondre que
M. Bourdon a déjà publié une *Physiologie médicale*, qui a produit une vive
sensation parmi les médecins; et qu'à
l'heure même il met la dernière main à
une grande *Physiologie comparée*, dernier
Traité dont on ne trouvait de modèle absolument chez aucun peuple à l'époque
où l'auteur en a commencé la publication.

LETTRES A CAMILLE

SUR

LA PHYSIOLOGIE.

LETTRE PREMIÈRE

SERVANT DE DÉDICACE ET DE PRÉFACE.

Paris, le 9 octobre 1829.

Vous m'avez engagé, Camille, à vous exposer le peu que nous savons sur notre fragile et mystérieuse existence : comment me serais-je refusé à satisfaire ce désir, moi qui mets ma gloire et mon bonheur à vous complaire ! Vous vous souvenez des raisons que j'ai alléguées pour échapper à cet aimable et dernier caprice : « Si jeune, et fatiguée déjà par tant de soins et d'études, dispensez-moi, vous disais-je, de vous préparer de nouvelles fatigues. Ne savez-vous pas tout ce que doit apprendre une femme ? N'est-ce pas déjà assez de ces arts de la musique et du dessin qui ont occupé votre enfance ? N'est-ce pas assez de cette botanique, que vous savez assez bien pour redresser les erreurs de madame de Genlis ? Et la géographie, et cette belle et douce poésie qui charme si délicieusement les ennuis, qui distrait l'âme de ses agitations et de ses chagrins! Le calcul, l'astronomie de Fontenelle ou de Lalande, la mythologie si ingénieuse de Demoustier, la physique d'Euler ou de Pouillet, l'histoire naturelle de Buffon et de Bernardin de Saint-Pierre, la littérature de La Harpe ou de Gérusez ; n'en est-ce pas assez pour vous délivrer de l'obsession des romans frivoles, et pour charmer vos loisirs? Et qu'avez-vous donc besoin de science, Camille, vous qui possédez l'art de plaire, l'art de vivre, et qui unissez mille grâces, mille enchantements, à toutes ces vertus qu'on admire en votre personne? Camille, je crains de fatiguer votre jeunesse. Savez-vous que les veilles et l'étude font vieillir? savez-vous qu'on se rit des femmes savantes, qu'on les renvoie dédaigneusement à leur ménage, et qu'il est peu de circonstances, dans la société, où il soit loisible à une femme de laisser voir combien de connaissances enrichissent son esprit? » — Là finit mon sermon, et je catéchisai en vain.

« Je n'étudie, disiez-vous, jamais assez pour me rendre malade ou me fatiguer. D'ailleurs vous serez court, vous l'avez promis; vous serez clair aussi,... n'est-ce pas que vous vous attacherez à vous rendre clair? Et puis, vous choisirez, dans votre physiologie, les choses les plus accessibles, celles qui plaisent, celles qui sont à l'usage de tous. Vous savez le but que je me propose dans cette nouvelle étude : je veux vivre long-temps, éloigner de moi les maladies, une hâtive vieillesse ; conserver long-temps, s'il se peut, ce teint vermeil et cette bonne sérénité qui font dire complaisamment que je suis jolie. On apprend bien à se conduire au moral, pourquoi négliger l'étude des devoirs et des soins propices à la santé ? Ce n'est pas pour parler physiologie, Dieu le sait, vous aussi, ce n'est pas pour cela que je veux l'apprendre : je sais le ridicule qui s'attache à une science superficielle et vaniteuse, et vous savez si j'ai de l'ostentation ! Je garde toujours le silence, Dieu merci, sur ce qu'une personne de mon sexe doit ignorer. Mais si les hommes apprennent un peu de droit afin d'éviter des procès, pourquoi les femmes ne connaîtraient-elles pas un peu de physiologie, afin d'éviter des infirmités, des rides précoces et des souffrances, non-seulement pour elles-mêmes, mais pour tout ce qui les entoure ? Savez-vous d'ailleurs que je suis curieuse ? C'est, dit-on, une maladie familière à mon sexe ; mais en vérité, messieurs, votre exemple réussirait mal à nous en guérir, il l'aggraverait plutôt. J'avais cru et j'ai cru long-temps que vos recherches à tous avaient toujours de grands objets, des motifs sérieux et élevés, qu'en un mot, l'utilité était votre seule idole. Mais point ! Le vol d'une mouche vous intéresse parfois autant qu'un des grands phénomènes de notre existence. Moi, je voudrais savoir pourquoi bat mon pouls, pourquoi la plus faible émotion colore mon teint ; d'où vient qu'on dort, qu'on bâille, qu'on soupire ; comment on digère, et le reste. Ainsi, mettez-vous à l'œuvre ; et, avant tout, pas de longueurs, pas trop de science, pas d'obscurité surtout. Voulez-vous encore que je vous dise ? Je désirerais que vous pussiez vous tenir à une égale distance, et de cette frivolité, qui ne prise que les fleurs, et du pédantisme, qui n'en cueille jamais sans les meurtrir. »

Tels sont vos ordres ; je mettrai tous mes soins à vous obéir. Quand vous serez contente de moi, lorsque vous m'aurez compris sans trop d'ennui, récompensez-moi d'un sourire, et je serai le plus heureux des maîtres. Mais que ce mot de *maître* ne vous effarouche pas ! c'est le ton du siècle aujourd'hui : si j'avais écrit, il y a cent ans, du temps de Voltaire ou de Fontenelle, écrit pour vous et pour vous plaire, je me serais dit le plus soumis de vos admirateurs, et pour la première fois, peut-être, ce mot eût été sincère.

Si les gens du monde savaient celle pour qui j'écris ces lignes, s'ils connaissaient son intelligence, sa grâce parfaite, vous les verriez, à leur tour, s'empresser d'apprendre la physiologie, ne fût-ce qu'afin de s'en entretenir avec vous. Il est vrai qu'à votre vue, à cette voix qui émeut, à ce doux parler qui enchante, ils oublieraient bientôt l'objet de la conversation projetée ; cet air angélique qui vous caractérise exciterait de toutes parts, ou de l'envie, ou des soupirs. Cachez-vous, Camille, restez solitaire et loin du grand monde ! L'admiration qui vous y suivrait, nuirait à votre tranquillité et détruirait mon bonheur.

Cependant laissez-moi vous peindre : je verrai bien si ce portrait est ressemblant; car je veux, s'il l'est, qu'on s'agenouille devant lui.

PORTRAIT DE CAMILLE.

Camille a vingt ans. Elle est bonne, elle est douce, spirituelle et jolie; mais de toutes ces choses, Camille sait seulement qu'elle a vingt ans. Elle est simple, ainsi que la vérité; elle est vraie comme on voudrait le paraître; elle inspire la tendresse comme on désire qu'elle l'éprouve. Elle dit les choses les plus ingénieuses sans y prendre garde; ce qu'on pense d'elle, on n'ose le lui dire : car telle est sa pureté, tel est son *angélisme,* que nul sentiment tendre n'ose se produire en sa présence. Si on laisse voir à Camille qu'on la trouve aimable, elle regarde ses compagnes, et ses beaux yeux semblent dire : « C'est à vous. » On ne lui dit jamais qu'on l'aime; mais sans le dire on ne cesse de l'aimer.

Cependant Camille a un défaut; un défaut sérieux, désespérant : — Quel est-il ? — C'est un mystère. — Serait-elle coquette ? — Oh ! mon Dieu, non. — Elle est fausse, peut-être ? — Quel besoin en aurait-elle ? — Ah ! je le vois, elle est volage? — Je vous jure qu'on n'en peut rien savoir. — Elle est fière alors ? son défaut tient à ses perfections. — Fière ! la fierté lui siérait : mais n'ai-je pas dit son aménité, sa douce et touchante modestie ? — Non, Camille n'a

point ces défauts ; mais Camille, tout le monde l'aime !
et Camille, excepté moi, devrait défendre à tous de
l'aimer ; moi, je donnerais ma vie pour être seul et
toujours aimé d'elle.

LETTRE II.

Le 10 octobre 1829.

J'aurais plutôt dénombré tous les corps vivants qui peuplent la terre, les plantes, les animaux de toute sorte, depuis le Polype jusqu'à l'Homme, que je ne vous aurais dit, Camille, ce que c'est que la *vie*. Comment définir ce principe insaisissable qui s'empare invisiblement d'un corps dès sa première origine, et qui le quitte après une durée plus ou moins longue, et souvent sans cause connue? Quel est ce feu qui nous anime; quelle est cette flamme qui ne brille quelques instants que pour s'éteindre bientôt; enfin, qu'est-ce que la vie, d'où vient-elle, et où retourne-t-elle quand elle nous abandonne? Hélas! que ne puis-je vous l'apprendre! mais c'est un mystère. Au moins, direz-vous, sait-on distinguer ce principe partout où il réside; au moins sait-on discerner un corps vivant d'avec un corps sans vie? Camille, que n'en est-il ainsi! mais on n'est pas toujours certain qu'un corps d'abord vivant ait cessé de vivre. Vous savez plusieurs histoires d'hommes vivants qu'on avait enterrés pour morts? Un célèbre anatomiste, Winslow, le filleul de Bossuet, lui-même a failli être victime d'une pareille méprise; et il a raconté avec

2

vérité, après résurrection, sa terrible aventure. Mais cette obscurité, déjà si grande pour l'homme, l'est davantage encore pour les animaux : il en est qui s'engourdissent et qui s'endorment si profondément l'hiver, qu'on a souvent beaucoup de peine à distinguer s'ils jouissent véritablement de la vie ; bien plus, on a été jusqu'à prendre des pierres cristallisées et arborescentes pour des minéraux transformés en plantes. Tournefort, un des botanistes les plus célèbres qui aient existé, a pris des Stalactites dans la grotte de Paros pour des espèces de végétaux ; et Fontenelle, l'ingénieux Fontenelle, a eu le malheur de récompenser cette grave erreur à l'égal d'une découverte, en disant, à cette occasion, que Tournefort *avait pris la nature sur le fait*. Vous sentez, Camille, combien il est regrettable qu'une expression aussi jolie ait été d'abord si mal appliquée.

Mais tout est donc erreur ou incertitude dans nos connaissances? Non, Camille ; cette conséquence serait injuste, comme trop rigoureuse. Écoutez : nous disons qu'un corps est vivant lorsque, provenant d'un corps semblable à lui, il s'accroît de lui-même par la nourriture ; lorsqu'il a sa chaleur à lui et indépendamment de ce qui l'entoure ; lorsqu'il transpire et qu'il absorbe. La fin de ces phénomènes, ou la mort même, est pour nous une nouvelle preuve que ce corps jouissait de la vie. Tout corps vivant, tant qu'il existe, forme un petit monde presque isolé du grand.

Mais surtout, Camille, n'allez pas juger de la vie par ce qu'elle vous apparaît dans votre miroir : les corps vivants sont presque aussi différents entre eux que l'un d'eux diffère d'un corps sans vie. Entre une plante qui se nourrit par sa racine implantée dans la terre, qui absorbe un peu d'air et d'eau, qui s'accroît après avoir germé, qui verdit, qui fleurit, donne des graines, puis se fane et meurt ; entre cet être si simple et l'homme, que de corps différemment vivants ne voyons-nous pas sur la terre ! Je ne sais si vous connaissez les Polypes, ces êtres vivants qui n'ont pour tout organe qu'un sac intérieur, servant à les nourrir, à les accroître, et qui, divisés en plusieurs tronçons, forment autant d'animaux séparés que de fragments divers. On peut retourner ces êtres comme un gant, sans pour cela les priver de la vie ; on les coupe sans qu'ils en souffrent visiblement : et pourtant ils se meuvent, ils paraissent sentir ; ils se choisissent des aliments, ont l'instinct propre à les saisir ; en un mot, ils les digèrent, ils s'en nourrissent, en rejettent le résidu ; et nonobstant toutes ces propriétés inhérentes à la vie, encore qu'ils sentent, qu'ils se meuvent d'eux-mêmes et qu'ils digèrent, bien que ces derniers caractères indiquent sûrement un animal, on a long-temps confondu les Polypes avec les plantes. Vous voyez par là combien la vérité est lente à venir, combien nous sommes paresseux à la chercher. On prenait les Polypes pour des plantes ; savez-vous pourquoi ? c'est que la plupart de ces animaux se bâtissent de petits arbres calcaires, leur servant de loge, leur tenant lieu d'asile; et l'on avait confondu ces végétations solides avec les êtres qui les composent : la demeure avait été prise pour l'habitant. Une autre cause de confusion, c'étaient ces espèces de bourgeons qui naissent à la surface des Polypes, bourgeons qui deviennent autant d'animaux nouveaux, et qui servent ainsi à la reproduction. On crut voir là des espèces de fleurs; et toute la faveur qu'on put faire à ces êtres, apparemment si équivoques, fut de les considérer comme des animaux-plantes, qu'on nomma plus savamment *Zoophytes*.

Vous le voyez, Camille, un corps vivant s'accroît de lui-même et intrinsèquement par la nourriture; en outre il absorbe ou exhale des fluides; il a sa température à lui, et il se reproduit avant de cesser d'être. Voilà les premiers caractères dont jouissent en commun et les animaux et les plantes. Tout corps privé de ces propriétés décisives n'est pas vivant. Mais si un corps vivant vous paraît équivoque, si vous ne savez de quel nom le baptiser, ou de celui de plante, ou de celui d'animal, je vais vous dire comment vous y reconnaître. Vous l'appellerez *plante*, s'il paraît insensible et immobile, et s'il est privé d'une poche intérieure servant de réservoir aux aliments. Au contraire, s'il est irritable et sensible, s'il se meut de lui-même et tout entier, s'il a une bouche et une sorte d'estomac, enfin s'il digère, c'est un *animal*. Vous trouverez, il est vrai, différents êtres

qui vous offriront quelque incertitude ; vous trouverez des plantes, comme la Sensitive, qui vous paraîtront sensibles et que les légers attouchements de vos
doigts feront se mouvoir. Mais, encore une fois, ce
mouvement n'aura pas lieu de lui-même, d'une manière spontanée, et il ne sera pas universel dans le
reste de la plante ; et d'ailleurs vous ne verrez là ni
digestion, ni mouvements motivés, ni apparence d'instinct, ni estomac recevant la nourriture. Vous savez
donc maintenant quels sont les caractères de la vie ;
vous savez comment distinguer une plante d'avec un
animal ; vous le saviez déjà, Camille, mais machinalement, mais à votre insu et sans vous en être rendu
compte : c'est comme si vous l'eussiez ignoré.

Je voudrais bien dès à présent vous montrer combien la vie diffère en chaque être vivant. Vous verriez, en partant des Polypes, la vie des Vers et des
Mollusques, animaux si apathiques par un dénuement
presque absolu d'organes des sens ; la vie plus vive,
mais aussi moins durable, les mouvements plus pres-
tes et plus agiles, les couleurs plus brillantes des Insectes, parmi lesquels il en est qui ne vivent qu'un
jour, qui meurent après s'être reproduits, et qui,
durant une existence si courte, ont plus agi, plus
senti, plus voyagé, plus joui de ce que la vie a de
meilleur que le plus âgé des Mollusques. Les Crustacés, ou Coquillages, et les Araignées, tiennent le
milieu entre les Mollusques et les Insectes ; je dis
qu'ils tiennent à peu près le milieu quant à l'énergie

et à l'activité de la vie, et quant à la respiration. Les Poissons et les Reptiles respirent différemment, n'habitent point les mêmes milieux ; mais ils se ressemblent entre eux par la froideur de leur sang , la simplicité de leur cœur, la lenteur de leurs fonctions et l'apathie de leurs habitudes. Quant aux Oiseaux et aux Quadrupèdes , vous savez que ce sont les êtres réputés les plus parfaits , dont l'organisation est la plus semblable à la nôtre, et que c'est en eux que la vie a le plus de manifestations diverses ; mais vous savez qu'ils diffèrent beaucoup par les mouvements , les mœurs, les instincts, et par la manière dont ils se propagent.

Au sommet de cette longue et merveilleuse chaîne des êtres vivants apparaît notre propre espèce, et, de toutes les espèces, elle est la plus compliquée, la plus changeante, la plus intelligente, la moins instinctive ; la plus forte par la volonté , la plus faible à raison de ses passions , la plus dépravée par ses penchants. L'homme est de tous les animaux le moins stable dans sa nature, le plus inconstant et le plus insatiable dans ses désirs, et son plus grand ennemi sur la terre. Son ambition l'a fait se proclamer roi de l'univers, lui que mille caprices versatiles gouvernent à leur gré. Les soins qu'il donne à sa propre santé abrègent sa vie ; ses goûts recherchés et voluptueux finissent par le rendre insensible à toute jouissance. Sa vie est une contradiction perpétuelle entre le désir et le pouvoir, entre sa pensée et ses actions, ses passions et sa volonté, ses besoins réels et ses habitudes. De tous les êtres le plus sociable, il est le plus acharné à détruire ses pareils. Il est de tous le plus industrieux, le seul inventif, celui qui a le plus de ressources envers ou contre les choses qui lui sont bonnes ou nuisibles, et c'est lui néanmoins qu'accablent le plus d'infirmités et de maladies. Il a seul l'expérience du passé, sans en profiter pour la sagesse; sa curiosité sert beaucoup plus à le tourmenter qu'à l'instruire : enfin il est le seul qui prévoie l'avenir, seul il conçoit l'éternité, de même que la rémunération ou les châtiments d'une justice suprême; et cependant on lui voit moins de prévoyance qu'à l'insecte qui ne vit qu'un jour sans lendemain prévu.

Camille, quand j'envisage vos vertus et vos perfections, lorsque je me suis vainement évertué à vous trouver quelques-uns de ces défauts humains que personne ne vous suppose, je me dis alors : Non, Camille ne fait point partie de cette détestable et bizarre espèce! elle est plus près que nous du ciel, elle tient le milieu entre l'homme et l'ange : que ne puis-je m'élever jusqu'à elle!

LETTRE III.

SUR LES ORGANES DU CORPS ET LEURS USAGES.

11 octobre 1829.

Vous m'avez dit hier : « Mais comment donc vivons-nous? Quel est le mécanisme de la vie? Cela doit être curieux, faites-le moi connaître : au moins, si c'est par trop au-dessus de ma portée, apprenez-m'en toujours quelque chose! » Camille, je vais tâcher de vous le dire ; mais, en vérité, je ne sais comment j'en pourrai venir à bout ; je ne sais même par où commencer : mais puisque vous l'avez voulu, faites en sorte de rester ferme contre l'ennui.

La trame commune à tous les corps vivants, et à chacun de leurs organes, est une sorte de tissu divisé par loges, par cellules, à peu près comme une fine éponge ou comme les gâteaux de cire d'une ruche d'abeilles. Mais ces cellules, qui communiquent toutes ensemble, ont la finesse, la délicatesse de vos plus belles dentelles. Des vaisseaux divers serpentent dans ce tissu délicat ; certains de ces vaisseaux y laissent suinter des liquides par lesquels sont abreuvées les cellules, et d'autres vaisseaux reprennent ensuite ces humeurs toutes vaporeuses. Voilà presque tout ce qui compose la trame des plantes et des plus simples animaux, comme les Polypes ; mais, dans les animaux supérieurs, l'organisation est plus compliquée. On y voit des os, dont l'ensemble uni compose un squelette ; et ces os eux-mêmes ne sont encore que ce même tissu cellulaire dont je viens de vous parler, et dans les mailles duquel différents sels ont été déposés par des vaisseaux. Après cela, les os formant squelette sont entourés par des muscles qui les meuvent : c'est ce que vous nommez partie charnue, c'est la portion essentiellement nourrissante de nos viandes. Les instruments qui servent à mouvoir les animaux, voilà donc ce qui sert ensuite à nourrir d'autres animaux.

Mais une chose encore plus curieuse, ce sont les nerfs, ces petits cordons blanchâtres que remplit une espèce de gelée molle ; c'est par les nerfs que nous sentons. Si tous les nerfs de votre bras étaient coupés, votre bras, votre jolie main, seraient insensibles : il suffit quelquefois d'une simple foulure, d'une compression légère, pour produire cet effet. Vous savez combien vos doigts se trouvent engourdis lorsque vous vous êtes frappé le coude. Ce que je dis des nerfs de la main est également vrai de tous les autres : nous ne sentons que par eux. Nous ne voyons, n'entendons, ne goûtons et ne flairons qu'au moyen des nerfs qui vont à l'œil, à l'oreille, au nez et au palais. C'est de même au moyen des nerfs que nous nous remuons, que se meuvent et agissent nos organes ; car les muscles n'agissent point d'eux-mêmes, ils ont besoin du secours des nerfs. Un muscle dont les nerfs sont coupés ou malades, reste paralysé. Mais ce n'est point assez, pour sentir et nous mouvoir, qu'il existe en tous nos organes des nerfs intacts et sains; il faut de plus que ces cordons sensibles communiquent sans intervalle avec la moelle de l'épine du dos, et par elle avec le cerveau; il faut aussi que le cerveau et cette moelle soient sains, restent intacts; sinon, plus de sensations parfaites, plus d'exacts mouvements.

Pardonnez, Camille, si j'use d'un style aussi décousu pour vous exprimer d'aussi admirables enchaînements, une réciprocité si parfaite et si merveilleuse entre tant de rouages divers : vous le voyez, dans ce petit monde que forme notre corps,

> Tout sert, tout est servi; la chaîne universelle
> S'étend sans intervalle : à quel point finit-elle?

Mais ne croyez pas en être quitte à si bon marché : vous ne voyez encore que la moitié de notre merveilleuse machine; vous ne connaissez que la trame de nos organes. Vous n'avez vu que ce squelette, qui fait peur aux enfants; que ces nerfs, instruments de nos douleurs et de nos rares plaisirs; que ces muscles, qui accomplissent nos mouvements en esclaves de nos fantaisies, en instruments de sottises et de folies. Je vous ai aussi parlé des sens, qu'un désir immodéré de voluptés nous fait trouver trop peu nombreux, trop peu diversifiés, et d'un jeu trop monotone. Nous en avons six; encore les sages prétendent-ils n'user du sixième, qui de tous pourtant est le plus prisé et a le plus de conséquences, qu'afin d'accomplir les vues de la Providence touchant la perpétuité de l'espèce.

Il faut enfin que je vous apprenne par quels rouages nombreux et compliqués s'entretient la vie, comment nous nous nourrissons, comment nous maintenons nos forces. Vous savez qu'il existe en nous un estomac où s'introduit la nourriture : c'est un conduit assez complexe; vous en pouvez juger par ce que vous avez vu quelquefois dans les oiseaux de basse-cour, et mieux encore dans différents petits quadrupèdes qu'on sert sur nos tables : ces animaux et nous digérons et nous nourrissons par des instruments presque pareils. Outre la bouche, outre les lèvres, la langue et les dents, par qui les aliments sont saisis, goûtés, remués, divisés; outre les glandes salivaires, d'où provient un fluide propre à les mouiller, à les ramollir, il y a le pharynx et l'œsophage, qui les reçoivent à leur sortie de la bouche; et dont les mouvements de haut en bas servent à les transporter doucement dans l'estomac, qui s'en remplit peu à peu, et peu à peu aussi les échauffe de sa propre chaleur, les pénètre, les ramollit avec ses propres sucs; et qui, après les avoir notablement changés, modifiés, les verse à son tour dans le duodénum où première portion des intestins. Ils se mêlent dans ces intestins avec la bile et d'autres humeurs, et dès lors leur nature est changée. Un fluide blanc, qu'on nomme *chyle*, se sépare d'une portion plus grossière qui sera rejetée comme excrément; et le reste des intestins n'est qu'un long circuit où séjournent et se débarrassent de tout ce qui peut nourrir, les résidus successivement plus endurcis des aliments. Quant à ce fluide blanc, quant au chyle que nous avons vu se séparer du reste, il est absorbé dans les intestins par de petits vaisseaux presque imperceptibles, qui le portent de proche en proche dans un vaisseau plus gros, leur tronc commun, qu'on appelle canal thoracique.

Vous me pardonnerez, Camille, tous ces noms barbares que vous ne pouvez prononcer qu'en déformant des traits si calmes et toujours si gracieusement posés, qui font de votre jolie figure un touchant modèle d'harmonie.

Voilà le chyle absorbé, le voilà amassé et circulant dans son gros vaisseau ou réservoir, c'est lui qui doit nourrir tous les organes; mais entre eux et lui il existe un grand intervalle, comment le franchira-t-il? Il participe encore des qualités des grossiers aliments qui l'ont produit : comment, par quel moyen va-t-il se purifier? Ce vaisseau, où s'est amassé le chyle, verse ce chyle dans une veine remplie de sang, et les deux fluides s'y confondent. Chyle et sang, ensuite, sont versés par cette veine dans une autre veine plus grosse, qui se rend au côté droit du cœur. Celui-ci, par son ventricule du côté droit (car le cœur a deux ventricules et deux oreillettes), envoie ce sang et ce chyle aux poumons; c'est là que se fait un mélange continuel de l'air avec le sang et le chyle, et dès lors ce chyle devient un sang véritable, et tout le sang devient rouge : c'est là ce qu'on nomme la respiration. Le sang ainsi rougi et augmenté dans le poumon par son mélange avec du chyle et de l'air, se rend ensuite dans le côté gauche du cœur ; le ventricule gauche de cet organe le répand dans l'aorte ou grosse artère, de laquelle naissent d'innombrables petites artères destinées aux différents organes du corps.

Ainsi, Camille, vous voyez maintenant comment la nourriture est allée, tout en se modifiant et s'épurant, depuis la bouche, où elle se divise tout uniment, jusqu'aux organes qui doivent en user. Elle a dû passer par l'estomac, par l'intestin, par les vaisseaux chylifères et leurs glandes, par le conduit thoracique, par la veine sous-clavière, par la veine cave, par l'oreillette et le ventricule droits du cœur, l'artère pulmonaire et les poumons ; elle a éprouvé dans ces derniers le contact de l'air ; grâce à cet air, elle est devenue sang ; elle a été versée par les veines pulmonaires dans l'oreillette gauche du cœur, par l'oreillette dans le ventricule de ce même côté gauche, et par ce dernier dans l'aorte, qui l'a ensuite également répartie dans chacun des organes.

Surtout, Camille, point d'impatience ! Vous venez d'apprendre tout d'un coup non-seulement la digestion, l'absorption, le cours du chyle, mais encore presque toute la respiration et la circulation du sang. Vous savez que le cœur a quatre cavités ; vous savez que le chyle se mêle au sang, que le sang rougit dans les poumons, que ces derniers communiquent à droite et à gauche avec le cœur, et qu'ils se remplissent d'air : je vous ai dit que le cœur reçoit le vieux sang par les veines, et qu'il envoie de toutes parts du sang nouveau par les artères qui naissent de l'aorte : ai-je employé trop de mots, trop de temps pour vous enseigner tant de choses, que plus des trois quarts des hommes même distingués ignorent?

N'allez pas croire, Camille, que tous les êtres vivants aient cette organisation compliquée que je viens de vous exposer pour notre propre espèce ; vous commettriez une erreur. Il y a des animaux en qui l'on ne voit ni cœur, ni vaisseaux sensibles, ni organes évidemment destinés à la respiration ; il y a d'ailleurs, même parmi les êtres les plus compliqués, des animaux où l'on ne distingue ni chyle ni vaisseaux propres au chyle. Les plantes, d'ailleurs, n'ont ni canal digestif, ni cœur, ni sang, ni chyle : la sève est leur fluide nourricier ; des racines leur tiennent lieu d'estomac ; c'est par leur moyen qu'elles se nourrissent. Elles respirent ensuite par leurs feuilles, ce sont là leurs poumons ; et la chaleur de l'atmosphère ne fait-elle pas l'office d'un cœur en donnant l'impulsion aux fluides, à la sève, dont se remplissent leurs petits vaisseaux ? Bien plus, Camille, je dois vous dire que tous les animaux ne respirent pas l'air par des poumons : les Poissons, les Mollusques et les Coquillages respirent par des ouïes ou branchies ; les Insectes, par des pertuis déliés qu'on nomme trachées ; et les Polypes, les Orties de mer et quelques Vers ne respirent que par leur peau nue. Vous apprendrez, à mesure que nous irons plus avant dans cette histoire, que la nature est surtout admirable par la variété des moyens qu'elle emploie pour des effets analogues : c'est un sublime physicien à qui tous les phénomènes sont possibles à l'aide de toute sorte d'instruments.

Je vous parlerais aussi d'un autre ordre d'organes sans lesquels s'éteindraient les espèces et par qui se réparent sans cesse les dévastations dues à la mort ; mais il est bien convenu que je garderai quant à cela le silence le plus rigoureux.

J'oubliais encore. J'oubliais de vous parler des glandes, par qui sont fabriquées toutes les humeurs du corps. Elles sont nombreuses, ces glandes : il y a le foie, par qui la bile est préparée ; les glandes sali-vaires, qui sécrètent la salive, et le pancréas, qui forme aussi une sorte de salive qui se joint à la bile dans l'intestin. Il y a les reins, qui produisent l'urine ; les follicules muqueux, d'où provient cette sorte d'en-duit qu'on trouve sur les membranes de l'intestin, des poumons et de la bouche, etc. ; il y a les prosta-tes, les amygdales, qui ne sont que de gros follicules ou de petits follicules amoncelés ; il y a les ovaires, d'où provient l'œuf qui sert de berceau à chaque espèce et qui en est la première origine ; les mamelles, d'où provient le lait, notre première nourriture ; la glande lacrymale, d'où naît le fluide que nous répandons dans les chagrins du cœur ou les vives souffrances du corps. La rate, le thymus, la thyroïde et les corps surrénaux semblent aussi être des glandes ; mais on n'en connaît ni les produits ni les usages.

Il n'est pas jusqu'aux plantes qui n'aient des glandes : on trouve de petits corps semblables à des outres dans chaque partie odorante des végétaux, dans les feuilles du Millepertuis et de l'Oranger, dans l'écorce du citron, etc.

J'aurais dû vous parler du cerveau, qui est l'instrument ostensible de la pensée, le siége de l'âme, le réceptacle des sensations diverses, le moyen d'unité de tous les actes volontaires, et celui de nos organes qui, par son volume plus grand et son organisation plus parfaite chez l'homme qu'en nulle autre espèce, établit entre les hommes et les autres êtres la démarcation la moins indécise. Mais nous reviendrons ailleurs sur ce grand objet, et c'est alors que je vous dirai comment nos pensées se peignent sur les traits de la physionomie, et comment l'habitude des passions se manifeste en nous, alors même que le règne en a cessé ; alors aussi je vous expliquerai la production de la voix et de la parole, en vous montrant le juste concours, pour ces phénomènes, des poumons et des muscles de la respiration, du larynx, de la glotte et de la langue.

Voilà qui est fini. Je vous parlais tout à l'heure des impressions de l'âme et de l'empreinte qu'elles laissent sur nos traits ; voyons dès à présent que j'en fasse l'épreuve. Je vous ai ennuyée, Camille ; convenez-en sans détour : de grâce mettez-vous à votre miroir après avoir lu ma lettre, et voyez si vos yeux n'ont pas perdu de leur éclat, de leur vivacité, si vous ne voyez pas de l'abattement dans tout le reste. Du moins c'est vous qui l'avez voulu, et vous êtes cause que je ne vous obéirai plus désormais. Quoi que vous en disiez, je ne vous donnerai plus tant de détails minutieux : j'effleurerai tout davantage. S'il est ensuite quelque sujet que vous vouliez absolument approfondir, je vous mettrai aux mains ma Physiologie médicale, je vous donnerai ensuite à lire ma Physiologie comparée, et alors vous pourrez vous instruire à loisir et vous enivrer d'ennui. Mais du moins vous vous serez ennuyée vous-même, et sans ma complicité volontaire : ma conscience sera tranquille.

LETTRE IV.

HORS-D'ŒUVRE, PRÉCAUTION.

13 octobre 1829.

Je suis sans cesse obligé, Camille, de vous parler d'organes que vous ne connaissez pas, d'animaux que vous n'avez jamais vus, et tout cela doit vous causer de l'impatience; tant de noms barbares qui vous arrêtent à chaque pas, finiraient par vous dégoûter de nos entretiens et de l'objet de notre correspondance sans cérémonie et sans apprêt. Voici le parti que je vais prendre : je vais vous envoyer, une fois pour toutes, une liste de noms tout expliqués, que vous pourrez consulter dans les cas embarrassants; et même, pour les lettres qui vont suivre, j'ajouterai quelquefois, si vous le trouvez bon, une petite liste d'explications pareilles; et cela, éclaircissant la matière de nos études, rendra notre marche plus dégagée et plus rapide. Faisons comme font nos soldats pour marcher plus lestement à l'ennemi : de nos gros et vilains sacs nous n'avons qu'à charger des fourgons qui suivront notre petite expédition.

N. B. Voyez le *Dictionnaire physiologique* à la fin de ce volume.

LETTRE V.

SUR LA REPRODUCTION ET LE PREMIER ACCROISSEMENT
DES ÊTRES VIVANTS, ET DE L'HOMME EN PARTICULIER.

14 octobre 1829.

Hier, Camille, je rencontrai une personne de votre connaissance avec qui je liai un long entretien sur un chapitre de physiologie dont il est convenu entre vous et moi qu'il ne sera point question dans ces lettres. Nous parlâmes de la propagation des corps vivants, de leur accroissement, de leur origine. Je me contenterai, Camille, de vous rapporter, de cette longue conférence, quelques détails indifférents qu'on peut vous transmettre sans déroger à nos conventions et à la prudence.

Mon interlocuteur me dit : Est-il vrai, monsieur, que tous les êtres vivants naissent d'un œuf?

MOI.

Cela est certain. Les oiseaux, les reptiles, les poissons, les insectes, vous savez que tous ces animaux pondent des œufs, et que de ces œufs éclosent des petits.

LUI.

Je sais cela ; mais les mammifères, les quadrupèdes, les cétacés et notre propre espèce, comment voulez-vous que j'admette même chose pour eux?

MOI.

Cependant, monsieur, ils proviennent d'œufs comme les autres : ils ne naissent pas de la même manière , cela est vrai ; mais l'origine en est semblable. Tout corps vivant naît d'un œuf : *Omne vivum ex ovo :* il y a juste deux siècles que le médecin anglais Harvey, celui qui découvrit la circulation du sang , a trouvé des œufs dans les biches et dans les daines du parc royal de Charles Ier ; et l'on s'est assuré, depuis, qu'il en existe également dans tous les vivipares, dans la femme comme dans les biches.

LUI.

Vous m'étonnez, monsieur. Mais au moins me permettrez-vous de nier les œufs des plantes.

MOI.

Je ne permets point cela du tout. Je vous ferai voir, quand vous voudrez, de petits corps ronds et mous au fond des fleurs qui commencent à s'épanouir ; ce sont là des œufs véritables : tel est le commencement de la graine, et cette graine ne doit la vie qu'à la poussière des étamines qui s'introduit jusqu'à elle par d'étroits couloirs , par les pistils. La graine elle-même n'est qu'un œuf endurci ; une nouvelle plante en sort lorsqu'elle vient à germer , et cela est un phénomène tout à fait analogue à l'éclosion du poulet.

LUI.

Savez-vous que vous sapez toutes mes idées? Tout ce que vous m'apprenez là est contraire à ce que je croyais savoir. J'aurais mis ma main au feu qu'il existait des animaux ovipares et des animaux vivipares; je croyais l'avoir lu dans Buffon, dans Cuvier et ailleurs. Mais vous avez détruit tout cela : maintenant tout vient d'un œuf, et nous aussi, à ce que vous dites; il faut avouer qu'il est cruel pour notre vanité que nous n'ayons qu'un œuf pour premier berceau, ainsi qu'un volatile. Me voilà désenchanté pour la vie. Comment voulez-vous à présent que je croie à l'amour, entre cette coquille d'où vous me faites naître, et cette bière que je vois déjà entr'ouverte pour m'engloutir ?

MOI.

Nier l'amour ! je vous trouverais malheureux d'en être réduit à cette triste extrémité ! Est-il rien de meilleur sur la terre ? Sans les plaisirs, sans les craintes, sans les chagrins, les sollicitudes et les alarmes que donne l'amour, sans l'heureuse espérance qu'il nourrit, sans les illusions qu'il éternise, sans les délicieux souvenirs qu'il nous laisse, sans les regrets qu'il cause, sans ses enivrements, ses rêveries et ses tendresses, qui donc consentirait à vivre par delà vingt-cinq ans ? Si vous jetez les yeux sur notre petite planète, vous n'y verrez pas un être qui ne consacre à l'amour une partie de son existence. L'Éphémère, qui ne vit que vingt-quatre heures, en emploie dix à faire l'amour. Il n'est pas jusqu'aux fleurs qui n'éprouvent quelque chose d'analogue : on en voit beaucoup au sein desquelles les étamines se courbent tendrement vers les pistils, comme pour les embrasser. On a été jusqu'à soutenir que même les corps inertes n'étaient pas étrangers à ce sentiment universel ; tous, en effet, tendent à se rapprocher, à s'unir. L'attraction de Newton et l'affinité des chimistes n'est en quelque sorte qu'un lien admirable par qui l'immensité des corps ne compose qu'un tout parfait :

> Les êtres l'un vers l'autre entraînés tour à tour,
> Cherchent à s'embrasser d'une chaîne d'amour.

C'est Pope qui dit cela ; et si ce n'était lui, ce serait la raison.

LUI.

Ce que vous dites me soulage. Mais on prétend qu'il existe des êtres qui naissent à l'aventure, sans parents, en un mot spontanément, c'est-à-dire sans être engendrés. Qu'en dois-je penser ? vous m'avez appris à me défier de toutes mes convictions.

MOI.

C'est Aristote qui a répandu cette vieille erreur ; mais ce n'en est pas moins une erreur, encore qu'Aristote lui ait donné son immortel assentiment. Nous ne croyons plus comme autrefois à l'infaillibilité des Grecs, et ne jurons plus sur leur autorité tant révérée durant des siècles. Jadis,

> Quand la Grèce parlait, l'univers, en silence,
> Respectait le mensonge ennobli par sa voix.

Mais nous avons secoué ce joug, fui cette tyrannie.

Ramus ne serait plus aujourd'hui lapidé par la canaille scolastique, elle qui adopte toujours si servilement les folies qu'on lui suggère, pour avoir osé contredire Aristote. Aristote est certes un fort grand homme, une intelligence vaste et puissante; mais que d'erreurs dans ses immortels ouvrages! Votre génération spontanée est du nombre. Vous qui avez l'esprit juste et accessible à toute vérité, je vous défends de croire désormais à de pareilles vieilleries.

LUI.

Comment donc expliquez-vous la production de ces myriades d'animaux infusoires que le microscope nous fait découvrir dans divers liquides? J'en ai vu, chez M. Bory, chez M. Raspail, chez MM. Donné et Mandl, jusqu'à plus de mille dans une simple goutte d'eau.

MOI.

Que voulez-vous savoir, de bonne foi, sur la reproduction d'êtres assez petits pour échapper à la vue réelle? Si vous demandez mon sentiment, je vous dirai que je doute même que ce soient là de vrais animaux; je les regarde comme de simples molécules divisées, et je crois illusoires les mouvements et les fonctions qu'on dit leur avoir vu effectuer. Comment pouvez-vous croire à la sincérité du microscope, lui qui commence par montrer les corps avec un grossissement de plusieurs milliers? Mensonges que tout cela, séduisantes erreurs où se méprennent les simples, entendez-vous?

LUI.

Mais les vers qu'on trouve au sein de nos organes,
d'où proviennent-ils?

MOI.

D'abord, vous concevez que rien n'implique l'impossibilité que ces êtres soient procréés en même temps
que nous, à cette époque où tous nos organes sont encore fluides. Je dis plus : encore que l'on voie des vers
en ceux de nos organes qui n'ont aucun accès avec
les choses du dehors, dans la substance du foie ou
dans le cerveau, vous voyez bien que les germes en
peuvent être déposés par le sang qui circule dans nos
vaisseaux ; car vous savez que le chyle se mêle au
sang, et que ce sont les aliments, provenant du dehors, qui produisent le chyle. Ces vers peuvent donc
provenir des aliments.

LUI.

Mais du moins naît-il bien certainement des vers
dans les chairs, dans des viandes en putréfaction.

MOI.

· Erreur, mon cher monsieur; ces prétendus vers
ne sont que des œufs de mouches ou d'autres insectes : vous n'en verrez jamais sur des viandes que vous
aurez soigneusement soustraites à l'approche de ces
insectes à deux ailes. Il y a long-temps que Rédi a
prouvé cette vérité qui devenait chaque jour évidente
pour les cuisinières. Si vous doutez encore, vous
n'aurez qu'à conserver de ces petits vers, vous en
verrez provenir d'autres mouches.

LUI.

Je savais bien que les Vers à soie, que les Papillons, éprouvent des métamorphoses; mais j'ignorais qu'il en fût ainsi des autres Insectes.

MOI.

Cependant rien n'est plus vrai. La plupart passent tour à tour de l'état d'œuf à l'état de larve, de ver ou de fève, ensuite à l'état de chenille, de nymphe ou de chrysalide, et enfin à l'état d'Insecte parfait. S'il est quelques-uns de ces animaux qui n'offrent pas toutes ces métamorphoses, cela vient de ce qu'il s'en était déjà effectué plusieurs dans le corps des femelles avant qu'elles les missent au jour. Ces différentes apparences des mêmes animaux ont quelquefois été prises pour des animaux différents.

LUI.

Est-il vrai, ainsi que je l'ai lu dans de savants ouvrages, que les Anguilles proviennent des Écrevisses; que les Coquillages appelés Anatifs aient quelquefois produit des Canards; que l'Épervier se change en Coucou, et que les Macreuses proviennent des Huîtres? Plusieurs de ces choses sont relatées dans les Mémoires de l'Académie des sciences, abrégés et mis en ordre par Fontenelle; qu'en dois-je penser?

MOI.

Que ce sont autant de contes, ou inventés à plaisir, ou nés de fausses apparences. Les Anguilles et les Écrevisses habitent les mêmes eaux; les Écrevisses ont des œufs, on n'en voit nullement aux Anguilles;

vite on en a conclu que les Anguilles sont engendrées par des Écrevisses. Le Coucou apparaît, dans nos climats, à l'époque où l'Épervier émigre : Écrivez, aura-t-on dit, que le Coucou n'est qu'un Épervier transformé. Les Macreuses font leur nid avec des écailles d'Huîtres : bon ! la crédulité répandra la folle idée que les Huîtres engendrent des Macreuses !... Contes ridicules, mon cher ami. Ah ! si vous parliez des Grenouilles, des Crapauds, et de plusieurs autres reptiles, à la bonne heure. Ceux-là éprouvent réellement des métamorphoses : les Grenouilles commencent par être des Têtards. Ces animaux sont d'abord de vrais poissons avant de devenir des reptiles : ils respirent par des ouïes avant de prendre des poumons. Ils changent aussi d'intestins comme d'organes respiratoires : d'herbivores qu'ils étaient, ils deviennent carnivores : métamorphose complète, comme vous voyez !

LUI.

Et nous-mêmes, n'éprouvons-nous pas aussi quelques métamorphoses ?

MOI.

Oui, certainement. Nous commençons par être tout à fait liquides, au sein du petit œuf qui nous sert de berceau et de première origine. Ensuite nous apparaissons sous la forme d'un point blanchâtre et floconneux, assez semblable à ces petits lambeaux de chair de pêche qu'on voit suspendus dans le vin dont nous avons coutume d'immerger ce fruit délicieux. Cette petite masse homogène, où l'on ne peut encore

discerner aucun organe, apparaît vers le vingtième
jour : « C'est comme un Ver à l'état muqueux, sans
» aucune ouverture visible, de deux à trois lignes d'é-
» tendue, et privé de mouvement... Il n'y a là rien
» encore d'appréciable, rien qui indique une tête,
» des yeux ou des membres : à ce premier âge, tout
» est blanc, tout est fluide, tout paraît uniforme et
» non organisé; et dès que les organes paraissent,
» tout est d'abord symétrique [1]. » A trente jours,
l'embryon a la grosseur d'une fourmi, et celui d'une
mouche à miel à quarante jours : ce n'est guère qu'a-
près cinquante jours que les membres apparaissent
et que les os commencent à s'ossifier; à cette époque
le fœtus humain a une sorte de queue comme les
quadrupèdes. Le fœtus est long de dix-huit pouces à
la naissance, et les cheveux alors ont près d'un pouce.
L'enfant à terme pèse ordinairement six livres : son
foie est gros, ses fontanelles sont encore ouvertes. Un
autre signe de la maturité du fœtus, c'est que l'ombilic occupe le milieu de la longueur totale du corps,
tandis qu'un fœtus non à terme a l'ombilic plus rapproché de la tête que des pieds.

LUI.

Mais vous parliez de nos métamorphoses?

MOI.

En effet, nous ressemblons d'abord à une sorte
de Ver; nous respirons ensuite par des ouïes, comme

---

[1] Bourdon, *Physiologie comparée*, in-8°, livre iij, p. 276.

des Mollusques, notre peau est molle et nue comme la leur : après cela, nous devenons successivement Poisson, Reptile, Oiseau, Mammifère : nous ressemblons tour à tour à ces différents animaux par plusieurs de nos organes, par le cerveau, par le cœur et les vaisseaux, par le squelette principalement ; et ce n'est que par des progrès ultérieurs que notre espèce se différencie définitivement de toutes les autres.

LUI.

Vous dites que l'homme est successivement poisson, reptile, oiseau, mammifère avant de prendre les caractères exclusivement propres à son espèce. Grand Dieu ! quelle humiliation !

MOI.

Pourquoi s'humilier d'une ressemblance toute matérielle ! En jouissons-nous moins de cette sublime intelligence à laquelle l'on ne voit rien de comparable dans les autres espèces ? Si l'homme a sans conteste le sceptre de la nature, assurément ce n'est point à la forme de ses organes qu'il doit cette suprématie : c'est que l'esprit a la préséance sur la matière ; et voilà d'où vient l'empire de l'homme sur le reste des créatures.

LUI.

Ainsi donc nos organes n'apparaissent que l'un après l'autre, et ils n'acquièrent que peu à peu la perfection qu'on leur voit dans un homme adulte : nous nous formons donc pièce à pièce ?

MOI.

Telle est, en effet, l'apparence. La moelle du dos
est le premier organe visible ; on voit le cœur avant
les poumons, le foie avant la rate, le cerveau avant
l'estomac ; mais ce n'est là qu'une apparence. Une
voix secrète nous avertit qu'ici le témoignage des sens
est trompeur ; que tout progressifs que paraissent être
les organes, ils n'en ont pas moins une même origine,
une existence contemporaine ; l'apparition en est graduelle, mais la formation simultanée.

LUI.

Il est toutefois certain que les organes n'ont pas
tous les mêmes progrès ; et cela même est alarmant :
car si plusieurs cessaient de croître, lorsque les autres, déjà fort développés, continuent de progresser,
que n'en résulterait-il pas !

MOI.

Vos craintes sont légitimes : il arrive souvent que
certains organes restent en chemin, et voilà justement la cause de beaucoup de difformités ; vous voyez
par là comment se forment la plupart des Monstres.
Les Monstres ont presque toujours quelque organe
au-dessous de leur âge, et par conséquent au-dessous
de leur classe. A cause de cela, un oiseau ou un mammifère monstrueux a souvent des organes analogues à
ceux d'un reptile ou d'un poisson ; mais jamais un
oiseau n'a des organes de mammifère, jamais un
poisson, jamais un reptile n'en ont d'oiseau. Comme

beaucoup de nos organes sont originairement doubles et qu'ils procèdent de la circonférence au centre, les monstruosités proviennent quelquefois de ce que la réunion mitoyenne ne s'est pas accomplie.

Je vous fais grâce de beaucoup de détails, Camille, et je m'aperçois que c'en est déjà trop. Mon interlocuteur poussa loin la curiosité et multiplia les questions : il voulut connaître les progrès du Poulet dans l'œuf, les amours médiats et bizarres des poissons et des reptiles, la raison probable de l'indifférence du Coucou pour ses œufs, dont il abandonne le soin à d'autres oiseaux dans le nid desquels il les a déposés ; il m'interrogea sur la nature équivoque de l'Ornithorhynque, qui passe tour à tour et sur des motifs également plausibles, tantôt pour un oiseau et tantôt pour un mammifère : nous parlâmes du Crapaud-Pipa, qui couve ses œufs sur son dos et ses épaules ; des Taupes et des Musaraignes, dont l'accouchement est si singulier, à cause de l'étroitesse extrême et de la mobilité de leur bassin ; des Pucerons, toujours vierges et mères tout à la fois, et dont les petits viennent au jour à rebours des autres animaux, c'est-à-dire à reculons. Enfin nous dissertâmes sur les ressemblances de familles, sur les caractères héréditaires, sur le croisement des races, sur les mulets, les métis, sur les limites des espèces, sur le terme variable des naissances, sur les phénomènes de la germination des plantes, et les causes probables du surcroît des mâles sur les femelles en de certains animaux, mais surtout dans notre espèce [1]. Je regrette de ne pouvoir vous dire nos conjectures sur la reproduction curieuse des Didelphes, dont on trouve les petits, encore presque imperceptibles, appendus aux mamelles de leur mère, sans qu'on sache comment ils ont pu parvenir jusque-là, ni d'où provient leur naissance si prématurée ; enfin nous dîmes quelque chose des Polypes, des Vers, des Naïades, qui, comme les Végétaux, se reproduisent par des bourgeons, des divisions spontanées ou accidentelles, ou par une sorte de greffe, en un mot par une partie de leur substance, laquelle a la propriété de reconstituer un être complet, jouissant de la vie aussi bien que l'être principal.

> Mais malheur à l'auteur qui veut toujours instruire !
> Le secret d'ennuyer est celui de tout dire.

Bonsoir, Camille ; voilà l'heure où je ne fais plus que songer à vous.

[1] Toutes choses dont il est abondamment traité dans notre *Physiologie comparée,* liv. II et III. Paris, J.-B. Baillière.

LETTRE VI.

15 octobre 1829.

Je voudrais savoir, Camille, ce que vous avez, avant tout, la curiosité de connaître; peu importe, en effet, l'ordre que l'on suit en décrivant les phénomènes de la vie : tous se tiennent, tous se confondent; c'est un cercle si parfait, qu'on n'y peut voir ni commencement ni fin. Je crois vous avoir déjà dit quelques mots sur la Digestion et ses suites : j'ai bien envie d'en finir aujourd'hui sur ce sujet. Soyez tranquille, je serai court.

Vous savez que le bol alimentaire, après avoir été broyé par les dents, humecté de salive, goûté par le palais et façonné par la langue, est ensuite poussé par cet organe éminemment mobile vers le pharynx, et par le pharynx dans l'œsophage, qui lui-même le conduit jusqu'à l'estomac. Je ne sais si vous vous faites une juste idée de l'estomac, de sa situation, de sa structure. C'est un organe allongé qui a à peu près la forme d'une cornemuse; il est placé vers ce creux superficiel qu'on voit au bas de la poitrine, entre le diaphragme qui le touche en haut, et les intestins, situés plus bas, entre la rate et le foie; sa grosse extrémité, qui forme une sorte de sac, est dirigée du côté gauche, où la rate l'avoisine. Il est composé de membranes dilatables, entre lesquelles se voient quelques fibres musculeuses très-faibles ; c'est à ces fibres qu'il doit ses mouvements propres. L'estomac a deux orifices : celui qui le met en communication avec l'œsophage se nomme cardia (c'est la porte d'entrée) ; l'autre s'appelle pylore, et c'est par cette dernière ouverture que sortent les aliments après qu'ils ont été digérés.

L'estomac n'est pas le même chez tous les hommes. Il est plus grand chez ceux qui se nourrissent d'aliments maigres que chez ceux qui mangent beaucoup de choses animales ; il est plus grand chez les vieillards et chez les hommes qui ne mangent qu'à de longs intervalles ; plus grand chez les pauvres que chez les riches, car c'est une nécessité d'accroître la dose des aliments à proportion qu'ils sont moins nourrissants et réclamés par plus de fatigues. Les liqueurs fortes, surtout si elles sont prises à jeun, finissent souvent par épaissir l'estomac outre mesure : telle est la cause la plus ordinaire des squirrhes du pylore.

Tous les animaux, à l'exception des Monades et des Éphémères, ont une sorte d'estomac ; tel est même un des caractères essentiels de l'animalité : mais rien n'est plus diversifié que la forme de cet organe dans les différentes classes d'animaux. Les Polypes mêmes ont un estomac, mais un estomac qui se confond sans démarcation précise avec le reste du tube digestif ; pareillement dans quelques Vers et pour quelques poissons de l'ordre des Cyprins. L'estomac de beaucoup d'Insectes est une sorte de gésier ; celui de la plupart des Crustacés contient temporairement une espèce de dépôt calcaire qu'on nomme yeux d'écrevisses. Les Oiseaux qui vivent de graines ont un gésier d'une force prodigieuse, puisqu'il brise jusqu'à des tubes métalliques, des aiguilles et des instruments acérés : il contient d'ailleurs des cailloux, des graviers à surface inégale, dont il est impossible de le débarrasser une fois que les petits oiseaux nouvellement éclos ont reçu de leurs parents les premières becquées. Les animaux qui ruminent ont quatre estomacs ; les Cétacés, la Baleine et les Dauphins en ont quatre aussi, mais placés à la file les uns des autres, et non séparés et distincts, comme dans les Ruminants à cornes. Les Kanguroos et les Crocodiles, les Rats et le Cochon ont deux estomacs, ou plutôt un estomac divisé en deux poches par une cloison ; l'Hippopotame en a trois. En général, les animaux ont l'estomac d'autant plus vaste et plus énergique qu'ils se nourrissent plus exclusivement de substances végétales.

Mais comment digérons-nous ? Quel est l'office de l'estomac dans la digestion ? C'est ce que je vais essayer d'exposer brièvement. Je crois vous avoir dit que la surface de l'estomac est sans cesse et abondamment humectée de sucs qu'y laissent transsuder les extrémités des vaisseaux sanguins, ramifiés dans l'épaisseur de ses tuniques : ces liquides se mêlent à

la salive qui vient de la bouche, au mucus du pharynx et de l'œsophage ; et le tout ensemble prend le
nom de suc gastrique. Les aliments, une fois introduits dans l'estomac, s'imprègnent de ces liquides,
de ce suc gastrique, ils s'en imbibent profondément,
et c'est à cela qu'ils doivent de se ramollir peu à
peu. Environ au bout d'une heure et demie ou deux
heures, les aliments commencent à former une pâte
grisâtre, acide, homogène : c'est le chyme. Ce sont
les aliments plus rapprochés des parois de l'estomac
qui sont les premiers digérés, les premiers ramollis,
chymifiés ; et à mesure qu'ils forment cette pâte grise
et aigre dont je vous parlais tout à l'heure, ils se ra-
massent vers le détroit de l'estomac, près du pylore,
qu'ils ne tardent pas à franchir. Il est bien rare qu'au
bout de trois heures, du moins chez les hommes
sains et forts, il reste encore dans l'estomac quelques
aliments qui n'aient pas été ramollis, chymifiés, et
qui ne se disposent à traverser le pylore pour passer
dans l'intestin duodénum. Mais la digestion est beaucoup plus lente chez les ivrognes, en qui elle met
parfois de quinze à vingt-quatre heures à s'accomplir, tant est difficile la transformation des boissons.

Je viens de vous décrire tout uniment les changements qu'éprouve la nourriture dans l'estomac ; mais
je ne saurais vous apprendre rien de précis touchant
la nature et la cause essentielle de ces changements.
On a dit que les aliments éprouvent une sorte de cuisson ou coction dans l'estomac ; mais cette allégation

n'a rien de plausible, elle n'est fondée sur aucun motif raisonnable. On a dit aussi que la digestion résultait d'une sorte de putréfaction : autre erreur que
l'observation des faits détruit, puisque, bien loin que
les aliments se putréfient dans l'estomac, les chairs
déjà putréfiées redeviennent fraîches et inodores une
fois qu'elles ont été mêlées au suc gastrique : on s'est
assuré du fait sur ces gigantesques boas d'Amérique,
à qui l'on voit engloutir peu à peu d'énormes animaux,
dont les chairs déjà putréfiées au dehors redeviennent
fraîches et rosées à mesure qu'ils les dévorent et les in-
gurgitent[1]. D'ailleurs il faut plusieurs jours pour que la
putréfaction s'effectue, et l'on sait que la digestion est
achevée au bout de quelques heures. On a assuré aussi
que l'estomac agissait principalement à la manière
d'une meule ou d'un mortier, et que la digestion n'était

[1] Cette faculté qu'ont les Serpents d'avaler peu à peu et sans
division préalable des animaux plus gros qu'eux, les eût inévitablement exposés à l'asphyxie, toute rare que soit leur respiration, si leur trachée-artère avait été située au fond du gosier,
au devant de l'œsophage, comme est celle des Quadrupèdes.
Mais la nature a conjuré ce danger en prolongeant la trachée
de ces animaux jusqu'à l'angle rentrant que forme la symphyse
antérieure de la mâchoire, où l'on en voit l'ouverture béante
sous la langue. Il résulte de cette disposition conservatrice
que l'animal peut continuer de respirer, quelque remplie que
soit sa bouche, en écartant légèrement l'une de l'autre les
mâchoires très-mobiles. Ce fut sur un orvet que je constatai
d'abord cet arrangement providentiel, qu'on retrouve dans
tous les Reptiles ophidiens.

qu'une sorte de trituration : autre préjugé qui nous est venu de ce que les oiseaux de basse-cour ont un gésier énergique, par qui sont brisées les semences dures dont ils se nourrissent. Mais l'estomac de l'homme et de beaucoup d'animaux n'a même pas assez de puissance pour écraser des grains de raisin déjà mûrs et mous. Il paraît donc certain que c'est surtout à l'action du suc gastrique que l'estomac est redevable de sa faculté de digérer les aliments : Spallanzani est même parvenu à effectuer des digestions artificielles en plongeant des aliments, déjà mâchés et imprégnés de salive, dans du suc gastrique maintenu chaud dans des fioles de verre. On a dit en conséquence que la digestion n'était, à vrai dire, qu'une dissolution des aliments dans le suc gastrique ; mais il faut bien vite ajouter que cette dissolution digestive n'a rien de semblable à ce qui a lieu dans nos laboratoires de chimie, et qu'elle ne s'accomplit un peu parfaitement que sous l'influence de la vie.

Cependant, et la chose a droit d'étonner, il paraîtrait que l'estomac digère encore quelques heures après la mort. On s'est assuré du fait sur des suppliciés et par des expériences sur des animaux qui venaient d'expirer. Hunter allait jusqu'à prétendre que l'estomac se digérait lui-même après la mort, et que c'était à cette cause qu'étaient dues, que devaient être attribuées, les ulcérations et les perforations dites spontanées qu'on rencontre quelquefois à l'estomac des cadavres. Mais on a reconnu que cette dernière allégation était exagérée.

Je vous ai dit, patiente Camille, comment l'estomac modifie les aliments dont on l'a rempli ; reste encore à vous apprendre comment s'achève la digestion dans l'intestin. Vous savez déjà que la bile et le suc du pancréas se mêlent aux aliments dans la cavité du duodénum, premier intestin qui doit son nom à sa longueur, qui est d'à peu près douze pouces. On ne sait pas très-précisément quelle est l'action de ces fluides sur la nourriture déjà chymifiée par l'estomac ; on sait seulement que la bile forme une sorte de savon par son mélange avec les substances graisseuses contenues dans la masse alimentaire, et que dès lors le chyme, après avoir perdu son acidité, ne tarde pas à se séparer en deux parties distinctes : l'une solide, formant résidu, est rejetée par l'intestin ; l'autre fluide et blanchâtre, nommée chyle, est absorbée par des vaisseaux incolores qui la charrient dans le canal thoracique, et par lui dans la masse du sang veineux.

Il me resterait à vous exposer certaines règles touchant le choix des aliments, et quelques circonstances nuisibles ou favorables à la digestion et à la nutrition. Je renverrai tout cela à notre post-scriptum alphabétique, à notre Dictionnaire final, qu'il vous suffira de parcourir des yeux dans vos moments d'insomnie ou de curiosité.

LETTRE VII.

SUR LA FAIM, L'ABSTINENCE ET LA DIÈTE.

Chacun connaît la signification de ce mot : il sert à exprimer le vif désir d'aliments nécessaires. Mais il est souvent usurpé par des appétits factices, par des goûts capricieux : on confond ainsi les saillies de la sensualité avec l'aiguillon du besoin. Il est en effet des personnes qui ignorent absolument ce que c'est que la faim, tant l'inertie, née du désœuvrement, rend leurs digestions interminables. Il en est qui ne se donnent quelque mouvement hors de leurs habitations somptueuses qu'afin de dîner avec attrait, ou du moins sans répugnance ; car si la faim assaille sans cesse l'indigence, comme perspective inconjurable, si ce n'est comme réalité, la satiété gâte les délices de l'opulence désœuvrée. Tous ces promeneurs si brillants et si enviés qui inondent de poussière la banlieue des capitales, vous pensez peut-être que la vanité, l'amour de la campagne ou de la dissipation les poussent ainsi, vers le milieu de chaque beau jour, au delà des remparts d'une grande cité ! erreur, c'est uniquement la gourmandise. Réveillés un peu avant midi, ces malheureux Sybarites, au plus léger coup de clochette, voient apparaître sur un guéridon gracieux, et tout près de leur chevet, assiégé d'ombres et d'ennuis, une coupe séduisante dont la vapeur parfumée n'éveille en eux nulle tentation, tant leur appétit, la nuit précédente, s'est profondément assoupi au sein d'un médianoche bruyant ou d'un souper mystérieux. Cependant viennent les nouvelles de la veille, la gazette, la correspondance : on se met à lire. Mais, pour un billet qui fera sourire ou espérer, d'autres lettres sont là qui ramènent à la vie réelle et rendent le front soucieux : alors on bâille, on se détire, on récapitule ses chagrins, et, pendant cela, le déjeuner refroidit et la faim reste endormie :

> Parmi les voluptés dont ils croient s'enivrer,
> Malheureux! ils n'ont pas le temps de désirer.

Vous donc qui voulez savourer à longs traits toutes les jouissances d'une vie fortunée, fuyez les excès, fuyez la mollesse. Tout se flétrit sous leurs mains, tout se glace et meurt à leur souffle. Pour jouir, il faut désirer. Or, naît-il des désirs sans travail et sans tempérance? Le bonheur est comme le ciel, qui sans doute l'éternise : on ne le conquiert que par des sacrifices, et l'on en jouit déjà du moment qu'on l'espère. Une des consolations de l'artisan, assurément c'est la faim, cet ardent appétit que le travail fait naître et satisfait.

> Un Dieu qui prit pitié de la nature humaine,
> Mit auprès du plaisir le travail et la peine;
> La crainte l'éveilla, l'espoir guida ses pas,
> Ce cortége aujourd'hui l'accompagne ici-bas.

CIRCONSTANCES QUI FONT NAITRE LE SENTIMENT DE LA FAIM.

Au premier rang de ceux qui connaissent la faim pour l'avoir ressentie, il faut placer les soldats, les manouvriers, les indigents paresseux ou invalides, les voyageurs et pèlerins, les chasseurs, les jeunes gens vicieux et imprévoyants, enfin les personnes qui, par piété, s'infligent de longues abstinences et une vie d'anachorètes. Les enfants surtout éprouveraient fréquemment la sensation de la faim si la tendresse providentielle des mères ne s'appliquait sans relâche à l'éloigner d'eux. La crue, le travail corporel, les longues marches et les excès nés des passions, telles sont les sources intarissables de la faim. Mais c'est la fatigue du corps qui engendre l'appétit le plus vif et le moins dédaigneux : certainement l'ambroisie est moins indispensable à Diane chasseresse qu'à Diane s'oubliant près d'Endymion.

Les hommes qui ont contracté l'habitude des choses excitantes ressentent plus rarement les effets de l'abstinence que ceux dont le régime est frugal. Il en est de même des animaux : les lions, les hyènes, les oiseaux de proie, l'aigle en particulier, les serpents, tous ces animaux carnivores et sauvages restent quelquefois de longs jours privés d'aliments sans paraître en souffrir. Leur sang, plus riche et plus excitant que celui des herbivores, continue de subvenir aux besoins de la vie ; mais quand une fois la source de cette excitation vient à tarir, alors les phénomènes de la faim se transforment en manifestations de rage et de fureur. Ces longues et fréquentes abstinences ajoutent encore à la maigreur qui caractérise naturellement les carnassiers, et cette maigreur rend en eux la faim plus tourmentante; car ces dépôts de graisse dont les herbivores sont ordinairement surchargés, sont de vrais magasins de prévoyance, des caisses d'épargne où puisent les organes affamés dans les temps de disette.

Les hommes jeûnent plus difficilement que les femmes parce qu'ils travaillent; les enfants et les jeunes gens plus difficilement que les vieillards, parce qu'ils croissent, parce qu'ils agissent et transpirent; parce qu'aussi leur cœur, palpitant plus vite, leur sang fait de plus grandes dépenses et s'appauvrit plus rapidement. La faim poursuit le campagnard et délaisse le citadin : c'est un effet de l'air plus vif des champs et des préoccupations du monde. Pour l'homme du peuple, *vivre* est synonyme de *manger*. L'abstinence devient plus pénible que jamais dans les convalescences qui suivent les maladies graves, plus pénible dans les saisons froides, dans les régions septentrionales, surtout quand l'air est sec et agité par les vents. Les hommes à imagination vive, principalement les fous furieux, ont une faim dévorante, une digestion énergique et prompte : ils consomment des quantités énormes d'aliments. Il en est de même de beaucoup d'idiots; outre que le bon sens et la sagesse enseignent la tempérance, rien ne distrait de la faim, après le sommeil, qui l'abolit, comme l'exercice de la pensée.

Le quinquina, les autres toniques, le fer, les aromates, toutes ces choses calment ou masquent d'abord l'appétit, pour l'exciter ensuite davantage. L'eau gazeuse et l'acide carbonique qui la rend telle, les sels alcalins, en particulier le bi-carbonate de soude, les pastilles de d'Arcet, sont autant d'excitants de l'estomac, pouvant servir à réveiller l'appétit. Les huîtres, les coquillages et plusieurs autres aliments, qui sollicitent la sécrétion de la salive, ont des propriétés analogues.

Il est aussi des maladies qui provoquent une faim vive : les squirrhes du pylore et ceux du cardia et de l'œsophage sont dans ce cas. Les pertes de sang excessives, les sueurs des pulmoniques et certaines hydropisies ont quelquefois des effets pareils. La grossesse et les pâles couleurs ont souvent perverti l'appétit et donné lieu à des désirs étranges, quelquefois même à des actions répréhensibles. On a vu des jeunes filles manger de l'argile et du sel, imitant ainsi ces loups affamés qui se repaissent de terre rouge, en attendant le troupeau de la ferme, dont un écho lointain répète les bêlements.

Mais, pour apprécier jusqu'où peuvent aller les horreurs de la faim, il faut lire l'histoire du siége de Jérusalem par Titus, ou du siége de Paris par Henri IV, la relation du naufrage de *la Méduse*, les voyages de Picard, l'histoire des Grecs par Pouqueville, le suicide de Viterbi, ou l'enfer du Dante. Plus d'une fois aussi nos hôpitaux ont offert l'attristant spectacle de malades qui, trop dociles à l'ordonnance d'un médecin systématique, périssaient victimes d'une diète meurtrière.

PHÉNOMÈNES ET DANGERS DE LA FAIM.

Ceux qui ont décrit les effets de la faim en ont presque toujours exagéré les souffrances. Quand on interroge les hommes qui ont éprouvé de longs jeûnes, on acquiert la certitude que les mauvaises digestions sont souvent plus douloureuses qu'une faim de plusieurs jours. L'essentiel alors est de rester en repos, de dormir de temps en temps, et d'avoir un peu d'eau pour se désaltérer, car le grand tourment résultant de l'inanition, c'est la soif. L'heure des premiers repas est la plus difficile à traverser, surtout si celui qui pâtit a des habitudes régulières, s'il est jeune, robuste, impatient, mais principalement s'il agit plus qu'il ne pense et ne médite. Alors il survient des bâillements, des pandiculations; les intestins se contractent avec bruit, et bientôt le sentiment de la faim s'affaiblit un peu : mais le corps a déjà perdu de son énergie, et l'on sent quelque propension à prendre du repos et à dormir. Le sommeil est alors plus profond, et peut-être plus prolongé que de coutume; il est néanmoins plus souvent interrompu, plus troublé par les songes, et il se compose de petits sommes, coupés par des intervalles inégaux. Quand ensuite on se réveille décidément, on est tout étonné de n'éprouver qu'une faim si tolérable après un jeûne de vingt à trente heures; mais le lendemain, les lassitudes augmentent, les somnolences sont plus fréquentes; alors aussi le visage se décolore et s'affaisse, et, comme il perd son expression en même temps que sa couleur, cette froide uniformité de tous les traits fait paraître la figure plus allongée. Voilà pourquoi l'on use de cette dernière épithète pour caractériser la physionomie de ceux qui endurent la faim. Cependant, d'autres symptômes apparaissent : le sang étant plus appauvri et réparti par un cœur plus faible, toutes les sécrétions languissent, tout se dessèche : la peau, la bouche, le gosier, les intestins, la vessie. Les urines sont épaisses, colorées et presque taries, alors même qu'on aurait bu abondamment. La constipation devient de plus en plus absolue ; le ventre, après chaque assoupissement, se retire et se concentre, comme s'il était pressé dans un étau, et de la sorte le corps n'éprouve plus presque aucune déperdition, si ce n'est par la transpiration pulmonaire, c'est-à-dire par l'haleine. Mais la soif, une soif vive et perpétuellement renaissante, voilà le véritable supplice de ceux qui endurent la faim. La bouche et la gorge se dessèchent alors comme dans la fièvre ; la langue est comme collée au palais, tant la salive est devenue rare, et cela même est un bienfait de la prévoyance suprême, car ce presque entier tarissement de la salive, et cette viscosité

de la langue et du palais, tout cela amortit le sentiment de la faim, à la manière des maladies aiguës.
Le cœur est alors sensiblement affaibli. Si l'on essaie
de mesurer le pouls au moyen du sphygmomètre, on
voit qu'il ne communique plus à la colonne de mercure d'aussi grandes oscillations, et qu'il se laisse plus
aisément déprimer que de coutume. L'inanition affaiblit également la chaleur vitale : aux corps éjeû-
nés, il faut des vêtements plus chauds, des couvertures plus épaisses, encore a-t-on souvent beaucoup
de peine à réchauffer les extrémités. Assurément, la
privation d'aliments lors de la retraite de Moscou,
multiplia les cas de congélation mortelle.

Quant à l'esprit, on serait souvent étonné de la
lucidité des idées en des personnes qui supportent
l'abstinence sans l'avouer; on serait surpris de la
précision lumineuse de leurs discours : leur discernement, leur sagacité, leurs à-propos ont parfois
la soudaineté du génie. Il en est de même du caractère : leur langueur, leur tristesse, se transforment souvent tout à coup en élans de joie, en puérils
éclats de gaieté. La faiblesse née de l'inanition favorise
l'instabilité de l'humeur et les subites vicissitudes de
l'âme. L'imagination de ceux qui jeûnent a la même
mobilité que celle des enfants, que celle de convales-
cents et des femmes; mais prompte à s'enflammer,
elle s'éclipse l'instant d'après : toute application d'esprit est alors impossible. Toutefois, le Corse Viterbi
a conservé assez de force de tête jusqu'au seizième

jour de sa lente agonie, pour décrire heure par heure les tourments de l'inanition volontaire qui devait le préserver d'une mort infamante. Près de s'éteindre, et quoique totalement privé de nourriture depuis seize jours, cet homme énergique conservait encore sa raison, et donnait à sa haine envers des ennemis acharnés autant qu'implacables, des expressions d'une horrible justesse. On voit l'exaspération et le désespoir dans le journal où il décrit l'agonie de la faim : on n'y voit nulle part la déraison ou la douleur.

Toutefois, l'inanition portée à un certain degré détermine assez fréquemment des souffrances vers cette partie du ventre qu'on nomme *épigastre;* et comme la gastrite donne lieu à une douleur analogue, on a vu plus d'un médecin inexpérimenté ou systématique s'autoriser de ce symptôme d'inanition pour rendre la diète des malades inopportunément plus rigoureuse.

LA MORT PEUT-ELLE PROVENIR DE LA FAIM OU SEULEMENT DE L'ABSTINENCE?

C'est le manque de nourriture, c'est l'appauvrissement du sang et le désordre des fonctions vitales, c'est en un mot l'anéantissement graduel du cœur et l'inertie du cerveau, et non pas le sentiment douloureux de la faim, qui donne la mort aux abstinents. Mais combien de jours peut-on jeûner sans péril pour la vie? On doit bien pressentir que le terme de l'abstinence serait extrêmement variable d'une personne à l'autre. Ainsi que nous l'avons fait entrevoir, cela dépend de l'âge, du sexe, de l'énergie corporelle, des préoccupations de l'esprit, de l'immobilité des membres, de l'embonpoint, du climat et de la température, de l'état de l'atmosphère ou de la santé, etc. On voit des malades qui vivent plusieurs semaines sans prendre rien de solide ; mais les médicaments, les boissons et l'état de fièvre subviennent alors aux besoins de l'alimentation. On a vu des ouvriers mineurs demeurer ensevelis quatorze et même seize jours sous des terres subitement éboulées : presque insensible était leur pouls, et leur chaleur allait s'éteindre. Cependant leur rétablissement, qui fut prompt, fut assez parfait pour leur permettre de reprendre leurs travaux. Haller cite beaucoup de vieillards, mais surtout des femmes, qui avaient strictement jeûné des mois entiers sans mourir. Charles XII, s'il faut donner foi entière aux dires historiques de Voltaire, Charles XII, entendant raconter d'étonnants exemples d'abstinence, lui qui s'étudiait à lutter contre toutes les nécessités et toutes les privations, passa sept grands jours sans rien manger. Mais il est probable qu'il trichait l'abstinence en buvant quelques breuvages généreux. Je sais qu'il a existé un insensé mystique qui, s'imaginant follement être le Christ en personne, resta les quarante jours du carême sans laisser pénétrer dans son estomac aucun aliment ni aucune boisson.

La mort est d'autant plus prompte, par le fait de l'abstinence, que les individus sont plus voisins de l'enfance, plus actifs et plus maigres. Certes, il fallut une force surhumaine à Viterbi, tout immobile et renfermé qu'il était, pour qu'il résistât durant dix-sept jours à l'abstinence de toutes choses. Toutefois, il lui arrivait par instants d'éprouver une soif si irrésistible, qu'alors il se voyait contraint de promener dans sa bouche desséchée une gorgée d'eau pure : et jugez s'il fallait un puissant vouloir à cet homme pour empêcher ce liquide d'aller humecter son gosier et son estomac, enfin pour maîtriser si constamment l'instinct de l'existence, cet instinct si souverainement despotique.

Cette faculté de résister long-temps au besoin de nourriture est la marque peut-être la moins irrécusable d'une organisation d'élite et d'une énergie à toute épreuve. Bonaparte, quand il commandait l'armée d'Égypte, jouissait du privilége de traverser le désert sans éprouver ni faim ni soif, ni sueur, ni fatigue; et cela même lui donnait de grands avantages physiques, outre cette rare supériorité morale que tant d'autres qualités motivaient. Homère, pour mieux témoigner de la force héroïque d'Achille, lui fait refuser toutes sortes d'aliments tant que Patrocle n'est pas vengé; et Priam, le vieux Priam, s'impose la même abstinence jusqu'à l'instant où Achille accorde à ses prières tant de fois réitérées les précieux restes d'Hector, c'est-à dire durant douze jours. Ce préjugé, autrefois si puissant,

paraît encore irrésistible en beaucoup de conjonctures. N'a-t-on pas vu le célèbre Robert Peel, il y a quelques années, compromettre publiquement sa réputation d'orateur dans la chambre des communes, en
refusant de répondre à lord Brougham avant d'être allé
à la buvette restaurer ses forces épuisées? C'est qu'en
effet on aimerait à oublier cette vile dépendance, cette
sujétion honteuse des plus nobles facultés de l'âme.

Le Dante a peint sous des couleurs horribles la mort
par inanition : l'épisode d'Ugolin dans la *Divine co-
médie* est véritablement infernal. Un père comme
Ugolin, livré, lui et les siens, à la famine dans une tour
ténébreuse et inaccessible, abandonné du ciel et de
l'amitié, ressent bien moins les tourments de la faim
que le désespoir d'assister à l'agonie de ses enfants,
créatures innocentes que la vengeance supplicie comme
d'infâmes coupables. Vous savez, Camille, qu'Ugolin
a la douleur d'assister à la mort de ses trois fils avant
de succomber à la faim comme eux. C'est le plus
jeune qui meurt le premier, et cela est conforme à
tout ce qu'enseigne l'expérience. En général, les
grands poètes connaissent bien la nature ; et s'il est
vrai que la poésie vit de fictions, il ne l'est pas moins
que les fictions ne sont belles et ne satisfont pleine=
ment l'esprit qu'en raison de la réalité qu'elles retracent en l'embellissant.

La faim et la soif, en laquelle la faim finit par dégénérer, sont surtout intolérables quant à l'âge mûr, les
trois ou quatre premiers jours de leur durée, à cette

époque où des organes encore énergiques manifestent des besoins violents. C'était vers les limites d'une telle période que les Juifs de Jérusalem dévoraient leurs propres enfants, et que les Parisiens, affamés par un roi dont ils divinisent la mémoire, assouvissaient leur faim sur des lambeaux de linge ou des lanières de vieux cuirs. En pareille circonstance aussi, les naufragés de *la Méduse* tiraient au sort, chaque matin, à qui d'entre eux ce jour-là servirait de pâture aux survivants! Plus patients, et favorisés par la tiédeur du climat, les Grecs de Souli, pour calmer cette soif dévorante née de la disette, se bornaient à tremper des éponges dans l'eau marine qui battait leurs rochers.

Quoi qu'il arrive ensuite, le corps conserve d'une manière ineffaçable les traces des souffrances de la famine. Mais les organes qui gardent le mieux ces tristes empreintes sont ceux-là mêmes qui témoignent de l'âge, comme naturellement les moins vivaces, je veux dire les cheveux, les ongles, la cornée transparente de l'œil, les dents, le nez et les oreilles. Tous ces organes s'altèrent à un degré presque égal, chaque fois que la nutrition du corps est compromise par n'importe quelle cause : or, n'usât-on le reste de la vie que d'une nourriture succulente et diversifiée, le premier dépérissement ne survivrait pas moins à la circonstance qui l'a causé. Le poumon est aussi très-prompt à partager les effets d'une longue abstinence : on voit alors la phthisie apparaître, ou cheminer plus vite, si elle existait antérieurement.

Ainsi, l'inanition prolongée ôte à jamais aux rouages de la vie leur jeu régulier et leur énergie nécessaire. Le corps est réduit dans ces occurrences à une sorte d'étisie menaçant les jours, de même que la pulmonie naturelle. La peau reste d'un gris blafard, les joues se creusent et se rident, les cheveux tombent ou changent de couleur, et les ongles, ainsi que la cornée transparente, deviennent ternes et friables. Il est des altérations tellement profondes qu'elles sont pour toujours irréparables. Les soldats de l'empire qui restèrent prisonniers sur les pontons de l'Angleterre, en ont gardé pour marques indélébiles tous les caractères d'une vieillesse anticipée.

SUICIDE PAR INANITION.

Le suicide par privation d'aliments, qui, au premier abord, paraît si facile à réaliser, est peut-être celui qui demande la détermination la plus puissante. Dans l'isolement d'un cachot ou d'une cellule, on se promet merveille d'un courage que rien ne déconcerte, qu'aucune séduction n'amollit : les premiers débuts sont dignes de Caton et semblent présager à Viterbi un imitateur d'une fermeté indomptable. Mais quand viennent les tourments de la faim, quand se font entendre l'instinct de la conservation, les réflexions et l'espérance, comment ne pas céder à la tentation d'un mets savoureux, escorté d'un parfum irrésistible ? Morey, complice de Fieschi, vit promptement sa volonté faiblir devant les séductions éloquentes dont on prit soin de le circonvenir : le goût de la vie, mal assoupi dans son cœur, se réveilla bientôt avec tous les désirs qu'il comporte et qui l'avivent, de sorte que cet homme, qui voulait d'abord se laisser mourir de faim, satisfit ensuite ses appétits avec une gourmandise si pétulante qu'on se vit presque aussitôt forcé d'en modérer l'essor.

Si cependant, les premiers essais ayant échoué, le patient semblait persévérer dans son désespoir et dans ses desseins de suicide, on prolongerait sûrement ses jours en répandant dans l'air qu'il respire de la fumée de tabac, des parfums, des aromes nourrissants, et même de simples vapeurs d'eau bouillante. Il est hors de doute que l'humidité de l'atmosphère, jointe au repos du corps et à l'obscurité, affaiblit les effets de l'abstinence : un animal domestique qui se trouvait placé dans de pareilles circonstances, resta près de cinquante jours vivant sans rien prendre ; un bain tiède aurait des effets analogues.

Il serait de même d'une prudence habile de placer près de ceux qui ont prémédité de se laisser mourir de faim un vase rempli d'eau fraîche et pure, d'eau vineuse ou acidulée ; car, dès que la soif vient à naître, cette soif brûlante de l'inanition, il faudrait la volonté du ciel pour l'empêcher de s'assouvir : je dirai même que tel a été l'écueil où j'ai vu se briser plus d'un projet de suicide. L'instinct dont je parle domine tellement tout notre être qu'il survit même à la conscience du besoin, et peut se satisfaire sans le concours de la volonté. J'ai vu des malades assoupis ou en délire saisir machinalement un vase rempli d'eau et le porter à leur bouche sans la moindre participation du discernement et du vouloir, c'est-à-dire par l'instinct le plus aveugle. Or, si le patient est déjà très-affaibli, cette eau abondante qui se mêle incontinent avec le sang, et qui circule avec lui, accroît aussitôt la faiblesse et détermine un long évanouissement. Dès lors, le suicide n'est plus à craindre; car on obtient d'un homme qui vient de s'évanouir une docilité quasi stupide. Au reste, ce fait, que nous venons de supposer, s'est plusieurs fois réalisé dans ces derniers temps, et l'issue en a été constamment heureuse.

On a aussi proposé de recourir à la violence, et de nourrir les hommes dont nous parlons en leur introduisant par les narines une large sonde dans l'œsophage. Mais quelques sophistes ont prétendu qu'il n'est point permis de violenter un homme pour le nourrir malgré lui : on va même jusqu'à trouver mauvais qu'on tente ses désirs par des séductions sensuelles. Suivant cette absurde opinion (qui n'a été soutenues qu'en 1835, et pour causes politiques), on doit laisser ample liberté à quiconque souhaite de mourir par suite d'exaltation, de désespoir ou de folie. Si l'homme que vous forcez à vivre est un accusé ou un coupable déjà convaincu, alors, ajoute-t-on, vous devenez un pourvoyeur d'échafaud, un bourreau auxiliaire !

Cependant ceux-là mêmes qui refusent le droit de nourrir malgré lui un homme désespéré ou criminel, n'hésiteraient point, bien certainement, à le faire respirer à son insu. On a vu plus d'une fois ces puissants logiciens, agissant mieux qu'ils ne raisonnent, se jeter à l'eau pour en retirer un homme mal inspiré par le désespoir; nul médecin n'hésite à violenter, pour son salut, un tétanique, un enragé, ou un furibond cherchant la mort : serait-ce donc qu'on voudrait excepter, comme plus doux et plus lent à s'accomplir, le seul suicide par inanition? Mais, dit-on encore, si cet homme que vous secourez malgré lui doit mourir, pourquoi faire violence à son dégoût de l'existence, et à ses désirs d'en abréger le cours à sa fantaisie? A cela nous répondrons qu'il ne faut envisager ni la brièveté de l'existence, ni les risques de mort, ni les apparences d'un crime méritant supplice : le médecin doit s'attacher constamment à adoucir toutes les souffrances, la vie dût-elle s'éteindre l'instant d'après. Ne serait-on pas bien édifié en voyant abandonner les vieillards parce qu'ils doivent bientôt mourir, pour s'occuper exclusivement des enfants, parce qu'on leur présage de longs jours? Non, les soins qu'on prodigue à l'existence, on ne doit point les assortir à l'éventualité de sa durée : la vie est un don du ciel qu'il faut rendre comme on l'a reçu, je veux dire sans délibération ni concours.

REMARQUES HYGIÉNIQUES SUR LA FAIM.

Tout ce qui fait palpiter le cœur calme momentanément la faim : le vin, le café, les alcooliques, les divers excitants, la fièvre, les passions; et même les grands exercices du corps, tant qu'ils ne sont ni interrompus ni ralentis. L'ardeur du climat produit des effets pareils. Assurément un Turc observe plus aisément l'abstinence du ramazan, toute sévère qu'elle est, qu'un Français n'observe le jeûne du carême. Hors du lit, il est plus aisé de supporter l'abstinence durant la canicule que dans l'hiver. Ainsi la vélocité du sang obvie à son appauvrissement : l'essentiel pour les organes, c'est qu'un sang abondant les abreuve et les excite également. La méditation et les préoccupations de l'esprit préservent de la faim comme le sommeil ou l'hibernation, et le tabac la modère comme l'opium. L'opium ne s'oppose pas seulement à la perception des besoins; il les affaiblit en outre en déterminant l'immobilité du corps et la paresse de l'esprit, de même qu'en ralentissant la plupart des sécrétions. Il resserre en effet tous les canaux, ou du moins il les rend inertes; il en est de même de la plupart des narcotiques.

Une chose digne d'être remarquée, c'est que toute maladie aiguë, sans nulle exception, porte avec elle une cause qui préserve salutairement de la faim : la douleur et la fièvre dans les inflammations, la sueur ou l'oppression dans les maladies de poitrine, l'assoupissement ou le délire dans les affections du cerveau, les nausées et le dégoût dans les maux d'estomac, etc. Il est vrai que le séjour au lit suffirait seul pour masquer ou pour affaiblir les besoins du manger, tandis que l'exercice excite toujours l'appétit. On peut, on doit même permettre des aliments aux malades avant qu'ils se lèvent; mais il est de précepte de retenir soigneusement au lit ceux qu'on soumet à une diète rigoureuse : leur permettre de se lever, c'est les autoriser à manger; ils peuvent manger au lit, mais non jeûner levés.

Le sommeil préserve de la faim par différentes influences : par la vive chaleur, qui masque les besoins; par l'immobilité du corps, qui les rend moins grands; par la lenteur de la digestion, qui prolonge et rend plus complète l'absorption de tout ce qui sert à nourrir; il faut que la diète soit bien abusive pour qu'un malade au lit en maudisse les excès.

L'abstinence et la faim ont de bons effets sur beaucoup de maladies chroniques : par elles on peut résoudre des squirrhes, des tumeurs, guérir des inflammations, une gastrite ou un point de côté; empêcher le progrès d'un anévrisme, de l'embonpoint et quelquefois d'une hydropisie ou de certains ulcères : l'abstinence produit l'effet des saignées. Une abstinence modérée n'a d'effets bien pernicieux que pour la phthisie tuberculeuse et pour les scrofules.

On a souvent apaisé la faim par des boissons et la

soif par des aliments. Aussi Hippocrate disait-il expressément que le vin défraie l'appétit : *Vinum sol-
vit famem.* Mais il s'agit d'une de ces vérités étranges
auxquelles le vulgaire se montre obstinément incrédule, quoi que fasse la nature pour l'en convaincre. Je
me souviens d'avoir vu rire tout un parterre en voyant
Édouard[1], prince exilé, se cachant aux yeux de tous,
et se plaignant de la faim, préférer un verre de vin à
des aliments solides. Cependant le peuple devrait savoir que la faim a souvent conduit à l'ivresse, et que
beaucoup d'hommes n'ont contracté des habitudes
d'ivrognerie que pour avoir manqué de nourriture.

SIÉGE DE LA FAIM D'APRÈS LES PHRÉNOLOGISTES.

Jusqu'à ces derniers temps, on pensait que si le
sentiment de la faim, si le vif besoin d'alimentation
avait son siége plus particulièrement dans un organe,
cet organe devait être l'estomac. C'est en effet vers
l'estomac, c'est-à-dire à l'épigastre, que se fait sentir
le besoin de manger ; et l'appétit renaît chaque fois
que l'estomac se trouve vide et depuis quelque temps
inoccupé. On croyait aussi que quelques dépendances
du nerf grand sympathique, entre autres le ganglion
semi-lunaire, n'étaient pas étrangères à la sensation
pénible de l'inanition ; mais cela n'empêchait pas les
bons esprits, ceux qui ne se payent ni de mots confus

---

[1] Dans *Édouard en Écosse*, d'Alex. Duval.

ni d'assertions évasives ou magistrales, de croire le cerveau nécessaire à la perception du sentiment de la faim comme à la satisfaction de ce·besoin. Centre des sensations et des vouloirs, le cerveau, comme instrument de l'âme, doit connaître de tous les sentiments, comme il doit participer à tous les mouvements arbitraires.

Cependant un des plus zélés partisans de Spurzheim, le docteur Georges Combe, médecin d'Édimbourg, crut remarquer sur le cerveau de la brebis « deux circonvolutions distinctes, joignant ces autres circonvolutions qui, dans les carnassiers, constituent l'organe de la cruauté ou de la destruction. » Le docteur Hoppe, de Copenhague, décrivit ensuite plus précisément cette nouvelle protubérance, et lui donna le nom d'*organe de l'alimentivité*. Les choses en étaient là lorsque MM. Ombros et Théodore Pentelithe insérèrent dans le journal phrénologique du docteur Gaubert un mémoire plein de faits et de recherches, ouvrage ayant pour objet de confirmer par démonstration la découverte du docteur Combe. Ces deux derniers auteurs placent l'organe de la faim ou de l'alimentivité entre celui de la cruauté et celui de la constructivité, et à peu près vers le quart antérieur du temporal. Les gourmands et les ivrognes (car M. Ombros ne fait judicieusement qu'un même appétit de la faim et de la soif) ont, disent-ils, comme une *côte de melon* au-devant des tempes, vers le sommet des favoris, dans le lieu où le temporal se joint au sphénoïde. Leur tête est sensiblement élargie vers cette région, et les tempes sont comme comblées. Les têtes de Lucullus et de Domitien, aussi bien que celles de quelques gastronomes des temps modernes, présentent, s'il faut les en croire, très-évidemment cette côte de melon. Les mêmes auteurs affirment aussi qu'ils ont trouvé l'organe de l'alimentivité tout enflammé ou corrodé en des hommes autrefois fameux par leurs appétits ou signalés par leurs excès. En outre, ces maux de têtes ou migraines qui tourmentent beaucoup de personnes dès qu'elles jeûnent ou qu'elles ont faim, sont comme le cri de détresse de l'instinct de l'alimentivité, le même qui se décèle par cette voluptueuse côte de melon.

Lorsque, au contraire, il s'agit de personnes sobres ou dégoûtées, de ces malheureux qui digèrent mal, qui boivent peu ou mangent à peine, oh! alors les tempes sont plates ou concaves; un carême éternel y semble inscrit en caractères creux et décharnés.

Voilà du moins ce qu'enseignent les phrénologistes. Mais nous pensons qu'ils commettent une erreur en prenant pour une protubérance du cerveau la saillie du muscle temporal, dont le volume, fruit d'un exercice persévérant, est ordinairement considérable chez les grands mangeurs.

LETTRE VIII.

Il est un phénomène dépendant de la digestion dont les physiologistes des temps modernes se sont beaucoup occupés, et à l'occasion duquel ont été émises les opinions les plus contradictoires : je veux parler du vomissement. On crut d'abord que l'estomac en était l'agent principal. Bayle, médecin distingué de Toulouse, et Chirac, célèbre médecin du régent Philippe d'Orléans, en eurent une autre opinion : ils doutèrent que l'estomac y participât activement. Plus tard, Haller, s'autorisant de plusieurs expériences auxquelles il présidait sans les faire, en revint au premier sentiment ; il restitua à l'estomac une prérogative que d'autres lui contestaient. Vinrent de nouveaux physiologistes qui, peu originaux, prirent le rôle de conciliateurs en essayant de mettre d'accord les anciens avec Chirac et Bayle, et Bayle avec Haller. Les choses en étaient là lorsqu'en 1813, un physiologiste très-habile, aujourd'hui membre de l'Institut, fit connaître de curieuses expériences desquelles il sembla résulter que l'estomac est tout à fait passif dans le vomissement, et que le diaphragme, grand muscle formant cloison entre le ventre et la poitrine, serait à peu près le seul agent de ce phénomène. Ces expériences firent le sujet d'un Mémoire qui eut du succès, beaucoup de lecteurs, et de bienveillants commissaires qui en rendirent à l'Académie des sciences un compte favorable. Et cependant, si remarquables qu'eussent paru ces expériences et le mémoire qui en contenait l'exposé, les convictions ne furent point changées : médecins et physiologistes, gens d'une conversion difficile, persistaient à penser que l'estomac participait peu ou beaucoup, mais participait à la production du vomissement. Cette opinion traditionnelle n'eût assurément rien perdu de sa valeur à s'étayer de quelques preuves décisives : on négligea d'en chercher.

Très-jeune alors, j'étudiais dans les hôpitaux ; j'y observais de près les malades, et j'eus l'occasion de voir à la Charité une maladie qui me sembla résoudre les difficultés du problème dont je parle. En ce fait si simple je trouvai la preuve que l'estomac n'est pas passif, ainsi qu'on venait de l'affirmer avec beaucoup d'apparat. Moi aussi, je me crus obligé de publier un Mémoire ; et ce petit ouvrage, mon premier essai, obtint un grand succès dans le monde médical et parmi les savants de profession, ou plutôt sans profession. Les médecins me surent gré d'avoir corroboré leur constante et instinctive opinion, à laquelle il ne manquait que des preuves plus précises, et d'avoir démontré que cette ancienne opinion était la seule vraie. Ils se montrèrent satisfaits et flattés de me voir faire de la physiologie purement clinique sans répandre de sang ni causer de douleur, et sans immoler avec cruauté des légions d'animaux utiles. Mais ce qui accrut encore leur satisfaction et me concilia leur assentiment et leur reconnaissance, ce fut de me voir induire, des expériences mêmes de l'Institut, des conséquences tout opposées à celles que l'Institut et M. Magendie en inféraient. On avait présenté ces expériences comme témoignant de l'inertie de l'estomac, et j'établissais, au contraire, qu'elles en prouvaient l'activité. Enfin la rétorsion était directe et formelle.

Ce mémoire, qui fut beaucoup lu, est épuisé depuis long-temps ; et maintenant, Camille, que vous voilà presque aguerrie contre nos termes barbares et nos discussions un peu sauvages, je cède à la tentation de rajeunir pour vous ce premier travail de ma jeunesse. J'y apporterai, au reste, peu de changements, et me bornerai à en adoucir quelques descriptions anatomiques. Si, malgré mes soins, ce chapitre vous semble encore difficile à lire, vous l'ajournerez jusqu'au moment où vous aurez lu le reste du livre. Les mauvaises digestions et les maux d'estomac sont si fréquents de nos jours, où tant d'irrégularités et d'excitations s'autorisent de tant de faux systèmes, que les détails techniques où je vais entrer pourront vous paraître d'une utilité réelle.

HISTOIRE D'UN SQUIRRHE OCCUPANT TOUT L'ESTOMAC
A L'EXCEPTION DU CARDIA.

Une femme de cinquante-six ans, couturière à Paris, entra à l'hôpital de la Charité le 7 mars 1818.

Cette femme se plaignait d'incommodités datant de quelques mois, sans préciser plus exactement l'époque où sa santé s'était altérée. Sa maladie était surtout remarquable par un état de langueur et d'amaigrissement tel, que, sur ce caractère et d'après le teint de la face, feu le docteur Lerminier, chef de service, soupçonna l'existence d'un cancer, sans qu'il désignât le siége de cette maladie présumée.

L'absence de tumeur à l'épigastre et le défaut de vomissement firent tout d'abord rejeter l'idée de cancer ou de squirrhe [1] à l'estomac. Aucun organe, pas même l'utérus, n'était le siége de douleurs vives et lancinantes comme en suscite le cancer.

L'appétit était variable; les digestions s'accomplissaient avec lenteur, mais le ventre n'était douloureux en aucun point. Jamais de vomissements, et pourtant la malade éprouvait des nausées, principalement après les repas. Quelquefois elle ressentait cette espèce d'anxiété qui précède et qui accompagne le vomissement. La déglutition salivaire s'effectuait et les mâchoires s'agitaient comme chez une personne qui va

---

[1] Le squirrhe est une tumeur dure comme le marbre : c'est le premier degré du cancer.

vomir. Plusieurs fois même il y eut de vrais efforts de vomissement : la respiration était suspendue, l'air retenu dans la poitrine, la glotte close, les muscles du ventre durs et contractés, et cependant rien n'était rejeté. Ces efforts inutiles occasionnaient à la malade des impatiences extrêmes. La toux succédait souvent aux envies de vomir et aux efforts que je viens de décrire. Après cette toux, les nausées devenaient plus tolérables.

Au reste, les autres fonctions étaient en assez bon ordre : le pouls était lent et de force normale, la respiration naturelle ; la poitrine, sans douleur et très-sonore quand on la percutait.

Quelques jours après son entrée à l'hôpital, vers le milieu de mars, la malade éprouvait, principalement dans la matinée, une toux assez fréquente, donnant lieu à une expectoration jaunâtre et comme floconneuse. Ce dernier symptôme, joint à l'amaigrissement et à la diarrhée qui augmentaient de jour en jour, fit qu'on changea de sentiment au sujet de la maladie. D'après la teinte jaune-paille de la peau, on avait cru d'abord à l'existence d'un vague cancer, et maintenant on pensait avoir affaire à une phthisie pulmonaire : on médicamentait en conséquence.

Bientôt tout s'aggrava : la toux, l'expectoration, l'amaigrissement, la faiblesse, de même que la coloration maladive de la peau et les déjections douloureuses. La respiration devint pénible, la poitrine cessa d'être sonore, et les jambes s'infiltrèrent. L'appétit persévéra jusqu'à la mort, qui arriva le 2 mai, et l'on remarqua que la malade n'avait pas vomi une seule fois pendant son séjour à l'hôpital. — Le cadavre fut ouvert le 4 mai, et voici dans quel état furent trouvés les organes.

Le cerveau parut sain, le cœur aussi. Les deux côtés de la poitrine renfermaient l'un et l'autre quelques onces d'un liquide purulent : le côté droit en contenait à lui seul près de huit onces. Les deux plèvres étaient recouvertes et masquées par des couches albumineuses très-épaisses. Le poumon droit offrait vers son sommet deux cavités tuberculeuses : telle avait été vraisemblablement la source de cette expectoration floconneuse qui avait fini par faire méconnaître la maladie principale.

Nul épanchement dans le péritoine ; le foie, quoique volumineux, n'était point altéré ; la rate, le pancréas, les intestins, tout cela était également sain. Il n'en était pas ainsi de l'estomac.

Quant à ce dernier, il était plus étroit qu'il n'est ordinairement. Ses tuniques, avant leur section, paraissaient plus résistantes et plus épaisses qu'à l'état normal. On pouvait toutefois, en comprimant l'estomac d'avant en arrière, adosser ses parois l'une à l'autre, forcer une partie du liquide renfermé dans ce viscère à sortir par l'orifice du cardia, et à refluer dans la partie inférieure de l'œsophage. Il sortit de la cavité de l'estomac, quand on l'ouvrit, environ huit onces d'un liquide brunâtre et d'odeur aigre.

Le tissu de l'estomac était d'un blanc-grisâtre assez uniforme , et il paraissait partout homogène ; la section en était brillante et comme semi-transparente : la substance, comparable à du lard endurci, résistait au tranchant du scalpel et ne s'en laissait entamer qu'avec un bruit de crépitation. Il était impossible de reconnaître les trois tuniques de l'estomac et leur délimitation , d'ordinaire si nettement discernable. A l'exception de la surface lisse de la séreuse, empruntée au péritoine, et de la face interne de la membrane muqueuse qui était restée saine, tout était confondu. La tunique musculeuse ou charnue, tout à fait squirrheuse et méconnaissable, était devenue très-dure, blanchâtre et brillante, et incapable de contraction. Sa situation entre la tunique séreuse et la tunique muqueuse était la seule preuve qu'on eût de son identité.

L'épaisseur des parois de l'estomac était de trois à quatre lignes partout : toutefois cette épaisseur était plus grande qu'ailleurs aux deux courbures de l'estomac et vers le pylore, qui cependant n'était pas complétement obstrué et inaccessible ; il n'était que rétréci. Presque tout l'estomac était squirrheux : il ne restait de parties saines que le pourtour de l'orifice œsophagien ou cardia, et dans l'étendue d'environ un pouce entre le corps de l'estomac et cet orifice.

CONSÉQUENCES DU FAIT PRÉCÉDENT.

L'observation particulière que je viens de vous raconter avec de si grands détails, parce que ces détails sont tous nécessaires, a beaucoup d'importance non-seulement pour les physiologistes, mais encore pour les médecins. Elle prouve en effet qu'il n'y a pas toujours des vomissements lorsque l'estomac est cancéreux, quand même il existerait des nausées. Il serait donc possible de méconnaître quelquefois cette affreuse maladie, puisque celui de ses symptômes qui la caractérise le mieux n'est pas constant. La même observation autorise à croire que le cancer de l'estomac peut être confondu avec une affection de poitrine, principalement avec la phthisie pulmonaire (à raison de la maigreur qui signale ordinairement les deux maladies), puisque des efforts incomplets de vomissement peuvent dégénérer en quintes de toux et que la toux dégénère quelquefois en nausées.

Cependant je dois dire que le fait dont j'ai parlé est fort rare. Je n'en ai trouvé d'analogues dans aucun des Traités modernes. On mentionne, il est vrai, une espèce de squirrhe de l'estomac où le vomissement fait défaut : c'est le cas où le squirrhe n'envahit que le corps de l'estomac et laisse au pylore toute son intégrité. Mais entre ce fait et celui que j'ai rapporté, tout rapprochement est impossible.

TOUX SUBSTITUÉE AU VOMISSEMENT ET VICE VERSA.

A l'égard de la toux qui accompagnait fréquemment les nausées, et qui semblait mettre fin aux efforts incomplets de vomissement, voici comment j'interprète ce phénomène. La toux et le vomissement sont des actes d'expiration : entre eux et l'expiration il y a plus que concomitance, il y a communauté d'agents et mécanisme similaire. Dans les deux actes, les muscles abdominaux sont activement contractés, la glotte rétrécie; dans les deux cas aussi, le diaphragme, d'abord très-agissant pour l'inspiration par qui débute chacun de ces actes, devient passif alors que l'acte s'accomplit. Ceci est vrai du vomissement comme de la toux. Il n'est donc pas plus surprenant de voir la toux remplacer le vomissement et en terminer les efforts que de voir naître des vomissements après une toux prolongée, comme cela arrive chaque jour soit dans la coqueluche, soit dans le deuxième degré de la phthisie pulmonaire. La même cause, les mêmes agents produisant les deux effets, il est tout simple que l'un d'eux s'accomplisse au défaut de l'autre, ou que tous les deux s'effectuent simultanément. Je pourrais citer plusieurs autres faits analogues, soit pour la substitution, soit pour le concours.

Autre remarque. Après les vains efforts d'éjection aboutissant à des efforts de toux, les envies de vomir devenaient moins fortes et cessaient enfin ; en voici la cause : ces deux ordres d'efforts, bien qu'inefficaces quant au but essentiel, transmettaient cependant à l'estomac de légères secousses. Ces commotions, trop faibles ou trop isolées pour déterminer le vomissement même, devaient au moins précipiter le cours des aliments et des boissons par le pylore. Or, faire cheminer vers le duodénum les matières contenues dans l'estomac, c'est combattre dans l'espèce la cause des nausées, et par conséquent y mettre un terme.

A QUOI ATTRIBUER L'ABSENCE DU VOMISSEMENT ALORS QUE TOUT L'ESTOMAC EST CANCÉREUX?

Mais le défaut de vomissement, quelle en pouvait être la cause dans le fait que j'ai cité? — Pour résoudre pleinement ce problème, il est essentiel de rechercher d'abord les causes du vomissement; il est même rationnel, avant tout, d'étudier les causes des nausées, dût-on borner cette étude aux maladies cancéreuses et squirrheuses de l'estomac.

On sait que les nausées peuvent provenir de causes très-diverses : un grand nombre de maladies, des poisons, des substances dégoûtantes ou indigestes, des médicaments vomitifs, comme l'ipécacuanha et l'émétique, la titillation de la luette, une hernie étranglée ou une obstruction quelconque du tube intestinal, un cancer à l'estomac, une indigestion, le roulis d'un vaisseau, une affection morale très-vive ou une maladie grave qui débute, telles sont ces causes; ce sont du moins les plus fréquentes. Mais comment ces diverses causes des nausées donnent lieu à ce sentiment pénible, voilà ce qu'on ignore absolument.

Dans les cas de squirrhe de l'estomac, les causes ordinaires que j'ai pris soin d'énumérer peuvent déterminer des nausées comme si le squirrhe n'existait pas; mais en outre, il y a dans cette circonstance des

nausées produites par le squirrhe même qu'elles servent à faire reconnaître. Les envies de vomir proviennent alors de l'obstacle qu'apporte le squirrhe à
la progression des matières contenues dans l'estomac.
Ce qui semble le prouver, c'est que les squirrhes des
diverses régions de l'estomac ne donnent pas également lieu aux envies de vomir. Le cancer du pylore
est celui qui détermine le plus de nausées, et des
nausées d'autant plus fortes et plus fréquentes que le
pylore est plus compromis et son orifice plus rétréci.
Le squirrhe du pylore, en rétrécissant le pylore
même, remplit en réalité un rôle analogue à celui
qu'ont les vomitifs dans les circonstances ordinaires.
Si le cancer ou le squirrhe atteint isolément le corps
de l'estomac, et si le pylore et le cardia restent sains
et libres, alors il y a peu ou il n'y a pas du tout de
nausées, à moins que des causes étrangères à cette
maladie n'en déterminent. Aussi cette dernière variété
du squirrhe de l'estomac reste-t-elle ordinairement
ignorée jusqu'au temps où le mal local, en se géné-
ralisant, vient à réagir sur la santé.

Je reviens maintenant aux causes et conditions du
vomissement, dans le but de découvrir à quelle circonstance pouvait tenir l'absence du vomissement
dans l'exemple dont j'ai parlé en commençant.

Pour vomir, il faut la réunion des trois conditions
suivantes, qui toutes sont indispensables :

Il faut une cause capable de déterminer des nausées ;

Il faut que, la glotte étant tout à fait close ou très-rétrécie après inspiration, les muscles du ventre se contractent afin de comprimer les organes de l'abdomen ;

Enfin (et cette dernière condition est celle dont la réalité est le point en litige) il faut que l'estomac se contracte sur les substances que sa cavité renferme.

Tâchons donc de découvrir laquelle de ces trois conditions avait fait défaut dans le fait ci-dessus rapporté.

Il y avait cause de nausées, puisque le mal s'étendait jusqu'au pylore, qu'il rétrécissait. Il existait d'ailleurs des nausées manifestes.

Les muscles abdominaux n'omirent point d'agir, puisqu'il y eut plusieurs fois des efforts à glotte rétrécie, comme il s'en manifeste dans les autres conjonctures d'éjection.

Voilà donc déjà deux conditions dont aucune n'avait fait défaut. Cela conduirait à conjecturer que l'action propre de l'estomac avait seule manqué, et que telle dut être la cause qui rendit stériles les efforts pour vomir. Voyons si l'état de l'estomac autorisait cette induction anticipée.

J'ai dit que l'estomac avait été trouvé épaissi et squirrheux partout, à l'exception du cardia et de son voisinage, dans l'espace environ d'un pouce. Cette altération si profonde de l'estomac avait dû anéantir l'action contractile de cet organe, et réduire à zéro sa participation au vomissement. Première raison de croire que tant d'efforts ne restèrent infructueux que parce que l'estomac ne put être leur auxiliaire.

Mais comment l'état squirrheux de l'estomac aurait-il pu nuire à la production du vomissement ?

L'altération de la membrane muqueuse de l'estomac n'avait-elle pas pu rendre cette membrane insensible au contact agaçant des boissons et des aliments, et affaiblir ainsi la vivacité des nausées ?

Ou bien l'épaisseur, la résistance des parois de l'estomac n'avait-elle pas dû amortir l'action médiate des muscles abdominaux sur le contenu de cet estomac ?

Enfin le vomissement n'aurait-il pas été rendu impossible par la désorganisation et l'inertie acquise de la tunique musculeuse, la seule contractile des trois tuniques ?

L'état squirrheux de l'estomac ne peut dispenser du vomissement ou l'empêcher, que d'une de ces trois manières. Il me faut donc rechercher de laquelle des trois provenait l'absence de ce phénomène.

1° L'obstacle ne pouvait provenir de l'altération de la membrane muqueuse gastrique, puisque cette membrane fut trouvée saine à sa surface interne, seule partie qui puisse être influencée par les substances retenues dans l'estomac. Cette membrane d'ailleurs ne saurait participer au vomissement qu'à raison des nausées dont elle serait le siége ou le principal instrument : or, puisqu'il avait existé des nausées dans le cas en question, cette membrane avait donc concouru au vomissement selon son rôle et selon sa nature. Elle ne saurait donc être inculpée.

2° Le défaut de vomissement ne pouvait pas non plus être attribué à l'épaississement excessif des parois de l'estomac ni à la résistance opposée par elles à l'action des muscles du ventre, puisqu'après la mort j'avais pu adosser ces parois l'une à l'autre en les comprimant de la main sans violence. Bien plus, j'avais réussi, au moyen de ces compressions légères, à faire refluer de l'estomac dans l'œsophage une partie des matières contenues dans le premier de ces organes. J'avoue toutefois que cette compression de l'estomac était en réalité un peu plus difficile qu'elle l'est d'ordinaire ; circonstance qui à elle seule aurait pu rendre le vomissement, non pas impossible assurément, mais pourtant un peu plus laborieux.

3° Enfin ne serait-ce point à l'état squirrheux des fibres musculaires de l'estomac, ne serait-ce point à l'inertie acquise de sa tunique contractile que devait être attribuée l'impossibilité de vomir ?

J'ai commencé par établir que, dans l'espèce, le défaut de vomissements n'avait pu tenir qu'à l'état squirrheux de l'estomac. J'ai montré ensuite que l'estomac n'avait pu empêcher le vomissement que de trois manières, soit par l'altération ou l'insensibilité de la membrane muqueuse, soit par l'épaississement des trois tuniques et leur résistance insurmontable, soit enfin par l'état squirrheux et l'inertie de la tunique musculeuse ou motrice. Or je vous ai fait voir, en appréciant chaque fait, en pesant une à une chaque raison, que les deux premières influences n'avaient pu apporter d'obstacle à la production du vomissement. Déjà donc nous pourrions inférer que l'état squirrheux de la tunique musculeuse fut l'unique cause qui empêcha les vomissements. Voyons cependant, pour plus de certitude, si vraiment les fibres motrices de l'estomac étaient hors d'état de se contracter et d'agir auxiliairement.

Or, qu'avons-nous constaté lorsque nous avons décrit minutieusement l'estomac malade? J'ai montré et vérifié que les fibres musculeuses en étaient durcies, comme lardacées, squirrheuses et inflexibles, en un mot hors d'état de se contracter. Donc l'estomac était devenu complétement *passif* dans cette circonstance, puisque le seul tissu, la seule de ses tuniques qui puisse lui communiquer des mouvements propres, était alors désorganisée et absolument destituée de la faculté d'agir.

Concluons sans hésiter de tout ce qui précède que *l'estomac est habituellement actif dans le vomissement; puisque, dans un cas où cet organe était certainement passif, tout à fait inerte quant au mouvement, aucun vomissement ne put s'accomplir, bien qu'il existât des nausées et que les muscles de l'abdomen se contractassent avec énergie.*

A cette conclusion cependant on pourrait faire l'objection suivante : « Si aucun vomissement ne survint

» dans une conjoncture où l'estomac était presque » tout entier squirrheux, cela tint sans doute à ce » que le pylore était resté libre et parfaitement ac- » cessible. » Voici comment je réponds à cette objection :

Il est impossible de douter que le pylore, dans le cas mentionné précédemment, fût rétréci et tout aussi squirrheux que l'était le corps de l'estomac. Il s'agit là d'un fait prouvé, non-seulement par l'inspection attentive du cadavre, mais encore par la réalité des fréquentes nausées dans les derniers temps de la vie... Je dis que la seule existence de nausées vives et fréquentes suffirait pour attester la réalité d'un rétrécissement au pylore. Et en effet, puisque des nausées fréquentes, alors que l'estomac est cancéreux, ne sauraient être organiquement suscitées que par le rétrécissement de l'ouverture pylorique, il y aurait contre-sens, quand ces nausées paraissent sans que vomissement s'ensuive, à attribuer le défaut de vomissement à la pleine liberté du pylore : les seules nausées témoignent d'une manière irrécusable que le pylore n'est pas libre. Et d'ailleurs il eût été absurde, dans l'observation ci-dessus, de rapporter à l'état normal du pylore le défaut de vomissement, puisque le squirrhe de l'orifice pylorique avait déterminé de fortes nausées, et que c'est là la seule manière dont le pylore puisse participer au vomissement. Il faut donc chercher la cause du défaut de vomissement autre part que dans l'intégrité prétendue du pylore ; or nous avons déjà trouvé cette cause dans la désorganisation du corps même de l'estomac et dans l'inertie acquise de ses fibres charnues. Nous devons donc revenir à notre précédente conclusion, savoir : *l'estomac remplit d'ordinaire un rôle actif dans l'acte du vomissement.*

Cependant, pour achever de lever tous les doutes que pourrait encore inspirer cette conclusion, je dois rechercher avec persévérance s'il ne serait pas quelque autre objection un peu rationnelle.

Une maladie du cerveau, par exemple, une altération de sa substance, pourrait encore entraver l'action de vomir en empêchant le cerveau d'influencer ou de gouverner les vrais agents du vomissement. Mais ce n'est pas de l'état des muscles abdominaux qu'on pourrait inférer qu'il existât une affection de cette espèce, car ces muscles, comme nous l'avons dit, agissaient très-manifestement et avec énergie.— Pour ce qui est de l'estomac, il est bien difficile de s'assurer si le cerveau exerçait sur lui son influence habituelle, puisque la réalité même de cette influence n'est pas suffisamment démontrée. Rien n'est plus obscur que les connexions vitales de l'estomac et du cerveau. Nos sens n'aperçoivent, entre ces deux organes, qu'une seule voie de communication, qui est le nerf vague ou pneumo-gastrique. Or, comment concevoir l'influence de ce nerf sur l'estomac dans l'acte du vomissement, si ce n'est par l'intervention des tuniques muqueuse et musculeuse de cet estomac? Si c'est sur la membrane muqueuse que ce nerf agit, il ne peut participer qu'à la production des nausées ; mais si c'est sur la tunique musculeuse, il peut dès lors concourir au vomissement même.

En isolant de la sorte les deux circonstances essentielles du vomissement, il me sera facile de prouver que l'absence de cet acte dans le cas cité, n'avait pu dépendre en aucune façon d'une maladie du cerveau. Effectivement, si le cerveau prend une part quelconque à ce sentiment pénible qui a reçu le nom de nausées, il est hors de doute qu'il n'avait point perdu son influence ni quitté son rôle dans l'observation qui nous occupe, puisque les nausées ne faisaient point faute.

A l'égard du vomissement proprement dit, on ne peut pas dans cette observation-ci en attribuer l'absence à une maladie du cerveau réagissant sur l'estomac. Si en effet le cerveau exerce quelque influence sur l'estomac pour le vomissement, cela ne peut être qu'en agissant sur sa tunique musculeuse pour en exciter la contraction. Or, comme cette tunique, en devenant squirrheuse, avait également perdu et la faculté de se contracter et tout pouvoir d'être influencée par le cerveau et par les nerfs, c'est évidemment à l'altération squirrheuse de l'estomac et non pas au cerveau qu'il faut rapporter le défaut de vomissement.

Vous voyez que sans expliquer ni spécifier le genre d'influence qu'exerce le cerveau sur l'estomac, j'ai

pu prouver par la seule dialectique que dans l'observation qui fait le sujet de ce chapitre, le défaut de
vomissement n'avait pu provenir d'une altération du
cerveau. C'était là ce qu'il m'importait d'établir.

Je pourrais aller plus loin. Je pourrais prouver que
le cerveau était sain dans le cas cité, et voici quelles
preuves j'en donnerais. Toutes les fonctions attribuées au cerveau s'accomplissaient d'une manière
normale : on ne voyait aucun trouble ni de l'intelligence, ni du sentiment ou du mouvement ; outre qu'à
l'ouverture du cadavre on ne put constater ni épanchement dans les ventricules cérébraux, ni kystes séreux, provenant d'une précédente apoplexie sanguine,
ni tubercules, ni végétations de la dure-mère, etc.

Il résulte donc de la discussion précédente que l'absence du vomissement provenait, non d'une altération
du cerveau ou de ses nerfs, mais bien de l'état squirrheux des fibres charnues de l'estomac, lequel estomac
était alors comme paralytique. Cette dernière digres-
sion, quant au cerveau, complète une des preuves
qu'il était essentiel de grouper afin d'établir d'une
manière solide et irrévocable que *l'estomac n'est
point passif dans le vomissement.*

EXPÉRIENCE SINGULIÈRE MAIS DÉFECTUEUSE DE M. MAGENDIE.

On pourrait donc affirmer que jamais le vomissement ne peut s'accomplir sans le concours efficace de
l'estomac, si l'on ne connaissait l'expérience dans la-

quelle M. Magendie a déterminé des vomissements sur un chien après qu'il eut substitué à l'estomac, préalablement extirpé, une vessie de cochon tout à fait inerte.

Ce dernier fait a le droit de nous surprendre. Ne semble-t-il pas au premier abord que le vomissement aurait dû faire défaut alors qu'une vessie inerte remplaçait l'estomac, comme nous l'avons vu manquer dans un cas où l'estomac tout squirrheux n'avait plus ni fibres contractiles ni mouvements quelconques.

Cette contradiction évidente entre deux faits dont les circonstances paraissent similaires, me préoccupa vivement pendant quelques jours; l'inquiétude que j'en ressentis m'inspira les réflexions suivantes :

« Soit que les deux faits aient été inexactement ob-
» servés, soit que les interprétant mal on en ait inféré
» de fausses conséquences, il est évident, me disais-je,
» qu'il y a erreur de l'un ou de l'autre côté, et peut-
» être des deux côtés. Mais est-ce du mien qu'elle se
» trouve? Si la raison me le fait craindre, ma con-
» science d'observateur est tranquille. Ne suis-je pas
» certain d'avoir exactement recueilli mon observation
» d'estomac cancéreux, et d'avoir apporté un grand
» soin à enregistrer les altérations organiques du ca-
» davre? A la vérité je puis m'être trompé en tirant
» des conséquences de mes observations. Je serais
» d'autant plus disposé à le craindre, que tout me
» persuade que l'expérience de M. Magendie a dû
» être judicieusement analysée et interprétée. J'en ai

» pour preuves, non pas seulement les dires et la vé-
» racité de M. Magendie et sa pénétration ; mais le
» compte motivé de cette expérience que MM. Cu-
» vier, de Humboldt, Pinel et Percy ont rendu à l'A-
» cadémie des sciences, m'est un sûr garant que cette
» expérience a été soumise à un mûr examen.

» Cependant plus je réfléchissais sur les résultats
» contradictoires de deux faits apparemment analo-
» gues, et plus je trouvais vraisemblable que M. Magen-
» die, à son insu, avait pu négliger quelques circon-
» stances accessoires, avait pu omettre quelques-uns de
» ces détails secondaires qui paraissent insignifiants,
» bien que souvent la singularité d'un phénomène re-
» pose uniquement sur eux. Et puis, j'avais observé
» mon fait sur une femme malade, tandis que M. Ma-
» gendie avait expérimenté sur un chien, et, qui plus
» est, sur un chien bien portant. Peut-être, pensai-je,
» notre désaccord si évident provient-il de nos pro-
» cédés si disparates !

» Et en effet, observer et expérimenter ce n'est
» certes pas une même chose. Entre ces deux moyens
» de découvrir et de connaître s'il fallait faire un choix
» d'après les seules chances d'exactitude ou d'erreur,
» il me semble qu'on devrait préférer l'observation
» clinique de l'homme malade aux expériences sur les
» animaux vivants. Plusieurs raisons motiveraient
» cette préférence.

» Les *observations* cliniques sont simples et faci-
» les à faire, on peut les recueillir à loisir, les répé-

» ter, y réfléchir ; on peut d'ailleurs leur accorder
» une attention d'autant plus soutenue qu'on y est à
» peu près passif, et qu'aucun phénomène inattendu
» ne vient subitement distraire l'observateur. — Les
» *expériences*, au contraire, sont souvent complexes
» et d'une exécution difficile : les erreurs y sont plus
» fréquentes à raison des effets de détail qui appa-
» raissent inopinément. Et d'ailleurs les manœuvres
» opératoires absorbent quelquefois à elles seules
» toute l'attention de celui qui expérimente, et c'est
» là une autre source d'erreurs. Remarquons aussi
» qu'on n'est pas toujours libre d'arrêter long-temps
» l'attention sur le phénomène qu'on a fait naître
» pour mieux l'étudier. L'animal crie et s'agite, il
» donne des témoignages de soúffrance ; il perd du
» sang, il s'affaiblit, et même il peut mourir sous le
» tranchant du bistouri qui le violente. On peut, à la
» vérité, répéter l'expérience ; mais il est presqu'im-
» possible que les mêmes circonstances se renouvel-
» lent sans aucune variation deux ou plusieurs fois,
» principalement si chaque expérience se fait sur un
» nouvel animal. La disparate entre les effets serait
» encore plus marquée si les animaux sacrifiés appar-
» tenaient à différentes espèces, s'ils différaient de
» sexe, d'âge, de structure et de mœurs. Une autre
» cause d'erreur dont je n'ai pas encore parlé, c'est
» le rejaillissement d'excitation ou d'influence qu'un
» premier organe attaqué, tourmenté, compromis, en-
» tamé ou détruit, détermine en d'autres organes,

» soit voisins, soit éloignés. Comme tout est con-
» cours, conspiration ou sympathie entre les or-
» ganes d'un même être vivant, c'est assez qu'un
» premier organe souffre pour en faire souffrir d'au-
» tres, ou pour que d'autres soient sollicités à s'é-
» mouvoir et à réagir par le fait de sa souffrance.
» C'est de la sorte qu'une expérience physiologique
» ne peut rien isoler dans un corps vivant, ni orga-
» nes ni actes : l'effet le plus simple à son origine, se
» généralise l'instant d'après. Peut-être même finira-
» t-on judicieusement par laisser les expérimentations
» aux seuls physiciens, parce qu'en physique tout
» peut s'isoler, agents et phénomènes. Suggéré en
» cela par la prudence et la sagacité, le physiologiste,
» comme le médecin, se contentera d'*observer* : la
» vérité n'en souffrira pas.

» Autre disparité. Les observations cliniques se
» font sur l'homme, d'où il suit qu'elles servent à
» éclairer les points obscurs de la physiologie hu-
» maine. Il en est rarement ainsi des expériences :
» comme on n'expérimente guère que sur les ani-
» maux, il n'existe pas entr'eux et l'homme une assez
» parfaite conformité soit de fonctions, soit de struc-
» ture, pour qu'on puisse constamment conclure
» d'eux à lui. Il est presque inouï que les résultats
» d'une expérience aient pu s'appliquer sans restric-
» tion à l'homme même. Presque tous les arguments
» de cette nature ne sont que des sophismes. Si
» maintenant j'applique ces remarques au fait parti-

» culier qui m'occupe, n'est-il pas évident que la
» station horizontale des chiens rend le vomissement
» plus facile pour eux que pour l'homme, qui est bi-
» pède, et en qui les matières évacuées doivent sur-
» monter leur propre poids? D'ailleurs, il est d'autres
» causes qui rendent le vomissement du chien plus
» facile : l'orifice œsophagien de l'estomac ou le car-
» dia est chez lui plus accessible, mieux ouvert, plus
» pénétrable, outre que la tunique musculeuse de
» son estomac est plus prononcée, plus contractile.

» Enfin, dans l'observation que j'ai rapportée, le
» squirrhe de l'estomac était une maladie isolée et
» sans nuls troubles dans les premiers temps; on pou-
» vait donc étudier sans erreur quels effets prove-
» naient de cette altération locale. Bien différente en
» cela de l'expérience où l'on substitue une vessie
» inerte à l'estomac, dernier cas dans lequel les mus-
» cles abdominaux sont incisés et détruits, l'estomac
» extirpé, le péritoine mis à nu et irrité par le contact
» blessant soit de l'air, soit des instruments ou d'au-
» tres corps étrangers; outre que l'animal ressent de
» vives douleurs, et que sa respiration est précipitée,
» son pouls accéléré, son sang en partie perdu.

» Telles sont, ce me semble, les premières raisons
» qui autoriseraient à récuser les résultats obtenus par
» M. Magendie de sa fameuse expérience, et à leur
» préférer ceux de l'observation que j'ai rapportée.
» Par malheur, cet habile homme ne tient à peu près
» aucun compte des réflexions précédentes, et il per-

» siste plus que jamais à regarder son expérience
» comme très-exacte et décisive. Eh bien! ne fût-
» ce que par déférence, je me range un moment
» à l'avis de ce médecin distingué! je me résigne à
» n'accorder, comme lui, aux réflexions précédentes
» qu'une importance contestable, et je consens, dans
» l'intérêt de la vérité, à comparer sous des rapports
» intimes les résultats de son expérience sur des ani-
» maux avec ceux de mon observation sur un malade.»

Voici cet examen, tel que je le fis alors, et tel que
le reproduisirent, en l'adoptant, MM. Béclard et Mé-
rat dans le témoignage public qu'ils rendirent de
mon travail à la Faculté de médecine de Paris. (L'Académie de médecine n'existait pas alors.)

EXAMEN COMPARATIF DES DEUX FAITS.

Dans mon observation d'un squirrhe à l'estomac,
ce viscère renfermait des matières liquides et solides
qui n'en remplissaient qu'imparfaitement la cavité;
et cela venait de ce que le pylore, bien que déjà rétréci et malade, continuait de leur livrer passage.

Dans l'expérience citée, les choses se passèrent différemment. Après qu'on eut coupé les parois du ventre, la peau, les muscles, le péritoine, membrane séreuse très-délicate et très-encline à s'enflammer;
après qu'on eut fait l'excision et l'ablation de la
presque totalité de l'estomac, on substitua à ce viscère vivant une vessie de cochon morte et tout inerte.

9

Une bougie ou sonde élastique, solidement adaptée à la partie inférieure de l'œsophage, servit à faire communiquer ce conduit alimentaire avec la partie supérieure de la vessie en question. Ensuite, à la partie inférieure et droite de cette vessie, on pratique une étroite ouverture qui recevra une autre sonde élastique ; et c'est par là, dans cette ouverture, que seront injectées des matières liquides, sans aucun mélange de solides. On réitère cette injection avec une seringue jusqu'à ce que la vessie soit si complétement pleine que la résistance de ses parois s'oppose à ce qu'on en introduise davantage. Je soupçonne même, d'après l'approximation que j'ai faite entre la capacité de la vessie et la somme des liquides injectés, que ce fluide peut refluer de lui-même dans l'œsophage dès le commencement de l'expérience, je veux dire avant que l'émétique ait sollicité des efforts. Mais je ne suis pas assez certain de ce dernier fait pour vouloir m'en autoriser.

Après que l'injection est terminée, on ferme hermétiquement, au moyen d'une ligature serrée, celle des extrémités de la vessie qui correspond au pylore, c'est-à-dire la partie de cet estomac postiche qui avoisine le foie de l'animal. — Quand tout cela est terminé, on injecte de l'émétique dans une des veines jugulaires.

Voilà pour les préliminaires de l'expérience et ses préparatifs : voyons comment elle s'accomplit, et tenons note de tout ce qui s'y passe d'essentiel.

Nous venons de voir que le faux estomac, dilaté jusqu'à distension par des matières entièrement liquides, est en outre lié et oblitéré à son extrémité inférieure, en même temps qu'il se trouve comprimé entre les parties environnantes qui résistent. Mais cette compression devient beaucoup plus énergique au moment où l'émétique ultérieurement injecté dans le sang, détermine des efforts de vomissement : c'est alors que la contraction puissante des muscles abdominaux produit l'évacuation partielle des liquides contenus dans la vessie ou le faux estomac.

Avant d'aller plus loin, il est essentiel de montrer à quelles causes est due cette évacuation de liquides qu'on observe toujours dans l'expérience dont nous parlons, et que je n'observai pas même une fois dans un cas où l'estomac était presque tout entier cancéreux, aisément compressible, mais hors d'état d'agir, et rendu comme paralytique par l'endurcissement et l'altération de ses fibres charnues.

1° Dans l'expérience ci-dessus, l'ouverture inférieure de la vessie était complétement oblitérée : par conséquent aucune partie de l'effort n'était dépensée à pousser les liquides par ce pylore artificiel, alors infranchissable. Tout l'effort était donc employé à rejeter ces liquides par l'orifice de l'œsophage, qu'une sonde maintenait ouvert, et même plus ouvert qu'il n'est naturellement. Les mêmes effets ne purent avoir lieu dans mon observation, puisque le pylore n'était que rétréci et non pas oblitéré.

2° Dans l'expérience, l'estomac postiche ne renferme que des liquides ;

3° Il est de plus distendu par ces fluides, qui n'y sont introduits qu'à la faveur d'un piston : de sorte que la plus légère compression détermine le rejet des liquides. Rien de tout cela n'avait lieu dans mon observation de squirrhe : l'estomac n'était jamais distendu, et les matières n'étaient jamais totalement liquides. Ce simple parallèle suffit pour donner la clef de résultats tellement contradictoires qu'on pouvait d'abord les regarder comme inconciliables.

Non-seulement cette analyse de causes et d'effets démontre que l'expérience de M. Magendie réunit des circonstances qui la différencient de mon observation ; mais cet examen prouve aussi qu'on a inféré de cette expérience, quant au mécanisme du vomissement, des conséquences qu'elle n'a pas. Entre cette expérience grossière et le vomissement naturel, non-seulement rien n'est identique, mais tout diffère. Rentrons dans quelques détails.

Il est bien vrai que dans l'expérience de M. Magendie une bonne partie des liquides renfermés dans la vessie est évacuée dès les premiers efforts ; mais ensuite l'effort se répète en vain, il ne sort plus rien de l'estomac postiche. Et quand plus tard on retire cette vessie du ventre de l'animal, on ne la trouve vide qu'aux deux tiers ; le liquide injecté en occupe l'autre tiers. Ainsi donc, quoique distendue violemment, et quoique oblitérée à l'une de ses extrémités, la vessie retient toujours, quelle que soit l'énergie des efforts, au moins le *tiers des liquides* dont on l'avait remplie.

Pour bien apprécier toute l'importance de ce dernier fait, il faut savoir ce qui arrive dans le vomissement naturel. Or, si l'on fait prendre à un chien jeune et vigoureux une forte dose d'émétique dans beaucoup de véhicule, lait ou bouillon, et si on l'ouvre après qu'il a vomi plusieurs fois, on voit que *l'estomac s'est entièrement vidé* sans aucun résidu des liquides avalés : l'intérieur de l'estomac reste seulement comme tapissé de quelques mucosités filantes. Voilà un fait décisif.

Ainsi, l'évacuation n'est jamais que partielle dans l'expérience citée ; un tiers des liquides reste inamoviblement dans le faux estomac, si réitéré que soit l'effort : tandis que l'estomac se vide entièrement dans le vomissement naturel, quand aucun organe n'a été altéré ou détruit. Il suit de là que l'expérience de M. Magendie prouve le contraire de ce qu'on lui a fait dire. Loin de signifier que l'estomac est passif dans le vomissement, elle en atteste, au contraire, l'incontestable activité. Il est bien vrai que l'action des muscles abdominaux, à elle seule et sans le concours de l'estomac, peut rejeter d'un vase inerte qui tient la place de l'estomac, jusqu'à deux tiers des liquides dont ce vase a été rempli. Voilà un commencement d'acte qui peut se réaliser sans que l'estomac y coopère. Mais le dernier terme de l'acte, qui l'accomplit, si ce n'est l'estomac ? Le dernier tiers du contenu, qui le rejette, sinon l'estomac ? Si le phénomène reste inachevé dans l'expérience citée, c'est précisément parce que le véritable estomac a disparu, remplacé qu'il est par une sorte de vase tout inerte.

Concluons donc de ce qui précède :

1° Que l'expérience de M. Magendie ne prouve pas que l'estomac soit passif dans le vomissement ;

2° Que loin de là, si on la confronte avec ce qui se passe naturellement, elle prouve que l'estomac est actif dans le vomissement normal ;

3° Que le vomissement n'est dû, dans l'expérience citée, qu'à des circonstances artificielles.

Le vomissement ordinaire suppose donc l'active mais inégale coopération des muscles abdominaux et de l'estomac. Si l'expérience en question doit être comptée au nombre des faits probants, elle prouve que les muscles du ventre concourent à l'acte pour deux tiers et l'estomac pour l'autre tiers. Ce qui est rejeté de la vessie ne peut en effet être attribué qu'à l'action des premiers ; et ce qui reste après l'effort, le dernier tiers, représente la part d'action de l'estomac, si ce viscère eût participé à l'acte. Ainsi l'action des muscles abdominaux serait à celle de l'estomac dans la proportion de deux à un.

Voilà du moins ce qui semble résulter de l'expérience ci-dessus. Mais je dois dire que cette expérience suscite tant de troubles en tous les organes, de si manifestes dérangements dans les fonctions, qu'on ne saurait dûment en inférer aucune conséquence rigoureuse.

Ainsi donc l'estomac est ordinairement actif dans le vomissement.

J'en ai pour preuves, 1° la structure toute musculeuse d'une de ses tuniques [1] ; — 2° mon observation d'estomac squirrheux, dans laquelle tous les efforts furent infructueux ; — 3° l'expérience citée, où une vessie inerte, oblitérée inférieurement et distendue, et tenant la place de l'estomac, les mêmes efforts, pri-

[1] Tout le monde n'est pas convaincu que , parce qu'un organe possède des fibres musculeuses, il doive nécessairement effectuer des mouvements. J'ai vu M. Magendie nommément chercher à prouver que les fibres charnues de l'estomac ne se contractent point. A cet effet, ce physiologiste se servait d'une pile de Volta au moyen de laquelle il dirigeait un courant galvanique dans les fibres d'un muscle, ensuite de quoi ce muscle se contractait évidemment : « Vous voyez, disait-il, que le » galvanisme détermine la contraction des fibres musculeuses : » je vous montrerai qu'il n'en est point ainsi des fibres de » l'estomac. » — Et, en effet, un courant galvanique était infructueusement dirigé vers l'estomac ; les fibres de cet organe restaient immobiles. Il est vrai que M. Magendie négligeait de faire remarquer que le fluide galvanique dans cette expérience n'agissait que médiatement sur les fibres musculeuses de l'estomac, la tunique séreuse étant restée intacte et continuant de les envelopper. Or, appliquer ainsi le galvanisme à l'estomac à travers la membrane séreuse, cela équivaut presque à l'appliquer sur la peau, alors qu'on a en vue de faire contracter les muscles placés au-dessous d'elle. La seule différence est dans l'épaisseur des tissus.

vés de la coopération de ce dernier, ne produisirent qu'un vomissement incomplet; — 4° le fait par moi constaté qu'un estomac sain se vide en entier par le vomissement, si rempli qu'il puisse être. Je pourrais aussi me prévaloir des témoignages du médecin Wepfer et du célèbre Haller, qui affirment l'un et l'autre avoir vu l'estomac se contracter pendant le vomissement.

Voilà mes preuves : je n'en sais pas d'autres. Je ne connais aucun autre fait, soit observation, soit expérience, qui puisse servir à démontrer l'active coopération de l'estomac dans le vomissement [1]. Et même

[1] Si je ne cite pas au nombre des preuves de l'activité de l'estomac les faits publiés par M. le docteur Maingault, ce n'est point une omission : les expériences qu'il rapporte me semblent fautives ou insignifiantes dans l'espèce, à raison de la manière dont il les a faites. M. Maingault avait pour objet de s'assurer comment s'accomplit d'ordinaire le vomissement, et de vérifier les expériences de M. Magendie. Croirait-on que pour atteindre ce but, dont la voie était toute tracée, M. Maingault n'a déterminé le vomissement par aucun des procédés dont on s'était servi jusqu'alors? Au lieu de faire avaler un vomitif aux animaux, au lieu de leur injecter de l'émétique dans une des veines ou de leur titiller la luette, il a préféré recourir à la constriction des intestins. Or, lorsqu'on serre fortement une anse d'intestin, on en irrite nécessairement les fibres musculeuses, ainsi que l'ont prouvé Haller et Bichat. Cette sorte de ligature, qui imite l'effet des hernies étranglées, détermine la contraction des fibres de l'intestin et des fibres de l'estomac, principalement quand on lie la portion supérieure des intestins grêles, ainsi que l'a fait M. Maingault.

il est à remarquer que les physiologistes qui ont pris
parti pour l'activité de l'estomac, n'ont pas été, quant
aux preuves, plus heureux que leurs adversaires : ni
les uns ni les autres n'en ont cité d'irrécusables [1].

C'est, en un mot, susciter artificiellement des effets morbides
qui ne sont pas ordinaires. De sorte que l'estomac, alors même
qu'il serait neutre dans le vomissement normal, pourrait se
montrer actif quand c'est l'étranglement des intestins qui l'excite. Aussi m'a-t-il semblé que ce fait insolite pourrait induire
en erreur, et c'est pourquoi j'ai dû le passer sous silence.

[1] Ceux qui prétendent que l'estomac est neutre ou passif
dans le vomissement s'appuient sur les faits que voici : à l'inverse de Haller et de Wepfer, Chirac et Bayle n'ont jamais vu
l'estomac se contracter, pas même au moment du vomissement. Duverney non plus n'ayant pu voir ces contractions ,
s'est prononcé pour l'état passif. Les nouveaux partisans de
la neutralité de l'estomac alléguaient l'expérience toute moderne de M. Magendie, tant que nous n'eûmes pas montré que
cette expérience prouve au contraire le rôle actif de l'estomac.
Voici maintenant de quels faits s'autorisaient jusqu'ici
ceux qui ont cru à l'activité de l'estomac : Wepfer (dans
sa *Dissert. de Cicuta aquat.*), A. Haller (dans ses *Elementa
physiol.*) et Portal (dans son *Anat. médic.*) affirment tous
qu'ils ont vu l'estomac se contracter. — Franck (dans son
Abrégé de médecine pratique) cite un malade qui ne put
jamais vomir, quoiqu'il eût de vives nausées. Quand ce malade mourut, Frank l'ouvrit, et il vit qu'un épanchement de
sang s'était formé entre la membrane charnue et la membrane
muqueuse de l'estomac. Peut-être ce dépôt de sang avait-il
entravé ou rendu stériles les contractions de la tunique musculeuse. Le chirurgien Louis (dans une *Dissert. sur les plaies
du ventre*) a rapporté l'observation d'un blessé qui, bien

Je ne ferai point d'exception en faveur de l'observation de Lieutaud, qui l'alléguait comme preuve de l'activité de l'estomac. Bien que chacun connaisse et cite cette observation, elle n'en est pas moins défectueuse. Je n'aurai pas de peine à le prouver.

Il s'agit, dans l'observation de Lieutaud, d'une personne qui éprouvait des nausées, et qui pourtant ne pouvait vomir, quelques vomitifs qu'on lui donnât. Lieutaud conclut sans hésiter que sans nul doute l'estomac est paralysé. Rien ne prouve cette paralysie,

qu'ayant perdu la presque totalité des muscles de l'abdomen, eut néanmoins, et à plusieurs reprises, des vomissements... Cette dernière observation me semble curieuse à plus d'un titre. Pour quelqu'un qui penserait que l'estomac est passif dans l'acte du vomissement, un fait comme celui de Louis serait la preuve que c'est le diaphragme qui est le principal agent du vomissement; et cependant ce serait là une nouvelle erreur *. Ceci prouve donc, ce qu'au reste on savait déjà, qu'aucun de nous ne s'inspire uniquement des faits dans les généralités qu'il énonce, et que presque toujours nos prétendus principes sont le produit mixte de nos préventions et de ceux des faits qui leur sont favorables. Souvent même il arrive que, pour concilier la nature avec nos convictions, on fait faire plus de pas aux faits vers l'opinion que l'opinion n'en fait vers les faits. Et c'est de là que proviennent des systèmes qui ressemblent bien plus à leurs auteurs qu'à la nature, qui, tout au plus, en a fourni le prétexte. Il est rare que les faits disent en réalité ce qu'on leur fait dire, tant les interprétations sont erronées, partiales ou mensongères.

* Voir mon *Mémoire sur la respiration*, etc.

mais qu'importe? Il l'admet tout d'abord sans discussion. La chose, une fois admise, n'aura plus besoin de preuves; bien plus, Lieutaud s'en fera un argument, et voici comment il raisonne : Dans un cas où l'estomac était paralysé il n'y avait pas de vomissement, bien qu'on administrât des vomitifs et qu'il y eût des nausées; donc l'estomac est actif dans le vomissement. Ce raisonnement spécieux a été bien des fois répété depuis Lieutaud; tout le monde s'y est laissé prendre. On aurait dû voir que Lieutaud suppose prouvé le fait en question, et qu'il part d'une hypothèse pour arriver à un cercle vicieux. — L'impossibilité de vomir lui sert à prouver deux choses opposées : d'abord la paralysie de l'estomac en supposant qu'il est toujours actif, et ensuite l'activité du même organe en supposant que dans la conjoncture il est paralysé !

Il suit de là que Lieutaud n'a point prouvé que l'estomac est actif dans le vomissement, car ce médecin n'a pu s'assurer si, dans le cas qu'il rapporte, il y avait ou non paralysie de l'estomac [1]. On ne peut pas

[1] Je ne rapporte point textuellement cette observation tant de fois citée de Lieutaud, par la raison qu'elle est beaucoup trop longue pour faire l'objet d'une note, et qu'en l'abrégeant je pourrais être soupçonné de l'avoir tronquée. Pour bien apprécier un auteur, il faut lire l'auteur même (*Mémoires de l'Acad. des sciences*, 1752). Fontenelle, qui inséra un extrait de la même observation dans l'*Histoire de l'Acad. des sc. pour 1752*, joignit à cet extrait quelques réflexions personnelles, entre autres celle-ci : « .... Il faut donc en revenir à

en effet constater la paralysie d'un organe si les mouvements habituels de celui-ci ne sont pas déjà bien connus : or Lieutaud ne possédait d'ailleurs aucune preuve certaine que l'estomac coopère à la production du vomissement. A présent même qu'il nous est bien prouvé que l'estomac prend une part active à cet acte, il serait difficile de reconnaître si l'estomac est réellement paralysé. Du moins l'impossibilité de vomir ne serait pas une preuve suffisante de paralysie, car le vomissement a pour agents d'autres puissances que l'estomac, agents concertés, dont la part d'action n'a pas été jusqu'ici assez nettement déterminée [1].

» regarder avec M. Lieutaud le vomissement comme une vé-
» ritable *convulsion* de l'estomac même : et celui du malade
» duquel nous venons de parler étant paralytique, il n'est pas
» étonnant qu'on n'ait jamais pu y exciter cette convulsion
» et faire vomir le malade.... L'observation de M. Lieutaud
» rectifie donc l'idée qu'on doit avoir du vomissement.... »

Ce sentiment de Fontenelle sur la théorie du vomissement est tout l'opposé de l'opinion qu'il avait déjà exprimée dans l'*Histoire* de 1700, à l'occasion d'un mémoire de Litre dont alors il donnait l'extrait. Il est vrai que cette contradiction résulte d'opinions émises à cinquante-deux ans d'intervalle; et il serait heureux qu'on ne se contredît, ainsi que l'illustre Fontenelle, qu'une fois par demi-siècle. A ce compte, ne se contredirait pas qui voudrait.

[1] Dans la manière de voir de M. Magendie, la paralysie de l'estomac serait encore plus difficile à constater : comment, en effet, un organe qui est toujours passif pourrait-il devenir accidentellement paralytique? — Faites donc boiter un cul-de-jatte !

Je me hâte d'ajouter qu'on aurait tort de renvoyer à mon observation personnelle les reproches que j'ai dû adresser à celle de Lieutaud. Il est évident que, dans la mienne, l'estomac ne pouvait conserver aucune action : de quelle action pourrait-il jouir, alors que ses fibres charnues sont tout à fait squirrheuses et incapables de se contracter ?

En même temps donc que j'apporte une observation nouvelle pour prouver que l'estomac coopère au vomissement, j'en rejette une autre que les physiologistes alléguaient faussement depuis cinquante ou soixante ans à l'appui du même fait. Ce que je retranche d'un côté, je le donne de l'autre : le seul avantage d'un tel échange est celui que la certitude a sur le doute, et la vérité sur l'erreur.

Si je combats ainsi et récuse l'observation de Lieutaud, c'est dans l'intérêt de la vérité ; j'aurais désiré que cette observation fût bonne et convaincante : la rejeter, c'est me priver d'un fait que j'aurais pu joindre au petit nombre de ceux que j'ai allégués pour preuves du rôle actif que remplit l'estomac dans le vomissement. Aux yeux de ceux qui trouveront probante cette observation de Lieutaud, je posséderai une preuve de plus de la réelle coopération de l'estomac.

Parmi les conséquences de ce qui précède, il faut compter les avantages suivants :

A. — La preuve acquise que l'estomac est actif dans le vomissement ;

B. — Une plus grande facilité à déterminer la nature et le siége de plusieurs maladies de l'estomac et du pylore, comme aussi à discerner les unes des autres les maladies, quelquefois fort ambiguës, de la poitrine et de l'estomac.

C. — Enfin on peut inférer de ce travail comment doivent se gouverner et se traiter les affections chroniques de l'estomac, et en particulier les maladies squirrheuses et cancéreuses; derniers cas dans lesquels, l'inactivité forcée de l'estomac pouvant rendre le vomissement impossible, certains remèdes d'ordinaire sans danger deviendraient des poisons.

P. S. Je me disposais, il y a déjà quelques années, à publier une nouvelle édition de mon Mémoire sur le Vomissement; mais j'appris qu'une place vaquait à l'Académie des sciences, et que M. Magendie était aux rangs de ceux qui la sollicitaient. Cette coïncidence répugna à ma délicatesse, et je crus devoir m'abstenir : j'ajournai cette publication. M. Magendie, qui sut mes scrupules et cette abstention de pure bienséance, m'écrivit pour m'en remercier et m'en féliciter. Sa lettre, dont il a, je crois, perdu tout souvenir, exprimait de généreuses résolutions et de nobles sentiments qui nous honoraient tous deux. Cependant, comme ces bons procédés n'ont rien changé à la question primitive, j'aurais craint qu'une ancienne erreur, reconnue pour telle mais non répudiée, ne se prévalût d'un trop long silence, et ne préjudiciât à la vérité.

LETTRE IX.

SUR LA NUTRITION.

16 octobre 1829.

Où donc en étions-nous? Je vous ai dit, je crois, comment nous naissons, comment nos corps s'accroissent ; je vous ai exposé les lois de la vie et de la subordination de nos organes ; une de mes dernières lettres vous a indiqué les principaux faits touchant la digestion des aliments : voyons à présent si je pourrai retracer avec quelque clarté le phénomène si mystérieux de la Nutrition. A ce sujet, Camille, je dois vous faire part d'une conversation qui eut lieu en ma présence il y a plusieurs années, chez un des savants les plus célèbres de l'époque.

On parlait de la difficulté des études physiologiques, du danger des hypothèses qui usurpent si fréquemment la place des faits réels. M. Bigot de Préameneu, qui se trouvait présent, se permit à plusieurs reprises de traiter la physiologie de science un peu romanesque ; même cet ancien Ministre des cultes s'égaya aux dépens de la médecine, et, qui pis est, des médecins. Bien que le maître de céans se fût occupé d'expériences physiologiques, et qu'il prît une part assez active à l'entretien ; chaque fois que les discours semblaient s'embarrasser, s'obscurcir, et tourner au métaphysique, M. de Préameneu disait en souriant : *Voilà bien la physiologie telle que je la comprends, c'est-à-dire incompréhensible.* Il ajouta ensuite : *MM. les médecins sont gens fort instruits dans la science dont se vantait Socrate ; je veux dire qu'ils ne savent rien. Le malheur est que, loin de s'en vanter, comme Socrate, ils se le cachent à eux-mêmes. Mais ils ont beau faire : le public est dans la confidence et moi aussi.* Sans doute il est pénible de s'entendre dire en face des choses aussi dures, il serait surtout malheureux de les mériter. Mais M. Bigot de Préameneu assaisonnait ses reproches généraux de parenthèses si consolantes, de compliments personnels si gracieux, que tout médecin qu'on était on ne pouvait quitter cet ingénieux vieil'ard sans être enchanté de lui, et sans regretter même ses malicieux propos[1].

Cependant quelqu'un osa lui dire : Nous parlions, monsieur, de la manière dont les corps vivants se nourrissent ; au moins daignerez-vous dire en quoi nos explications à cet égard vous paraissent fautives.

M. BIGOT DE PRÉAMENEU.

J'aurais plus tôt fait, monsieur, de vous dire desquelles je suis satisfait ; car, à parler vrai, je n'en sais quasi aucune de cette dernière espèce. Et par exemple, comment pourrais-je croire que nos organes se décomposent et se recomposent sans cesse ?

---

[1] Voir la note qui termine cette lettre.

UN PHYSIOLOGISTE.

Aussi, monsieur, ne le croyons-nous plus nous-mêmes. Je vous supplie de ne point confondre la physiologie de nos pères avec la nouvelle science qui vient de naître chez nous. Fontenelle a fait justice de la vieille physiologie, en lui refusant jusqu'à une simple place, et même une désignation, dans les immortels Mémoires de l'ancienne Académie des sciences. Mais, indépendamment des grands travaux de Haller, qui furent postérieurs à ces Mémoires, l'étude des phénomènes de la vie a fait d'immenses progrès depuis Fontenelle. Vous, monsieur, qui nous devez des exemples de sagesse, sans doute vous ne voudrez pas nous condamner pour les erreurs de nos pères. Que diriez-vous d'un critique qui diffamerait ce beau Code français, auquel vous avez si judicieusement coopéré, par la raison que les Institutes de Justinien contiendraient de faux principes ?

M. DE PRÉAMENEU.

A la bonne heure, monsieur ! Mais enfin, j'ai lu quelque part que nos organes se renouvellent sans cesse ; et j'ai lu cela dans des livres très-modernes. On va même jusqu'à comparer notre corps au célèbre vaisseau des Argonautes ; lequel avait été tant de fois radoubé durant le voyage, qu'il ne conservait plus au retour aucune de ses pièces primitives. Ceci est donc une erreur, selon vous ?

LE PHYSIOLOGISTE.

Assurément, monsieur. *Nous avons changé tout*

10.

cela ! mais nous n'avons changé que par de bonnes raisons.

M. DE PRÉAMENEU.

Et vos devanciers, était-ce donc sans raison qu'ils avaient admis le fait que vous contestez ?

LE PHYSIOLOGISTE.

Non , monsieur. Mais ils se fondaient sur de fausses apparences, sur des expériences mal interprétées. Un chirurgien de Londres avait remarqué que la garance rougit les os de plusieurs animaux ; il s'était en outre assuré que cette coloration finit par disparaître : et vite on s'empressa d'en inférer que les os se renouvelaient, et apparemment aussi tous les organes. Ce fut là une bonne fortune pour l'opinion des anciens, que ce fait semblait confirmer. Mais, outre que les os sont fort différents des autres organes, à cause de la matière saline qui les pénètre abondamment, beaucoup de faits maintenant nous dissuadent de l'opinion que les corps vivants se renouvellent.

M. DE PRÉAMENEU.

Et puis-je vous demander, monsieur, quels sont ces faits ? Vous pardonnerez ma curiosité : vous voyez le silence que l'on fait ici ; cela témoigne assez du plaisir qu'on a de vous entendre.

LE PHYSIOLOGISTE.

Cet intérêt, dont on daigne m'honorer, je sais que j'en suis redevable à mon interlocuteur... Mais, monsieur, vous demandez des faits : je vais tâcher de vous satisfaire.

La coloration temporaire des os par la garance, ainsi que je viens de le dire, parut une preuve convaincante de la rénovation des organes. Si les os se renouvellent, disait-on, eux si compactes et si solides, à plus forte raison les autres organes moins consistants doivent se renouveler comme eux. On se laissa séduire par l'analogie, et l'on admit le principe comme s'il eût été fondé sur des faits réels.

Mais la garance, ce dont il eût fallu tenir compte, ne colore que les os d'une manière très-sensible et avec quelque durée. Si d'autres organes paraissent aussi en être colorés et s'en imprégner, ce n'est jamais d'une manière intime et durable, et jamais profondément. Or on trouve dans les os un arrangement de texture tout particulier d'où peut provenir et par lequel peut s'expliquer la différence des effets observés, quand même on répugnerait aux lois de la statique chimique.

Et puis, la garance ne rougit pas simultanément toute l'épaisseur des os d'un certain volume ; c'est un fait dès long-temps prouvé par Duhamel : elle n'en rougit d'abord que les couches superficielles [1].

Or, si les os continuent de croître en épaisseur, *il se peut que la garance ait une telle affinité avec les sels calcaires dont se compose la nouvelle portion de l'organe, qu'elle y reste d'abord attachée et comme combinée, et qu'ensuite le*

[1] Consulter à ce sujet les expériences toutes récentes de M. Flourens.

mouvement de la vie l'en sépare. On sait en effet qu'*il s'accomplit constamment, au sein de tous les organes, une résorption, une élimination de toute substance non participante à la vie.* Il en est des effets de la garance comme de toute coloration maladive ou accidentelle ; l'absorption enlève aux tissus vivants tout ce qui leur est étranger. Mais gardons-nous d'en conclure que ces tissus, formant trame vivante, éprouvent eux-mêmes une rénovation ! La coloration a disparu ; voilà la vérité, et c'est là tout.

De ce qu'une matière colorante, qui d'abord imprégnait la peau ou tout autre tissu, aura disparu après un certain laps de temps, je me garderai d'en induire que l'organe primitivement coloré s'est lui-même renouvelé durant le temps qu'il a mis à se décolorer : une telle induction serait vicieuse. Mais ce qui réfute encore mieux la théorie que je combats, non-seulement comme improbable mais comme erronée, c'est qu'il est des taches, des empreintes, des colorations accidentelles d'organe qui persistent toute la vie sans jamais disparaître. La teinte noirâtre que communique à la peau l'administration intérieure du nitrate d'argent, de même que le tatouage de nos soldats, tout cela est indélébile.

Les cicatrices non plus ne disparaissent jamais entièrement ; et comment ce fait, si universellement connu et que personne ne dénie, pourrait-il se concilier avec la rénovation des organes ?

Je conclus donc, si vous permettez, que la proposition par laquelle on énonce que les organes se renouvellent incessamment, ne repose que sur des faits quelquefois mal vus et toujours mal interprétés, auxquels on fait dire autrement ou plus qu'ils ne disent en effet. Bien plus, et alors même qu'il serait bien établi que les os éprouvent une sorte de rénovation, il n'en faudrait rien inférer d'analogue pour la masse des organes mous. Les os effectivement ne sont qu'à moitié vivants et à moitié organiques ; des sels abondants emplissent les mailles de leur tissu, et l'on conçoit que ces sels non-vivants, tout organique qu'en est la source, pourraient se renouveler sans que les autres tissus et organes éprouvassent de pareils changements.

M. DE PRÉAMENEU.

Voilà qui me paraît probant, et je suis assez de votre avis. Mais est-il certain que les cicatrices soient toutes indélébiles ? Il me semble, monsieur, que j'ai ouï citer des galériens, sur lesquels on n'avait pu retrouver aucune flétrissure, nulle trace de ce fer brûlant dont le bourreau les avait diaprés quelques années auparavant, selon le vœu de nos Codes. Comment concevez-vous donc que cette estampille du crime aura pu s'effacer ?

LE PHYSIOLOGISTE.

Je me souviens du fait ; mais il serait exceptionnel si d'ailleurs il n'était incertain. Vous vous rappelez, monsieur, qu'une Cour royale s'est montrée indécise à ce sujet : elle s'est même, par son arrêt, déclarée

en faveur du principe que j'adopte, puisqu'elle a
douté de l'identité du coupable [1]. Toutefois, on peut
affaiblir et presque effacer une cicatrice étroite et
profonde, au moyen d'un caustique ou d'un vésica-
toire, d'où résulte une cicatrice moins circonscrite.
Mais, monsieur, je répète ma conclusion, puisque
l'universalité des faits la confirme : nos organes ne se
renouvellent ni ne se décomposent.

M. DE PRÉAMENEU.

Vous détruisez ainsi ce vieux préjugé, que chacun
de nous se renouvelle tous les sept ans; je vous en
sais gré. La destruction d'un préjugé ou d'une erreur
fait le même plaisir que la découverte d'une vérité
nouvelle. Cependant, monsieur, je dois vous le dire,
il me reste un scrupule. A quoi donc servent les aliments si nos corps ne se renouvellent point? Et pourquoi l'abstinence, pourquoi la disette nous font-elles
toujours si sûrement dépérir?

LE PHYSIOLOGISTE.

Cela vient, monsieur, de ce que nos corps éprouvent sans cesse des déperditions. D'abord, nous perdons par la peau; Sanctorius a prouvé sur lui-même,
par le soin qu'il a eu de se peser à tout instant du

---

[1] C'était en 1827 ou 28. Il s'agissait d'un forçat en état
de récidive. L'identité de ce coupable, qui s'appelait Brun,
était d'ailleurs prouvée; mais, comme le docteur Marc ne put
retrouver les traces de l'ancienne brûlure juridique, la Cour
s'abstint d'appliquer la peine qu'eût comportée la circonstance
aggravante du même crime récidivé.

jour durant plusieurs années, il a prouvé, dis-je, que nous perdons chaque jour plusieurs livres de liquide par la transpiration insensible. Lavoisier et Séguin ont depuis démontré que chaque homme éprouve également de grandes déperditions par les poumons, par l'haleine; je veux dire par la transpiration pulmonaire. Nous perdons d'ailleurs par les urines, par la salive, par la surface de l'intestin; nous perd...

M. DE PRÉAMENEU.

Je vois bien qu'il s'échappe de notre corps, sans discontinuité, une grande quantité de diverses humeurs; mais tous ces liquides ne viennent-ils pas du sang? Je vous demande pardon, mais je ne vois point que cela doive préjudicier à nos organes; car ils sont solides, et nous ne perdons, après tout, que des parties aqueuses ou à peu près.

LE PHYSIOLOGISTE.

Veuillez faire attention, monsieur, que ces vapeurs, que ces liquides qui s'échappent de notre corps, ne sont pas aussi complétement aqueux qu'on pourrait le penser d'après la seule apparence. Il s'y mêle des sels, des particules animales, émanations subtiles, mais très-réelles : sans recourir au creuset ou à l'alambic des chimistes, on pourrait déjà préjuger du fait que j'allègue par la seule odeur de ces diverses émanations. Mais remarquez, je vous supplie, que nos organes, tout solides qu'ils paraissent, sont en réalité presque entièrement composés de liquides; le sang, dont ils sont abreuvés, en forme quasi toute la substance.

M. DE PRÉAMENEU.

Cette allégation, monsieur, comment la prouvez-vous, s'il vous plaît?

LE PHYSIOLOGISTE.

La preuve? Elle est, monsieur, dans les ouvrages de Haller, de Bichat; mais bien mieux encore dans les tombeaux des Égyptiens, dans leurs momies. Il est certain qu'un organe, qu'un corps vivant, une fois desséché, a perdu environ les 12 seizièmes de son poids total et primitif. Un cadavre, après la dessiccation, ne pèse plus que quelques livres.

M. DE PRÉAMENEU.

Et vous concluez de là....?

LE PHYSIOLOGISTE.

J'en conclus d'abord que les liquides que nous perdons ayant leur source dans le sang, le sang lui-même doit être continuellement renouvelé par la nourriture, par le chyle de la digestion; j'en conclus que si la nourriture vient à manquer, le sang sera moins abondant, moins riche de principes propices à la vie, moins excitant pour les organes; que les humeurs seront moins abondantes, moins parfaites, et toutes les fonctions vitales affaiblies ou troublées. D'ailleurs, puisque les organes sont presque entière-ment formés de liquides, vous voyez, monsieur, qu'ils devront diminuer de volume à mesure que le sang deviendra moins abondant. Nos déperditions habituelles se feront alors aux dépens de leur propre substance. On maigrira.

M. DE PRÉAMENEU.

Voilà qui est bien. Mais, monsieur, n'abusons-nous pas aussi de la nourriture? Ces aliments qui nous soutiennent ne nous conduisent-ils pas à la mort par notre perfide sensualité et cette déplorable gourmandise? Je voudrais bien qu'on pût me dire au juste combien je dois manger strictement pour vivre.

LE PHYSIOLOGISTE.

Vous n'avez, monsieur, qu'à vous modeler sur Cornaro. « ...... Après avoir vécu souffrant, dissipé, » peu tempérant, mal réglé dans ses habitudes jus- » qu'à l'âge de quarante ans, déjà affaibli par les ex- » cès et pressentant le règne d'une vieillesse anticipée, » Cornaro s'imposa un régime d'une rigidité excessive » et dont nulle circonstance de la vie ne put le faire » départir. Douze onces d'aliments solides, et treize » onces de liquides, formaient sa ration de chaque » jour; et cependant ce régime si régulier et si aus- » tère lui fit récupérer des forces, lui redonna la » fraîcheur et l'embonpoint de l'âge viril : et cent » ans allaient annoncer sa retraite d'un monde auquel » ses exemples prêchaient en vain la tempérance, » qu'aucune infirmité ne lui présageait la mort ni ne » le désaffectionnait de la vie [1]. »

[1] J. BOURDON, *Physiologie médicale*, t. II, p. 691. Paris, chez Baillière et chez Gabon.

M. de Préameneu se récria alors contre notre in-
tempérance. Vingt-cinq onces d'aliments en tout ! disait-il : cela serait donc assez; hélas ! que d'abus nous
commettons ! Je le consolai en lui disant qu'un régime aussi rigoureux ne saurait suffire aux hommes
robustes, aux personnes actives, qui marchent, s'occupent ou pensent beaucoup. J'ajoutai que le superflu
de la nourriture, bien qu'inutile pour réparer nos
pertes puisqu'il les excède, était néanmoins nécessaire pour donner plus d'activité, une plus grande
plénitude à l'existence ; et que tout en admettant
que nos excès abrègent la vie, ce qui au reste
n'est point démontré, du moins il faudrait convenir qu'ils nous font vivre davantage à la fois.
Alors M. de Préameneu se rappela, comme exprimant la même pensée, la devise favorite des épi-
curiens au sujet de la vie qu'ils veulent, disent-ils,
« *courte et bonne !* »

Nous parlâmes ensuite des boissons ; M. de Préameneu voulut savoir si l'on pourrait à la rigueur s'en passer, ou s'il est vrai qu'elles aient une grande influence
sur la nutrition. Je lui rappelai que ce besoin de liquides se fait moins sentir lorsqu'on se nourrit de viandes ;
ajoutant que les Lions et les Aigles boivent peu. Cependant, et contrairement à la règle dont je parlais,
je convins que les Dromadaires restent des jours
entiers sans boire, ce qui rend ces animaux si com-
modes pour traverser les déserts. Quant à notre espèce, je citai les expériences de M. Marcorelle, le-

quel resta soixante jours sans boire ni eau ni vin, et qui perdit, durant cela, cinq livres et demie de son poids total, sensible déchet qu'il répara entièrement six jours après s'être remis à l'usage des boissons.

Et l'abstinence ordinaire, disait M. de Préameneu, et notre carême d'autrefois? Connaissez-vous, monsieur, a-t-on étudié avec attention ses effets précis sur ceux de nous qui l'observent pieusement et selon le vœu de l'Église et des Conciles? — Oui, monsieur; Dodart, le plus pieux des académiciens d'alors et peut-être d'aujourd'hui, et l'un des plus sages médecins qui aient existé, a fait des observations à cet égard et sur sa propre personne. « Les expériences de Dodart sont » bien simples; mais le mérite qu'elles ont d'avoir été » faites sur l'homme même, leur donne un prix in- » fini. Dodart, vivant en chrétien austère, voulut » tirer parti, pour la science, des abstinences qu'il » s'imposait pour son salut. Il choisit en conséquence » l'époque du carême, et voici comment il s'y prit : » il se pesa le premier jour de ce long jeûne; son » poids était de cent vingt livres à peu près. Il vécut » pendant quarante jours, selon sa coutume et sa » pieuse docilité aux préceptes, comme un saint du » douzième siècle, ne prenant qu'un repas léger sur » les cinq heures du soir, sans viandes, sans poisson » d'aucune sorte, n'usant que d'aliments grossiers » sans apprêt, et ne buvant que de l'eau. Au bout » d'un pareil carême, on pense bien que Dodart de- » vait être très-maigre, qu'il était faible et décharné :

» il se reposa alors, et il vit qu'il avait perdu huit li-
» vres cinq onces, environ la quatorzième partie de
» sa substance. Pâques venu, Dodart reprit son train
» de vie habituel ; il mangea de la viande, il but du
» vin : au bout seulement de quatre jours il avait re-
» pris déjà quatre livres, et dix jours suffirent pour le
» ramener intégralement à son premier état [1]. »

Je voyais que M. de Préameneu commençait à revenir de ses préventions contre la physiologie, et qu'il
en reconnaissait déjà l'injustice. Nous continuâmes encore sur le même sujet : je lui dis la nécessité où nous
sommes d'user d'aliments gras ou azotés, sous peine
de voir nos forces décroître et notre corps dépérir ; je
lui parlai d'animaux qui étaient morts exténués pour
n'avoir vécu que de sucre ou de gomme. Je n'oubliai
pas non plus de le prévenir qu'il y a un extrême danger pour la vie à n'employer, n'importe pour quels
animaux, que des aliments par trop semblables
ou trop peu variés. Car une nourriture trop simple et toujours la même finit par produire l'effet d'un
poison : elle tue après avoir amaigri le corps, et
alors c'est souvent la cornée transparente qui, comme
organe peu vivant, commence à se ramollir et s'ulcère,
après quoi l'œil se vide.

P. S. M. Geoffroy Saint-Hilaire, dans un Rapport
flatteur qu'il fit à l'Institut sur la première édition
de ces *Lettres à Camille,* parut s'étonner, mais à

----

[1] J. BOURDON, *Physiologie médicale,* t. II, liv. VII, ch. XIV.

tort, de voir figurer M. Bigot de Préameneu dans le
dialogue qui précède. Sans être profondément versé
dans cette science, M. de Préameneu parlait volontiers de physiologie; et si grave qu'il fût, alors qu'il
représentait ou gouvernait, on ne l'en voyait pas
moins aiguiser l'épigramme et se dérider dans quelques bonnes soirées qu'il venait passer de temps en
temps chez ses amis du Jardin-des-Plantes, tantôt
chez M. Desfontaines, tantôt chez l'illustre Vauquelin. C'est chez ce dernier surtout que l'auteur de ce
Livre eut l'honneur de rencontrer plusieurs fois
M. B. de Préameneu.

LETTRE X.

SUR LA CIRCULATION DU SANG.

Aujourd'hui, Camille, je me propose de vous expliquer une des choses les plus curieuses de la physiologie : je vais vous parler de la Circulation du sang.

Vous savez déjà d'où vient le sang, et comment il se répare sans cesse. Les premières sources de ce fluide sont dans les vaisseaux maternels, dans les artères de l'utérus, dans le tissu du placenta ; l'enfant qui vient au monde doit le sang qui le pénètre à l'être de son espèce qui lui donne le jour, après lui avoir donné vie, nourriture, chaleur et refuge durant les neuf mois qui ont précédé son existence individuelle et sa respiration. Ensuite, je vous ai dit comment les déperditions que le sang éprouve sont réparées chaque jour par le chyle provenant de la digestion des aliments : vous savez aussi comment coule le chyle, depuis les intestins jusqu'à la veine sous-clavière. Le sang lui-même circule incessamment.

Il y a un peu plus de deux siècles que l'on connaît la circulation du sang : cette belle et récente découverte est due à Guillaume Harvey (1618), médecin de l'infortuné Charles Ier. Et cette réalité, aujourd'hui si vulgaire, fut vivement contestée à son origine, et eut la plus grande peine à s'établir.

Mais, ainsi que vous le disiez l'autre fois, « est-il bien certain que le sang circule? et quelles en sont les preuves? On assure qu'un Anglais aujourd'hui nie ce fait, à la découverte duquel un autre Anglais a dû sa gloire. » Cet Anglais, Camille, est un rêveur bizarre qui court follement après la réputation en proclamant des paradoxes; mais il a beau faire : la circulation est prouvée et prouvée pour toujours. Voulez-vous savoir comment? Je ne vous demande qu'un peu d'attention. Vous pourrez répéter vous-même les expériences ou observations dont je vais vous entretenir.

D'abord, vous savez que les Veines sont ces vaisseaux bleuâtres et souvent gonflés qu'on voit sous la peau. Les Artères, placées plus profondément, sont d'autres vaisseaux qui ont des pulsations ou battements. Ce sont les veines qu'on ouvre dans la *saignée ;* et c'est aux artères qu'on tâte le *pouls.* Maintenant que vous saurez distinguer ces vaisseaux les uns des autres, vous n'avez qu'à presser, qu'à comprimer fortement votre pouls à l'artère du poignet, vous allez voir la circulation cesser dans le reste de l'artère qui va à la main : il n'y aura plus de pouls au-dessous de l'endroit où votre doigt la tient serrée. Au contraire, le pouls deviendra plus fort, plus marqué qu'auparavant, au-dessus de l'endroit comprimé. — « Qu'est-ce que cela prouve, » direz-vous?—Cela prouve, Camille, que le sang dont l'artère est remplie a sa source et son moteur du côté du tronc, et qu'il est dirigé de

la poitrine vers la main. A présent, essayez par comparaison de comprimer une veine du bras : vous allez
voir ce dernier vaisseau se vider du côté du tronc, entre l'épaule et le doigt qui comprime; tandis que le
reste de la veine, qui se continue du côté des doigts,
va grossir et se gonfler. Une artère du bras est-elle
ouverte, pour arrêter le sang il faut comprimer du
côté du cœur; tandis que si le sang coule d'une
veine, on ne peut l'arrêter qu'en comprimant cette
veine du côté de la main. Vous ne demanderez pas,
cette fois, ce que cela prouve : vous voyez bien que
le sang dans les veines va de bas en haut, de la main
vers l'épaule; au lieu d'aller de l'épaule vers la main,
comme il coule dans les artères. C'est la même
chose pour toutes les parties du corps : seulement le
sang des jambes marche en sens contraire de celui de
la tête, et vous en voyez la raison : il coule de bas en
haut dans les veines des membres inférieurs, et de
haut en bas dans les veines de la tête ; ce qui est une
protection de plus pour le cerveau, dont la texture
est si délicate. C'est l'opposé pour les artères.

Je pourrais me borner à ces deux faits, Camille,
car ils prouvent suffisamment qu'il y a une force quelconque placée au tronc, vers la poitrine, une force
qui pousse le sang dans les artères; ils prouvent que
ce sont les veines qui rapportent ce fluide vers le tronc.
Outre cela, le sang coule par jets s'il sort d'une artère; et uniformément (quand il n'y a ni cris, ni toux,
ni efforts), sans secousses, s'il vient d'une veine.

Vous voyez par toutes ces choses que le sang circule, et que le cours en est moins rapide mais plus uniforme dans les veines. Si vous faites attention ensuite que les artères du corps battent en même temps, ou, comme on dit, d'une manière isochrone, vous penserez judicieusement que c'est une même force, un seul moteur, qui pousse à la fois du sang dans toutes les artères. Et vous devinez déjà que cet organe n'est autre que le Cœur.

Le cœur est un muscle creux, qui est situé vers le milieu de la poitrine, entouré d'un sac membraneux qu'on nomme péricarde, et qui communique avec tous les vaisseaux du corps, et par eux avec tous les organes. Le cœur est divisé en quatre cavités, deux à droite et deux à gauche. Je dois vous dire comment agit cet organe.

Le sang noir, qui est rapporté de toutes les parties du corps par les veines, est versé finalement, par les deux veines caves, dans l'oreillette droite du cœur, au moment où cette oreillette est relâchée : le sang dont je parle remplit cette cavité. Mais bientôt l'oreillette, distendue par le sang noir, se contracte sur lui pour s'en débarrasser, et ce fluide passe alors de l'oreillette droite dans le ventricule droit. Même cérémonie ensuite pour ce ventricule : il se contracte avec force sur le sang qui le distend ; et il le lance avec une vive impulsion dans les poumons, par le canal de l'artère pulmonaire. Après cela, le sang ainsi répandu dans les poumons, par les ramifications de l'artère pulmonaire, revient à l'oreillette gauche du cœur par quatre veines pareillement nommées pulmonaires. L'oreillette gauche, répétant ce que j'ai déjà exposé pour l'oreillette du côté droit, verse ce fluide dans le ventricule gauche, et celui-ci l'envoie avec une énergie puissante dans l'aorte et ses innombrables ramifications.

Vous le voyez, Camille, le sang progresse dans les artères vers tous les organes, grâce à l'impulsion qu'il a reçue du ventricule gauche; il revient au cœur par les veines, et c'est le ventricule droit qui le répand dans les poumons : il *circule* donc réellement. Les oreillettes ne sont que des cavités de transmission.

Le cœur répète à tout instant, sans interruption et sans repos total, depuis la première animation jusqu'à la mort, les mouvements alternatifs dont je viens de parler. Ils sont de deux sortes, ces mouvements : il y a les mouvements des oreillettes et ceux des ventricules. Les oreillettes se contractent ensemble au moment où les ventricules se relâchent ensemble, et elles se relâchent, au contraire (et toujours simultanément), au moment où les ventricules se contractent. Voilà d'où proviennent les deux ordres de mouvements que le cœur laisse voir ou entendre.

C'est pendant la contraction des ventricules, et au moment où les oreillettes relâchées reçoivent le sang des veines caves et pulmonaires, que la pointe du cœur vient heurter les parois de la poitrine; et c'est précisément alors qu'une ondée de sang est lancée par eux, dans les poumons par l'artère pulmonaire, et dans tous les organes par l'artère aorte : le pouls des artères correspond donc à la contraction des ventricules. En même temps que le cœur envoie deux onces de sang (je suppose) dans les artères, il entre deux onces du même fluide par l'extrémité des veines, et les veines en versent deux onces dans l'oreillette droite. Et comme je vous ai dit que les deux ventricules se contractent simultanément, vous pressentez bien, Camille, qu'au même instant où le ventricule droit lance une pareille quantité de sang dans les poumons par l'artère pulmonaire, il en revient une quantité semblable à l'oreillette gauche par le canal des quatre veines pulmonaires.

Le cours du sang forme ainsi un cercle parfait. Ce n'est pas cependant que la rapidité en soit partout égale : le sang noir des veines circule beaucoup plus lentement que le sang rouge des artères; mais en revanche, et par compensation, il coule dans des canaux plus spacieux. Vous avez quelquefois remarqué, Camille, l'apparente inégalité du cours d'une rivière : c'est l'image assez fidèle de ce qui se passe dans nos vaisseaux. Là où les eaux semblent dormir, le lit du fleuve s'évase davantage. Quelquefois même la chaussée crève, et c'est là l'image des varices.

Mais vous me demanderez, j'en suis certain, comment il se fait que ce sang passe si précisément d'une cavité du cœur dans une autre cavité, et comment peut se maintenir constamment un si parfait équilibre. D'abord je vous répondrai que cet équilibre n'est malheureusement pas toujours aussi bien conservé que je vous l'ai fait entendre. Vous savez nos palpitations, nos étouffements, nos anévrismes, les étourdissements et syncopes ! Ces diverses infirmités ou maladies ont pour cause, la plupart du temps, certaines discordances entre les organes de la circulation, moteurs ou canaux. Les cavités gauches et les cavités droites du cœur ne sont pas toujours parfaitement égales : les cavités droites sont presque toujours les plus spacieuses ; et une toux habituelle est une des circonstances qui ajoutent le plus à cette inégalité, toujours peu sensible dans la jeunesse.

Voici le moment de vous parler de ces Valvules ou soupapes du cœur qui servent à régulariser le passage du sang d'une cavité dans l'autre. Il y a de ces soupapes à l'extrémité cardiaque de la veine cave inférieure, là où cette veine communique avec l'oreillette droite ; il en existe aussi de toutes particulières à droite et à gauche du cœur, entre les oreillettes et les ventricules : ces sortes de replis membraneux s'opposent au reflux du sang de la cavité dans laquelle il vient d'être versé, vers celle d'où il est sorti. Il en existe d'analogues à l'origine des artères aorte et pulmonaire, et ces valvules ont les mêmes usages que les premières : elles s'opposent, comme elles, au reflux du sang. — Au sujet des trois valvules de l'aorte, qui sont parfaitement régulières, et qui, à cause de leur figure, ont reçu le nom de sigmoïdes, il s'est élevé, il y a vingt ans, une difficulté à laquelle les subtilités de

quelques universités allemandes donnèrent une certaine gravité. Comme les petites artères destinées au
cœur lui-même, les cardiaques, ont leur origine au
commencement de l'aorte, vers le bord libre des valvules sigmoïdes, alors que ces valvules sont adossées
à l'artère, c'est-à-dire dans l'instant où le ventricule
gauche du cœur lance le sang artériel dans l'aorte, la
situation de ces petits vaisseaux dut attirer l'attention
des physiologistes. Alors s'éleva la question de savoir si
l'orifice de ces artères cardiaques s'ouvrait toujours au
delà du bord libre des valvules sigmoïdes, ou toujours
derrière ces valvules. Dans la première supposition,
accessibles à l'abord du sang en même temps que les
autres artères et comme elles, les artères cardiaques
devaient porter dans le tissu du cœur l'ondée de sang
qui est départie au cœur, et cela dans l'instant même
où le ventricule gauche en emplit toutes les autres
artères pour leurs organes respectifs. Alors, disait-on,
le cœur s'envoie de lui-même le sang artériel qui lui
est attribué comme au reste des organes : c'est un
trésorier qui se rémunère sans contrôle. Mais comment ce sang peut-il librement pénétrer dans les fibres charnues du cœur pendant que ces fibres sont
contractées, pendant que les deux ventricules du cœur
agissent, se raccourcissent et se tuméfient ?

Voilà la première difficulté.

Dans l'autre hypothèse, on raisonnait ainsi : Si les
orifices des artères du cœur sont toujours ou quelquefois masqués par les valvules sigmoïdes affaissées,

dans ce cas ces artères ne reçoivent ni le sang directement du cœur ni l'impulsion immédiate de ce cœur ; le sang n'y pourra pénétrer et n'y sera lancé qu'en vertu de la réaction des parois distendues de l'aorte. Il en résultera que le cœur ne recevra sa ration de sang qu'après que tous les organes auront reçu la leur, et par une autre impulsion que la sienne. Il n'est besoin de dire que cette difficulté théorique n'a jamais reçu une pleine solution ; j'ajoute toutefois que la première hypothèse est celle qui paraît la plus probable, outre qu'elle satisfait mieux à la grande loi d'unité d'impulsion. Je reviens aux valvules.

Les veines ont aussi intérieurement, pour la plupart, de ces soupapes membraneuses ; et je dois ajouter que ces valvules sont tellement disposées et dirigées que la seule et attentive étude de ces sortes de soupapes aurait pu indiquer que le sang circule, et dans quel sens il circule. Aussi Harvey puisa-t-il dans la considération de ces valvules de puissants arguments à l'appui de sa découverte, que le professeur Riolan combattait et niait toujours. G. Harvey, qui n'avait pour lui que la bonté de sa cause et son génie, eut, comme de raison, long-temps le dessous avec Riolan, qui était opiniâtre, qui disputait admirablement et qui avait beaucoup d'élèves, des élèves pleins de docilité, d'enthousiasme et d'ignorance.

Je prévois, Camille, qu'un doute ici va s'emparer de votre esprit. Vous ne manquerez pas d'admettre comme fait prouvé que le sang chemine vers tous les organes par les artères; mais vous cesserez de comprendre comment il revient au cœur par les veines, puisqu'on ne trouve à l'origine des veines aucun moteur particulier. C'est, en effet, là un point difficile à concevoir. Toutefois, si vous faites attention que le ventricule gauche du cœur lance à tout instant du sang rouge dans les artères et qu'il les maintient toujours pleines de ce sang, vous finirez par comprendre que l'impulsion de ce ventricule doit se faire sentir sans interruption jusqu'à la colonne de sang dont les veines et les capillaires intermédiaires sont remplis, cette impulsion ne se transmît-elle que par la réplétion continue des vaisseaux. N'y eût-il, en effet, que la réplétion continuellement entretenue des artères, cela seul conserverait au sang veineux son cours constant. Puisque les petites veines ne cessent de se remplir du nouveau sang que leur transmet sans discontinuité l'extrémité capillaire des artères, il faut bien, pour laisser accès à ce nouveau sang que les petites veines rapportent incessamment; il faut, dis-je, de toute nécessité que les grosses veines, toujours pressées et distendues, se désemplissent à leur terminaison au cœur, et dans une proportion pareille. Je me hâte d'ajouter que le vide qui s'opère à tout instant dans les poumons par le fait de l'inspiration, favorise le dégorgement des veines vers le cœur; l'atmosphère, qui pèse sur elles à toute la périphérie du corps, accélérant en elles le cours du sang.

Mais cette réplétion des veines est quelquefois si

grande, l'abondance du sang si excessive, si gênante
ou même si périlleuse, qu'on se voit forcé de recourir à la Saignée. La saignée est une opération fort simple qui a fait grand bruit et quelque impression dans
tous les temps, d'abord à cause des médecins qui,
comme Hecquet ou Sylva, la prodiguaient ; plus
tard, quand parurent Gil Blas et Roderic Random, où
furent justement ridiculisés ces médecins systématiques ; mais plus récemment à l'époque où le roi Louis-
Philippe ouvrit sans hésiter la *veine céphalique* à
un pauvre postillon presque mort, que cet heureux
coup de lancette tira d'affaire [1].

[1] On fit un tel abus des sangsues tant que le système de
Broussais prévalut sur la raison, que la saignée alors fut presque abandonnée ; comme on peut en juger par l'anecdote suivante, qui m'a été racontée par une personne digne de foi.

Vers 1824, M. de Villèle étant assez gravement indisposé,
son médecin lui prescrivit une saignée. Une saignée !... On
saignait rarement à cette époque. Les sangsues avaient la
vogue, et il était difficile de rencontrer par la ville un médecin
sachant bien saigner. Cependant M. de Villèle appela M. Roux,
un de nos plus célèbres chirurgiens. — « Docteur, lui dit le
Ministre, mon médecin m'a ordonné une saignée, veuillez
m'aider à exécuter l'ordonnance. — Monseigneur, je ne sai-
gne jamais ! j'en ai perdu l'habitude... Souffrez que je vous
envoie un de mes élèves les plus adroits. — Non, monsieur
le docteur : en fait de dextérité et de prudence, je n'ai con-
fiance qu'en vous ; et vous êtes homme trop éclairé pour dé-
daigner aucune partie de votre art. J'ose donc compter sur
votre complaisance et sur votre lancette. »

M. de Villèle y mit tant d'insistance que le célèbre opéra-

Si vous êtes curieuse de savoir ce que c'est que la veine céphalique, je vous dirai que c'est celle des deux grosses veines superficielles du bras qui est située le plus en dehors de ce membre quand il est rapproché du corps. Ce nom de céphalique lui est venu de ce qu'on pensait jadis qu'elle provenait de la tête, qu'elle communiquait plus particulièrement avec celles de la tête, ou de ce qu'on l'ouvrait de préférence chaque fois que la tête était malade. L'autre grosse veine superficielle du bras, plus rapprochée de la poitrine, a reçu le nom de *basilique*. — Peut-on l'ouvrir aussi ? — Certainement. Mais cette dernière saignée suppose plus d'adresse ou plus d'habitude, une dextérité plus alerte : elle expose effectivement à plus de dangers. Cette veine est presque parallèle à l'artère du bras et voisine de cette artère, on pourrait piquer l'artère en ouvrant la veine ; grave accident plus fréquent qu'on ne le suppose, et qui a donné lieu assez récemment à un procès célèbre où l'on a vu un malade perdre un de ses bras, un chirurgien trahir un confrère imprudent et maladroit, et celui-ci payer une amende fort onéreuse mais à bon

teur, non sans contrariété, mais pourtant d'assez bonne grâce, se prêta aux désirs du Ministre alors fort obéi en toutes choses.... Quand tout fut fait : — « Ah çà, docteur! combien vous dois-je maintenant? — Presque rien, dit M. Roux, ce sera vingt-cinq louis, monseigneur. — Vingt-cinq louis, reprit en souriant M. de Villèle, cela vaut davantage, docteur.... En voilà cinquante : vingt-cinq pour mon indiscrétion et vingt-cinq pour ma reconnaissance. »

escient et sans mériter qu'on le plaignît... J'oubliais
de dire qu'avant de piquer une grosse veine du bras
il faut toujours s'assurer que cette veine n'est pas
seule ; car son ouverture au-dessus du pli du bras, si
elle était seule, pourrait devenir aussitôt mortelle que
l'ouverture d'une artère.

— Est-ce une chose bien difficile, que de saigner?
demanderez-vous. — Du tout, Camille. Il suffit de
comprimer les veines au-dessus du lieu où l'on veut
saigner, assez fortement pour faire gonfler les veines,
pas assez pour étouffer le pouls ; puis, lorsque le sang
a suffisamment coulé, on délie le bras, et l'on applique une compresse peu serrée sur l'ouverture du vaisseau. C'est bientôt fait : en vingt-quatre heures au
plus la petite plaie est déjà fermée. Seulement, il est
essentiel d'éviter l'artère qui bat. Il faut aussi ne piquer ni les petits nerfs qui sont en dedans du bras, ni
le gros nerf (le médian) qui est au milieu, ni le tendon
du muscle biceps, espèce de corde qui soulève la peau
et qui meut l'avant-bras ; il faut une main légère, un
esprit calme, une bonne lancette, pas trop aiguë ; un
jeune chirurgien complaisant qui en enseigne l'usage ;
un malade ni trop sensible ni trop craintif, un aide intelligent, et surtout des yeux qui ne se troublent point
à la vue du sang... — Grand Dieu ! vous me faites
peur, rien que d'y songer ! Saignera qui voudra. —
Rien de plus aisé, cependant. Les religieuses saignent
presque toutes, elles ordinairement si timides ; leur
céderiez-vous en courage ? Les femmes ont la main

plus douce, plus légère que les hommes; il serait désirable qu'elles s'appliquassent à la chirurgie : vous verrez un temps où toute femme bien élevée saura se servir d'une lancette. — Alors je me résigne à la réputation de femme mal élevée : vos artères me font trop d'impression!... Ce qui m'intéresse dans cette opération , malgré les dangers qui l'entourent, c'est qu'à elle seule, à ce qu'il me semble, elle aurait pu faire deviner la circulation du sang.—Oui, vraiment. C'est même pendant une saignée, et par tout ce qu'il y observait, que l'illustre Harvey, il y a de cela deux cent vingt-quatre ans, eut la première idée de sa découverte. Quand ensuite Harvey voulut publier cette magnifique découverte, il fit dessiner tout simplement en tête d'une petite brochure pleine de bon sens, et sans enluminure ni enjolivement, un bras nu et bandé dont les veines étaient gonflées au-dessous de la ligature, vides et presque invisibles au-dessus de ce lien. Encore l'obstiné Riolan et Primerose se refusèrent-ils à comprendre. Concevez-vous, Camille, que cette circulation du sang, qui a été depuis le commencement du monde ce qu'elle est aujourd'hui, et qui existe en la plupart des animaux comme pour l'homme, conçoit-on que la découverte n'en ait été faite qu'au dix-septième siècle, et qu'il ait fallu cinquante années de tristes combats pour accréditer ce fait mémorable et l'affermir?

— Est-ce qu'on saignait déjà avant la découverte de la circulation? — Hélas! oui, on saignait, on opérait, on arrêtait même les hémorrhagies, et j'en rougis pour Galien, pour Érasistrate, pour Hippocrate et tous nos vieux maîtres tant vénérés depuis des siècles. En vain la nature leur criait : « Le sang circule ! » ils s'en tenaient obstinément à la routine qui n'assignait au sang qu'un vague mouvement de va-et-vient assez comparable au flux et reflux des eaux de la mer, ou à ce qu'on raconte de certains fleuves fabuleux.

— Et le pouls, le tâtait-on avant que de savoir que le sang circule ?

— Mieux peut-être qu'aujourd'hui, plus attentivement, du moins, avec plus de sagacité et plus d'importance ; car, de nos jours, on ne tâte plus le pouls, on le compte. Galien a composé sur le pouls tout un gros volume. A l'aide du pouls, ce médecin a plusieurs fois prédit l'avenir, découvert des passions cachées, pénétré de profonds mystères : il est vrai que Galien commençait par exiger de ses malades, comme condition de ses présages et comme prélude, la révélation de leurs secrets et la plus docile déférence à ses conseils. Vous-même, Camille, avez pu voir par l'opéra historique de *Stratonice* quels glorieux résultats les médecins de l'antiquité obtenaient de l'étude du pouls.

Comment donc, dites-vous, pouvaient-ils ignorer la circulation du sang ? C'est qu'ils étaient loin de penser que les pulsations des artères fussent dues aux battements du cœur. Ils ne savaient même pas que les artères fussent pleines de sang pendant la vie ; ils les croyaient occupées par de l'air, par une sorte d'éther ou de vapeur subtile qu'ils nommaient *esprits vitaux*. C'est qu'en effet la plupart des artères sont réellement vides après la mort, quoique aussi dilatées que durant la vie. — Pourquoi l'ouverture des artères est-elle si dangereuse, tandis que la saignée des veines est ordinairement si innocente? — Cela tient à ce que le sang contenu dans les artères est plus pur, plus précieux que celui des veines; à ce que le cours en est plus rapide et qu'il ne tarirait pas de lui-même. Les artères sont tellement organisées, composées d'un tissu si élastique, si indomptable, qu'une fois ouvertes leurs parois ne peuvent se cicatriser que par l'entière oblitération de l'artère là où elle a été ouverte et endommagée. On est obligé de lier toute artère blessée et ouverte. Une chose fort singulière, c'est que les artères d'un membre violemment arraché ne donnent lieu à aucune hémorrhagie. On a même souvent arrêté le sang jaillissant d'une artère en coupant, tordillant et dilacérant cette artère blessée : M. Amussat, un des habiles chirurgiens de Paris, s'est fait une méthode raisonnée de la torsion des artères; mais cette méthode a des dangers si graves qu'on l'a presque entièrement abandonnée.

— La mort par hémorrhagie est-elle lente à venir? est-elle douloureuse?

— Si le sang coule d'une grosse artère, la mort est instantanée et sans douleur; quelques ondées de sang répandues amènent soudainement la perte de la connaissance et de tout sentiment. Lord Castlereagh tomba sans vie aussitôt qu'il se fut ouvert l'artère carotide ; il ne s'était pourtant servi que d'un très-petit couteau de toilette.

Mais, à l'exception des grosses veines de la poitrine, de l'aine et de l'aisselle, à l'exception aussi d'une des grosses veines superficielles du bras qui par extraordinaire serait unique, les hémorrhagies veineuses ont peu de danger. Le sang qui s'écoule d'une veine finit par s'arrêter de lui-même ; un caillot se forme et tout est fermé. Des hommes désespérés ont essayé de se suicider ainsi, sans y parvenir. Un Corse, nommé Ambrosi, déterminé à se donner la mort volontairement plutôt que de l'endurer de la main du bourreau pour ses crimes, essaya vainement de l'ouverture des veines. Après une courte hémorrhagie cet homme s'évanouissait, et revenu à lui il trouvait toutes ses plaies taries. A la vérité, l'histoire attribue la mort de Sénèque à ce genre de supplice ; mais cette mort fut plus lente qu'on ne se l'imagine. Néron, à qui sa férocité avait révélé plusieurs vérités physiologiques, ne se borna pas à faire ouvrir les veines du philosophe dont il voulait la mort ; il le fit en outre placer dans un bain chaud, afin de conserver au sang toute sa fluidité et à l'hémorrhagie son cours persévérant. Hors du bain, le sang se fût arrêté de lui-même par l'effet de son émission, par l'évanouissement. Toutefois, et nonobstant une si savante cruauté, l'ouverture des veines parut trop lente à Néron. Tacite raconte que le poison coula dans les veines épuisées de Sénèque.

LETTRE XI.

SUITE DE LA CIRCULATION DU SANG.

POULS. — POULS DES ENFANTS. — REMARQUES SUR LES MOYENS TERMES DES STATISTIQUES NUMÉRIQUES. — POULS DES ANIMAUX. — PULSILOGE. — SPHIGMOMÈTRE. — FORCE DU COEUR. — HÉMODYNAMOMÈTRE. — BRUITS DU COEUR. — COEUR DÉJA BRUYANT DU FOETUS.

Comme je vous l'ai dit, Camille, toutes les artères du corps éprouvent à la fois des pulsations, des battements, à l'instant précis où les ventricules du cœur se contractent et lancent le sang, le droit dans l'artère pulmonaire, qui va se ramifier dans les poumons; le gauche, dans l'artère aorte, tronc central duquel proviennent toutes les artères remplies de sang rouge. Cette impulsion du cœur est si vive que les organes en ressentent tous une sorte d'ébranlement simultané, qui devient surtout sensible dans l'œil, dans l'oreille, dans la tête et même jusqu'au bout du pied, dans celle des jambes dont on appuie le jarret sur le genou de l'autre membre. On éprouve de même des pulsations sensibles dans ceux des organes qui s'enflamment ou font douleur : on peut alors estimer les battements du cœur ou du pouls, uniquement d'après les pulsations pénibles qu'on ressent dans les parties malades.

Vous devinerez sans doute, Camille, d'après ce qui précède, qu'on peut tâter le pouls à toutes les artères qui sont accessibles au doigt, aussi bien qu'à la radiale, près du poignet. On pourrait le tâter notamment aux tempes, et vers le bas de la mâchoire, près du menton, parce qu'il se trouve là des artères qui portent presque à nu sur des os, et que de minces tissus recouvrent. C'est même ainsi qu'on est forcé d'en user dans quelques cas, quand, par exemple, les avants-bras sont gonflés, douloureux ou contractés, quand il y a des convulsions, du délire, etc. Les vétérinaires ont coutume de tâter le pouls soit aux tempes, soit sur la mâchoire, soit au coccyx.

Le pouls est d'une grande importance en médecine. Comme il n'y a qu'un moteur unique pour tous les vaisseaux, l'examen d'une seule artère et de ses battements, en quelque lieu qu'on la palpe, doit éclairer sur les pulsations de toutes les artères et, par conséquent, sur l'état du cœur. Et comme le cœur a des intelligences vitales avec tous les organes, en lesquels il ne survient aucun changement sans qu'il en ressente les effets, il suit de là qu'une seule artère peut instruire de l'état de tous les organes. Voilà sur quel principe la science du pouls est fondée. Les médecins de Montpellier, qui ont beaucoup écrit sur le pouls, particulièrement Fouquet et Bordeu, assignaient à chaque organe même, sur son artère, et non à chaque organe sur le cœur, une influence spéciale, d'où ils induisaient que chaque maladie a son espèce de pouls suivant son siége, et que, pour apprécier l'état d'un organe malade, il fallait tâter le pouls de sa propre artère. Mais leur point de départ était une erreur physiologique, et leurs ouvrages sur le pouls sont, à cause de cela, non-seulement sans utilité, mais presque illisibles aujourd'hui.

On apprécie du pouls sa fréquence, sa force, sa régularité, son volume. Habituellement, le pouls de l'homme adulte bat de 60 à 75 fois par minute; mettons pour moyenne 70 pulsations, cela fait 4,200 par heure, ou 100,800 dans un jour de 24 heures. Une personne qui vivrait 60 ans n'aurait donc, après tout, qu'un peu plus de 2 milliards de pulsations à compter : environ les deux tiers de notre dette nationale en francs. C'est une bagatelle; et quand on songe que le pouls bat à chaque instant sans discontinuer, même durant le sommeil; quand on songe qu'il bat assez vite pour captiver toute l'attention de celui qui le compte, il y a là matière à faire trembler ceux qui aiment la vie et qui la voudraient éternelle.

Le pouls a plus de fréquence chez la femme, chez les enfants, chez les méridionaux, durant le règne des inflammations et des passions; il bat de même plus vite en ceux qui sont de petite stature ou qui sont maigres. L'exercice a pareillement pour effet d'accélérer le pouls; et voilà même d'où vient, en partie, l'heureuse influence des mouvements volontaires sur les fonctions. Le cœur battant plus vite, la transpiration de la peau en est augmentée, les membranes mu-

queuses et les reins sécrètent davantage; d'importantes fonctions deviennent ainsi plus faciles, outre que
ces déperditions d'humeurs que l'exercice corporel
occasionne, augmentent l'appétit et débarrassent les
organes des sucs superflus qui entraveraient le libre
jeu de la vie : la pensée elle-même devient alors plus
nette et plus fervente.

Quand le pouls bat persévéramment plus de 80 fois
par minute dans un homme calme et reposé, non ému,
on dit alors qu'il y a de la fièvre. Il est rare que l'estomac et les intestins soient totalement désintéressés
dans les causes qui accélèrent ainsi les pulsations artérielles. Broussais avait saisi avec sagacité et profondeur cette vérité importante; mais il l'exagéra jusqu'au système, ce qui veut dire jusqu'à l'erreur.

Je ne finirais pas, Camille, si j'entreprenais de vous
décrire les particularités du pouls. Je ne perdrai pas
mon temps et le vôtre à reproduire ici le Traité à peu
près complet que j'ai consacré à cette matière dans
ma *Physiologie médicale.* Je n'en emprunterai
que le passage suivant :

« On a souvent fait dire au pouls beaucoup plus
qu'il ne saurait exprimer. Suggérés par Hippocrate,
quelques médecins ont prétendu, par exemple, qu'un
pouls plus fort et plus plein au bras droit, chez
une femme enceinte, était le présage presque certain
qu'il naîtrait d'elle un enfant mâle. Il y a dans ce bizarre énoncé une complication de données qu'il est
intéressant de débrouiller. — On sait d'abord que

si le pouls est inégalement fort aux deux bras, ordinairement c'est au bras droit qu'il est le plus développé; c'est en effet là le côté prépondérant, outre que l'artère du bras prend naissance à l'aorte, plus favorablement à droite qu'à gauche. Voilà un premier fait positif et qui souffre peu d'exceptions. On sait également (et toutes les statistiques de l'Europe en portent témoignage), on sait que les enfants mâles sont plus nombreux dans nos climats que les enfants de l'autre sexe, et cela dans la proportion d'environ 1|31ᵉ (16-15). En sorte que, promettre un enfant mâle à la femme enceinte dont le pouls serait plus développé au bras droit, c'est toujours augurer à l'aventure, mais dans le sens de l'éventualité la plus probable. Le pouls, comme on le voit, n'est que le prétexte de pareils présages. »

On s'est quelquefois servi du pouls pour feindre des affections ou des infirmités qu'on n'avait pas. Je citerai un exemple. D'ordinaire, quand règne la santé, le pouls est égal aux deux bras; mais c'est assez d'une maladie de l'aorte ou du cœur pour le rendre inégal et quelquefois irrégulier, pour causer des intermittences, par exemple. En conséquence, on a vu des conscrits tenter d'une réforme ou d'une exemption en se plaçant sous l'aisselle un tampon dont la pression ménagée avait pour effet de suspendre le pouls momentanément dans le bras contigu.

Mais je parlais des différences du pouls. Il diffère principalement dans les premiers temps de la vie.

Voici ce qu'on a observé à ce sujet dans ces dernières années :

M. Jacquemier s'est plusieurs fois assuré que le premier jour de la naissance le pouls bat de 97 à 156 fois par minute. Un autre médecin, M. Lediberder, précisant mieux les circonstances, a constaté qu'à sa venue au jour l'enfant n'a que 72 à 94 pulsations par minute; tandis que trois minutes après la naissance, sans doute par l'effet du contact de l'air, par l'effet des efforts et des premiers cris, on compte jusqu'à 140 et même jusqu'à 208 pulsations par minute. MM. Billard et Valleix ont obtenu des nombres moins élevés : de 76 à 180 pulsations par minute. Si l'on ignorait ces particularités concernant le pouls de la première enfance, on se créerait quelquefois de mortelles inquiétudes en découvrant combien ce pouls est rapide et versatile. Un médecin distingué, M. Trousseau, a repris depuis et contrôlé ces diverses observations, et, en homme qui chérit les enfants et qui excelle à les calmer et à les distraire, il est parvenu mieux que personne à étudier quelle influence ont sur le pouls, dans les commencements de la vie, non-seulement l'âge même, mais le sexe, le sommeil, les aliments, etc.

Voici, au reste, quelques-uns des résultats qu'il a publiés :

Dans la deuxième moitié du premier mois, le pouls bat par minute. . . . . de 120 à 164 fois.

De un à deux mois. . . . . . .   96 à 132

De deux à six mois. . . . . de 100 à 162 fois.
De six mois à un an. . . . . . .   100 à 160
De un an à vingt et un mois. .   96 à 140

Ainsi la décroissance du pouls, bien qu'irrégulière, est pourtant bien réelle à mesure que viennent l'âge et la force. Le pouls bat un peu plus lentement durant le sommeil : 120 à 140 fois par minute.

De un an à vingt et un mois : 114 pulsations par minute pour les garçons ; 126 pour les filles.

Ainsi, de quelque côté qu'on se tourne, la fréquence du pouls est toujours en raison inverse de la force individuelle. Les palpitations sont surtout un signe avéré de faiblesse ; et essayer d'y remédier par des saignées, c'est non-seulement en méconnaître la signification et le caractère, mais c'est travailler à les aggraver et compromettre l'existence même.

Une remarque au sujet des évaluations qui précèdent. Depuis quelques années les médecins se sont mis à tout compter, à tout dénombrer, et à extraire des moyennes de tous ces nombres additionnés. User ses veilles et humilier son esprit à formuler des moyennes, alors qu'il est question de phénomènes aussi complexes et aussi influençables que ceux de la vie, cela me paraît, Camille, s'il faut vous le dire, d'une philosophie peu pénétrante et peu progressive. Une pareille méthode ne saurait convenir qu'à des esprits qui répugnent à chercher des causes encore cachées ou qui désespèrent de les trouver. Encore quelques acquisitions et tentatives de cette espèce, et

13.

la science du médecin sera bientôt réduite à zéro. La méthode numérique est la plaie cuisante des statistiques, car les nombres moyens n'expriment que des abstractions fautives. Les unités seules sont réelles et concrètes, et elles n'ont de valeur que comme telles. Je dis plus, au moyen de cette méthode si naïvement défectueuse, on n'obtiendra jamais avec des vérités partielles, si irréfragables qu'elles soient, que des mensonges généraux ou des puérilités.

Je suppose qu'on trouve le pouls très-lent sur un individu, très-fréquent sur un autre, comment voudrait-on extraire de ces deux faits contrastants, qui signalent des organisations différentes ou autrement influencées, une donnée mitoyenne et commune? Comment, avec des effets dissemblables que confond l'inaptitude ou la paresse de quelques esprits, pourrait-on découvrir la cause même qui les fait ainsi contraster?

L'âge et le sexe, même quand il s'agit du pouls, ne sont pas toujours des circonstances assez importantes pour qu'on les répute d'influence essentielle sur de pareilles dissimilitudes. L'enfant dont le pouls était plus fréquent avait peut-être des poumons plus étroits ou d'un jeu moins libre, peut-être une respiration plus accélérée, une mère plus nerveuse ou décidément malade; peut-être avait-il la moelle épinière irritée, peut-être l'estomac enflammé, ou peut-être un lait trop abondant; peut-être il souffrait et proférait des cris: c'est peut-être votre présence qui l'agite et votre curiosité qui l'incommode , et cent autres *peut-être* qu'il faudrait rendre inutiles en les vérifiant un à un. Loin de là, vous mettez en ligne de comparaison le pouls de cet enfant et celui d'un autre enfant du même âge n'ayant avec lui que cette seule analogie de l'âge , et qui diffère de lui non-seulement par le pouls, seule chose que nous sachions compter , mais par les poumons, par la stature, par le volume de sa tête, par sa sensibilité, par ses ascendants, et vous dites étourdiment : *Moyenne, tant !* Vous êtes forts en arithmétique , messieurs les statisticiens : mais la médecine et la physiologie, vous ferez bien de les approfondir ! Prenez sur un même individu la moyenne des influences horaires, j'y consens ; mais la moyenne des influences individuelles, ce serait trop accorder à la fois au ridicule et à l'erreur.

Au reste, M. Trousseau , peu de temps après que j'ai eu publié ces remarques sur son travail, s'est empressé de passer condamnation sur mes critiques, dans un Mémoire intéressant qui terminait ses recherches sur le pouls des enfants[1]. Et même il a fait de sa conversion à nos idées, l'année suivante (novembre 1842), le sujet d'un sage Discours qu'il a publiquement prononcé pour la rentrée annuelle de la Faculté de médecine de Paris.

Jusqu'alors, Camille , on ne s'était guère occupé que du pouls de l'homme ; le pouls des animaux avait

---

[1] *Journal médico-chirurgical*, novembre 1841.

été fort négligé. M. F. Dubois a voulu combler cette lacune. Sans lui faire un grand mérite de son courage à tâter le pouls des animaux les plus farouches, comme le lion, le tigre, la panthère, animaux trop bien traités à la Ménagerie royale pour qu'ils y manifestent beaucoup de courroux et de cruauté, nous conviendrons volontiers que M. Dubois a entrepris là des recherches aussi curieuses qu'utiles. Utiles, ai-je dit ; non certainement pour nos vétérinaires, qui se montrent en général peu soucieux de connaître l'état du pouls d'une sauterelle, d'une salamandre ou d'un chat, mais utiles pour la physiologie, qui manquait encore de quelques renseignements pour bien raisonner de la circulation et du pouls dans toute la hiérarchie zoologique. Les recherches de M. Dubois datent de 1839 ; et déjà quelques Allemands l'avaient devancé.

Laissons de côté certains détails qui visent apparemment à l'émotion du lecteur et un peu trop au dramatique. Je noterai simplement ici les résultats numériques.

Le pouls d'une louve agitée battait par minute 124 fois.

Et quand elle fut redevenue calme. . .   96
Le pouls d'une lionne   55
Celui d'un lion de 7 à 8 ans.   40

Pour ces animaux redoutés, on tâtait le pouls à l'aisselle. On peut remarquer qu'ils n'ont que deux ou trois pulsations par chaque inspiration, tandis que l'homme en a ordinairement quatre.

Le pouls de la panthère battait par minute   60 fois.
Celui du tapir.   50
   — du cheval.   40
   — de l'âne.   60
   — du chien.   90
   — d'un jeune chat   150
   — de la souris   120
   — de la poule   140
   — du pigeon.   136
   — du héron   220
   — de l'oie   110
   — de la salamandre.   80
   — de la grenouille . . . . . de 80 à 96
   — de l'écrevisse.   76
   — de la sauterelle.   90
   — des chenilles.   36
   — des papillons.   60

Ainsi les animaux dont le pouls se rapproche le plus de celui de l'homme seraient la panthère, l'âne, le papillon, l'écrevisse et la salamandre. Je crois toutefois que, pour certains animaux, M. Dubois n'a pas assez tenu compte de l'influence de la crainte sur la fréquence du pouls. Assurément le héron, sur lequel M. Dubois a trouvé 220 pulsations par minute, a le cœur plus calme quand il pêche quelques poissons dans l'isolement. Je voudrais bien savoir combien aurait de pulsations par minute un Parisien qui se verrait poursuivi par un tigre ou seulement par un chien enragé!

On n'a pu savoir quelle est la fréquence du pouls de l'éléphant à cause de l'épaisseur de sa peau. Peut-être réussirait-on à compter le pouls de cet imposant animal en introduisant la main dans sa bouche alors qu'il dort. On pourrait même rendre son sommeil plus profond au moyen de quelque narcotique. —On n'a pu trouver aucune pulsation artérielle, aucun battement du cœur, ni sur le serpent python, ni sur un caïman, bien que ces reptiles respirassent visiblement et même assez vite.

L'auteur a eu tort de confondre ensemble des animaux d'une structure trop contrastante, tels que des insectes, des crustacés, des reptiles, avec des mammifères et des oiseaux. Les insectes n'ayant point de cœur véritable, mais seulement un vaisseau central où le sang n'éprouve tout au plus que d'obscures oscillations, il y a, ce me semble, peu d'analogie entre les vagues fluctuations d'un pareil système sanguin, qui n'offre ni artères ni veines, avec les palpitations et pulsations très-apparentes des animaux pourvus d'un appareil circulatoire complet. M. Dubois s'est d'ailleurs montré trop étonné de la lenteur du pouls sur des animaux énergiques, comme le lion et le tigre. On savait, du moins pour l'espèce humaine, que la lenteur du pouls est ordinairement un indice d'énergie, et son extrême fréquence un témoignage de faiblesse, lorsqu'elle n'est pas un signe de maladie. Il s'agit ici d'un fait connu depuis long-temps. La faiblesse corporelle et l'irritabilité excessive des individus sont au nombre des causes qui accélèrent le plus les battements du cœur. Les docteurs Corvisart et O'Meara nous ont appris que le pouls de Napoléon ne battait que 40 et quelques fois par minute ; tandis que celui de M. Népomucène Lemercier, l'auteur d'*Agamemnon*, homme faible et nerveux, donnait par delà 80 pulsations.

Le pouls, comme vous voyez, est une espèce d'horloge vitale marquant assez parfaitement les secondes, et dont la respiration serait le pendule ou le balancier. L'estomac est comme le grand ressort qui entretient le mouvement de tous ces nobles rouages, semblable en cela à ces ressorts d'acier qui font mouvoir des aiguilles d'or.

Les innombrables vicissitudes que le pouls éprouve selon les influences de la vie, l'Anglais Floyer, auteur d'un Traité de l'asthme, fut un des premiers à les étudier et à les bien connaître. Et comme chacun de nous a son pouls normal qu'une infinité de causes dérangent sans cesse, ce médecin donna le conseil d'employer comme régulateur du régime et de la conduite de chaque jour, une espèce d'horloge qui dût imiter le rhythme du pouls naturel, et qui invitât et servît à le rétablir quand il serait dérangé. Il voulait que chaque homme eût constamment sous les yeux l'exacte mesure et le compte précis de son pouls de santé, et il fit un précepte du *pulsiloge,* comme Cornaro en avait fait un de sa balance.

C'est dans des vues analogues et peut-être plus

usuelles qu'un médecin de Paris, M. Hérisson, inventa, il y a quelques années, un petit instrument ingénieux, non-seulement pour compter et rendre évidentes les pulsations des artères, mais pour faire apprécier la force et la régularité du pouls. Cet instrument, qui a reçu le nom de *sphygmomètre*, c'est-à-dire qui mesure le pouls, se compose d'un tube gradué rempli de mercure, métal fluide qui a pour réservoir et pour support une petite poche en peau de chamois très-flexible. C'est ce réservoir qu'on applique sur l'artère en pressant modérément, de manière à ne pas étouffer et même à ne pas gêner le pouls. La pulsation artérielle se communique au mercure renfermé dans le réservoir de peau et dans le tube de verre; et par la hauteur à laquelle le fluide métallique s'élève dans ce tube, on juge de la force impulsive du cœur, en même temps que la fréquence et les irrégularités du pouls, ses intermittences, deviennent manifestes à tous les yeux, sans contestation possible. Cet instrument peut devenir utile pour reconnaître certaines affections du cœur, pour conjurer un coup de sang ou le retour d'une hémorrhagie, pour estimer avec précision l'énergie du cœur et du pouls, mais principalement pour indiquer les cas où une saignée serait nécessaire. J'ai connu un vieillard, ancien ami de Franklin, qui portait toujours avec lui son sphygmomètre, qui le consultait deux ou trois fois par jour, surtout après ses repas et ses courses, et qui s'était préservé de la sorte de plusieurs attaques d'apoplexie en appelant son médecin à propos, d'après les suggestions salutaires de l'exact instrument.

Comme nous sommes dans le siècle des instruments, on n'a pas manqué d'en inventer un pour mesurer mathématiquement la force en vertu de laquelle le cœur lance à tout instant le sang artériel dans l'aorte et les divisions de l'aorte. Cet instrument, qui est un tube de verre trois fois recourbé et partiellement rempli de mercure, a reçu le nom trop long d'*hémodynamomètre* : M. Poiseuille en est l'inventeur. En introduisant l'extrémité libre, courbe et béante de ce tube dans l'artère carotide d'un animal, on a soin de noter à quelle élévation la colonne de sang a poussé le mercure, et l'on suppute d'après cela la force d'impulsion du cœur. Ce physicien, bien entendu, n'a eu garde de faire cette expérience sur l'homme ; mais comme il a cru constater que le poids et l'espèce de l'animal sur qui on expérimente n'introduisent point de sensibles différences dans les résultats ; et comme en outre il estime la force statique qui meut le sang en chaque artère d'après l'aire de cette artère, il a calculé que le sang artériel de l'homme circule sous l'influence d'une force qu'il évalue à 4 livres 3 gros pour l'aorte et à 4 gros seulement pour l'artère radiale.

Déjà Borelli, déjà Keil, Hales, Bernoulli et Sauvages s'étaient appliqués isolément à résoudre le même problème, mais dans des vues tellement différentes, et en s'inspirant d'hypothèses si disparates, qu'ils étaient arrivés à des résultats dont le contraste, allant jusqu'à la bizarrerie, aurait fini par déconsidérer de pareils calculs. Ainsi, tandis que Borelli évaluait la force du cœur à 180 mille livres, Keil ne craignait pas de la réduire à 5 onces, et Hales à 51 livres et demie. Et cependant Hales, plus positif et plus judicieux que ses devanciers, se servait déjà d'un instrument analogue à celui de M. Poiseuille. Mais ce dernier auteur a nettement démontré les sources hypothétiques de ces ridicules divergences entre mathématiciens d'un grand mérite, et il a eu le bon esprit de s'en tenir, quant à lui, à la partie la plus élémentaire et la plus décisive du problème.

A présent, Camille, un mot sur les bruits du cœur.

Si l'on applique, soit à nu, soit médiatement, l'oreille au côté gauche de la poitrine, là où le cœur fait voir et sentir ses battements, on ne tarde pas à entendre un double bruit, une sorte de tic-tac dont la première partie coïncide exactement avec les pulsations des artères. Ce premier bruit est sourd; l'autre, qui le suit de très-près, a plus de retentissement, plus d'éclat. Le premier paraît coïncider avec la contraction des ventricules du cœur et avec le remplage des oreillettes, et tout porte à croire que l'autre bruit est concomitant à la contraction des oreillettes et au repos des ventricules. On a peut-être plus disserté sur cette simple particularité que sur l'attraction planétaire. Un des professeurs de la Faculté, à lui seul, a consacré plus de 160 pages in-8° d'un grand ouvrage sérieux, sans compter

les sarcasmes, à décrire ce bruissement et à l'expliquer. Nombreux sont ici les compétiteurs d'hypothèses : on en compte déjà dix ou douze. D'où
provient ce bruit? Est-il dû à la simple agitation
du sang, ou au frôlement des parois motrices qui
limitent son enceinte et restreignent ses rejaillissements? A-t-il pour cause la percussion des côtes et
du sternum par la pointe toujours oscillante du cœur,
ou le subit déploiement des valvules mitrales et tricuspides, ou la contraction quelquefois bruyante des
fibres charnues, ou le choc de deux colonnes de sang
au moment de la réaction de l'aorte d'abord distendue? On l'ignore encore. Mais que ce bruit résulte
de la simple commotion du sang, de la vibration des
fibres et des valvules du cœur, du heurt de ses parois ou de sa pointe, ou du conflit de deux courants,
du moins est-il avéré que ce bruit s'éteint dès qu'on
met le cœur à nu ou qu'on l'arrache de la poitrine,
en le privant de sang et l'isolant de ses vaisseaux. Le
cœur a beau continuer de battre, il ne fait plus aucun bruit; ses pulsations, alors sans fluide et sans
objet, restent muettes. Par conséquent, le cœur ne
porte point en lui seul la cause de ce bruit qui signale
chacun de ses battements : c'est là tout ce qu'on peut
affirmer, du moins quant à présent.

A l'égard de ceux qui ont cru trouver la raison de
ces bruits dans la dilatation active des cavités du cœur,
dans ce qu'on nomme la diastole des oreillettes ou des
ventricules, ils sont plus que personne dans l'erreur :

le cœur ne se dilate jamais activement. Les parois respectives de chaque cavité se relâchent après s'être contractées ; c'est pour elles un instant de repos, et non une autre et nouvelle action succédant à une première fatigue. Au reste, voici la preuve de ce que je viens d'avancer : à l'instant où s'interrompt la contraction des ventricules, le doigt qui les touche les trouve relâchés et passifs comme le sont tous les muscles qui tombent à l'état de repos. Le seul moment où l'on pourrait croire qu'ils se dilatent activement, parce qu'alors ils paraissent épanouis et gonflés, ce moment-là est précisément celui où ils se contractent sur le sang pour s'en débarrasser, en le versant, chacun de son côté, dans les grosses artères avec lesquelles ils communiquent, le droit dans l'artère pulmonaire, et le gauche dans l'aorte. Bien qu'alors les ventricules se contractent, on pourrait s'y méprendre, tant ils paraissent se dilater. Mais si, par une étroite ouverture, on introduit le doigt index dans le ventricule gauche, on acquiert aussitôt la certitude que les parois de cette cavité musculeuse sont tout aussi boursouflées en dedans qu'en dehors. Le doigt en effet se trouve pressé au dedans du ventricule en même temps que la main reçoit à l'extérieur un mouvement de répulsion, et il en est de même, à cela près du degré de pression, de l'autre ventricule et des oreillettes. Le docteur Vaust, de Liége, en a fait comme moi l'expérience.

Un fait curieux, dont la connaissance ne remonte

pas au delà de vingt ans, et dont la découverte est due à un médecin de Quimper, M. Lejumeau de Kergaradec, c'est qu'on peut clairement entendre et apprécier les bruits du cœur de l'enfant, alors qu'il est encore renfermé dans le sein maternel. C'est même aujourd'hui de tous les signes de la grossesse le plus certain, je dirais presque le seul certain, tant les autres signes exposent à l'erreur. A la vérité, et sauf de rares exceptions, ces bruits ne peuvent être bien entendus qu'au bout de cinq à sept mois de grossesse.

Quand on écoute à travers quelques vêtements de nuit les entrailles d'une femme enceinte de cinq à huit mois, soit qu'on se serve de l'oreille nue, soit qu'on écoute médiatement et avec plus de décence par l'entremise d'un long tube ou du *stéthoscope* de Laënnec, on entend difficilement d'abord, mais d'une manière plus distincte au bout d'une ou de deux minutes d'attente, tantôt vers le milieu de l'abdomen, tantôt et plus souvent vers le flanc droit, deux bruits différents. Un de ces bruits est celui dont je viens de parler : il est double comme celui d'un cœur qui palpite, et il est fréquent comme le pouls dans le premier âge : on l'a entendu se répéter de cent huit à cent soixante-dix fois par minute. Ce bruit double provient évidemment des battements du cœur du fœtus, et il témoigne toujours avec certitude non-seulement qu'il y a grossesse, mais que l'enfant vit et qu'il est âgé d'au moins cinq mois. Ce bruit peut même indiquer, d'après son siége et sa direction, quelle est la position de l'enfant dans le sein de sa mère, et s'il existe deux ou plusieurs fœtus. En outre, comme le pouls de l'enfant varie en fréquence d'un mois à l'autre et selon le sexe, ce même bruit, plus attentivement étudié, servira plus tard à estimer l'âge et le sexe du fœtus, et le temps vrai de la grossesse; il pourra même parfois décider et guider la main de l'accoucheur pour une opération césarienne ou autre : jamais ce bruit n'escorte les fausses grossesses, ou les tumeurs équivoques du ventre.

L'autre bruit, qui est simple et qui ressemble à une pulsation d'artère dont le retentissement se serait amorti en traversant l'eau de l'amnios, coïncide exactement avec les pulsations artérielles de la mère : c'est celui que j'ai toujours eu le plus de difficulté à discerner. On ne l'entend bien que sur les côtés du ventre, vers les flancs; souvent il devance un peu l'autre battement, et il est plus distinct à droite qu'à gauche, à cause de l'inclinaison la plus ordinaire de l'utérus. Ce bruit de souffle, qu'on a mal à propos appelé placentaire, a quelquefois été entendu là où il n'y avait aucun placenta, par exemple dans de fausses grossesses. Il paraîtrait provenir des artères iliaques de la mère, en toute circonstance où un obstacle quelconque entrave le cours du sang. J'ai remarqué que ce bruit d'artère s'entend mieux que jamais alors que la mère a beaucoup marché, comme aussi par le repas; tandis que le tic-tac du cœur du fœtus ne devient bien sensible que le matin, après le sommeil.

LETTRE XII.

Vous avez vu précédemment, je vous l'ai expliqué,
Camille, comment le sang noir, rapporté au cœur par
les veines, est envoyé dans les poumons par le ventricule droit du cœur, et vous savez que ce sang revient rouge à l'oreillette gauche, qui le reçoit tel des
veines pulmonaires. C'est donc dans les poumons que
cette sorte de métamorphose s'est accomplie. Mais à
quelle cause est dû ce changement? quel en est l'a-
gent, et en connaît-on l'essence?

Remarquez, Camille, que la poitrine se dilate à
tout instant; qu'après s'être dilatée elle se rétrécit :
c'est là ce qu'on nomme l'inspiration et l'expiration.
L'inspiration, ou l'évasement actif de la poitrine, résulte de la contraction du diaphragme et des muscles
des côtes ; et l'expiration lui succède par le fait de l'é-
lasticité de ces os arqués. Or il entre une grande quantité d'air dans les poumons dilatés par l'inspiration,
et c'est par cet air qu'est rempli le vide qu'effectue à
chaque instant le diaphragme, en se contractant et se
portant vers le ventre. Une égale quantité d'air sort
de la poitrine au moment de l'expiration.

On croyait autrefois que le contact de l'air avec le sang servait à rafraîchir ce dernier, à l'éventer, à lui enlever un excès de chaleur ; on ajoutait à cela beaucoup d'autres assertions, et malheureusement c'étaient autant d'erreurs auxquelles la chimie moderne a rendu justice en les vouant à l'oubli.

Vous avez lu, on vous a appris que l'air qui alimente la respiration et qui nous entoure, est composé de deux gaz différents, d'azote et d'oxygène. Il s'y mêle bien aussi un peu de gaz acide carbonique, mais en fractions si faibles que l'on peut omettre d'en tenir compte.

Les chimistes de l'autre siècle s'étaient aperçus qu'il est besoin d'un air pur et renouvelé pour la respiration aussi bien que pour la combustion : ils cherchèrent à découvrir les changements que cet air éprouve dans l'acte de la respiration, c'est-à-dire pendant son séjour dans la poitrine. Ils constatèrent que cet air à sa sortie des poumons conserve à peu près la même proportion d'azote qu'il contenait en y entrant, mais qu'il a perdu en y séjournant une quantité notable de son oxygène ; et, en y regardant de plus près, ils s'assurèrent qu'il contient, en gaz acide carbonique, à peu près l'équivalent de l'oxygène qu'il a perdu. Cela éveilla aussitôt l'attention. On savait dès auparavant (Mayow lui-même ne l'ignorait pas) que le sang noir devient rouge en traversant les poumons, et l'on devina aisément que ce changement de couleur du sang provient sans doute de la même cause qui altère la composition de l'air. On mit du sang noir en contact avec du gaz oxygène pur, et l'on vit que ce contact rougissait le sang. Il n'en fallut pas davantage pour qu'on s'empressât de conclure que la transformation du sang est due à la décomposition de l'air durant la respiration, et voici comment fut expliquée cette opération vitale.

L'air, dit-on, contient de l'oxygène ; le sang noir est surchargé de carbone et d'hydrogène : voilà même ce qui le noircit, et le rend moins propre à stimuler et à faire vivre les organes. Si la respiration, ajouta-t-on, rend au sang sa couleur rouge et toutes ses propriétés efficaces pour l'entretien de la vie, cela vient de ce que l'oxygène de l'air se combine avec l'hydrogène et le carbone du sang, et l'en dépouille. De cette double combinaison proviennent et les vapeurs aqueuses de l'haleine, et le gaz acide carbonique qu'on y trouve abondamment mêlé. Voilà tout le secret chimique de la respiration.

On ajouta ensuite, à ce que je viens de dire, beaucoup d'expériences et d'explications : on assura, par exemple, que ces combinaisons gazeuses qui s'effectuent dans la respiration sont la vraie source de la chaleur vitale qui imprègne toujours nos organes : car, dit-on, *tout corps qui passe de l'état fluide aériforme à l'état liquide, laisse échapper du calorique : ce calorique devient libre ou thermométrique*, c'est-à-dire appréciable au moyen du thermomètre. Ensuite, les uns prétendirent que ce dégagement de calorique s'effectue dans les poumons mêmes ; d'autres répondirent que cela brûlerait les poumons, outre qu'on pouvait vérifier que ces organes ne sont pas plus chauds que le reste du corps ; et l'on prétendit, en conséquence, que la chaleur ne se dégage point dans les poumons, que peut-être même ce n'est point là que les gaz se combinent totalement, mais bien dans l'intérieur de chaque artère née de l'aorte. D'autres émirent l'opinion que chacune de nos parties sécrète du calorique aux dépens du sang rouge dont elles sont pénétrées, de même qu'on en voit plusieurs sécréter diverses humeurs.

Je vous engage, Camille, à ne prendre à la lettre aucune de ces explications chimiques, car il est avéré que la chimie vitale a des mystères que les savants ne sauraient pénétrer, et des produits inimitables. Toutefois, et c'est sur cela que j'appelle toute votre attention, c'est maintenant un fait hors de doute que l'air est décomposé dans les poumons, et que les changements de couleur du sang sont dus à cette décomposition de l'air. Il paraît aussi que le sang rouge ou artériel est d'un degré plus chaud que le sang noir ou veineux.

J'insiste sur un autre point : c'est que presque toute notre chaleur paraît due à cette combinaison des gaz dont je vous entretenais à l'instant. On s'est assuré de ce fait par des expériences comparatives d'une exactitude rigoureuse. On a brûlé du carbone dans de l'oxygène, on a de même composé de l'eau de toutes pièces en combinant de ce même oxygène avec de l'hydrogène ; et l'on a vu que ces diverses opérations produisaient, à environ un cinquième près, autant de chaleur qu'il s'en dégage dans les animaux et dans l'homme, si l'on a égard à la quantité d'oxygène que ces animaux consomment. Lavoisier et Laplace, cinquante ans avant les deux physiciens dont je résume ici les expériences, allaient encore plus loin qu'eux quant aux sources chimiques de la chaleur animale, puisqu'ils pensaient que cette chaleur provenait tout entière de ces combinaisons gazeuses. Sans doute, ambitieuse et excessive comme est devenue la chimie, on en reviendra à l'opinion première de Lavoisier. On pourra dire, par exemple, que la portion de chaleur qui semble excéder tout ce qu'en eût dû produire l'oxygène dépensé dans l'acte de la respiration, provient de l'air qui se mêle aux aliments et qui descend avec eux dans l'estomac : déjà en effet nous avons entendu énoncer quelque chose d'analogue par un chimiste praticien (M. Gannal) qui s'occupe volontiers de sciences sérieuses entre deux embaumements. On pourra dire aussi, et peut-être l'a-t-on déjà dit, que les animaux de M. Despretz ne sortent pas de leur cage humide, ou du calorimètre, avec le même degré de chaleur qu'ils avaient en y entrant, outre qu'ils n'ont pas fini d'exhaler la somme de chaleur qui devait provenir des derniers gaz puisés par eux dans l'atmosphère.

Vous voyez par là, Camille, combien la chimie la

plus profonde et la plus sublime est encore inhabile à expliquer les phénomènes de la vie, puisque, même pour des résultats qui paraissent entièrement chimiques, voilà un cinquième de produits dont de judicieux physiciens ne peuvent pas encore indiquer nettement la source.

DIGRESSION A PROPOS DE LA CHALEUR VITALE.

On avait prétendu à tort, jusqu'en ces derniers temps, que les animaux dits à sang froid étaient privés de toute chaleur individuelle, inhérente à leurs organes. J'ai dit que cette opinion était erronée, et personne ne l'a mieux prouvé que M. Valenciennes, lequel a allégué des faits que je vous rapporterai, Camille, d'autant plus volontiers, qu'ils vous paraîtront intéressants à plus d'un titre. Vous me pardonnerez quelques préliminaires d'histoire naturelle que j'aurais supprimés si je ne les avais jugés nécessaires à la clarté de ce qui va suivre.

M. Valenciennes a eu le hasard d'observer à loisir un gros serpent femelle qui couvait ses œufs à la manière des oiseaux, et cette curieuse observation n'est pas restée stérile entre ses mains de vrai savant.

C'est sur le python que M. Valenciennes a fait ses observations. Ce serpent femelle fut séparé de son mâle vers la fin de février 1841. Elle changea d'épiderme le 4 avril, et, chose digne d'être remarquée, elle refusa, contre son habitude, la nourriture qui lui fut présentée ce jour-là ; il en fut de même les jours suivants. Cependant le ventre du reptile grossissait à vue d'œil. Le 5 mai, l'animal, ordinairement doux et tranquille, parut tout excité, plus susceptible que de coutume, et il cherchait à mordre. Le lendemain dans l'espace de trois heures il pondit quinze œufs, qui, tous isolés dès leur sortie du corps du serpent, et ayant la coque molle et flexible, parurent d'abord de forme ovale, d'un ovale très-allongé. Peu à peu on les vit se renfler au contact de l'air ; leurs deux bouts devinrent également gros et obtus. Leur enveloppe, d'abord d'un gris cendré, devint d'un blanc parfait alors qu'elle se fut desséchée, mais non durcie. La femelle, livrée à elle-même dans sa boîte, à l'abri de sa couverture habituelle, rassembla maternellement tous ses œufs sous elle en un même tas, à l'entour duquel elle enroula la partie postérieure de son corps. Elle finit même par se replier en une sorte de spirale, dont les contours contigus formaient un cône au sommet duquel apparaissait sa tête de serpent. Pas un seul œuf ne restait à nu. La couveuse alors repoussa par de violentes contractions la main qui menaçait de la toucher, elle ou sa progéniture, et elle témoignait ainsi de son impatience... Quelques remarques sont ici nécessaires afin de montrer par quelles précautions infinies se recommandent les observations de M. Valenciennes, qui, fort heureusement pour la science qu'il enrichit afin d'accroître ses titres, n'est pas encore membre de l'Institut.

Les serpents de la Ménagerie du roi sont enfermés

dans des coffres en bois, où ils sont abrités par d'é-
paisses couvertures, et rechauffés en outre par de
l'eau à 60 ou 70 degrés centigrades qu'on renouvelle
chaque matin. La manière graduelle dont cette eau
perd son calorique durant les vingt-quatre heures,
suffit pour maintenir à 20 ou 25 degrés centigrades la
température du coffre où l'animal est renfermé. C'est
ici que commencent les recherches précises de M. Valenciennes sur la chaleur vitale des serpents.

Il lui fallut premièrement constater quelle était la
température, non-seulement de la chambre où résidait le serpent, mais du coffre et de l'animal même,
afin d'estimer sans erreur dans quel rapport étaient
ces trois températures. C'est dans cette vue que
M. Valenciennes place et dispose trois thermomètres
éprouvés et bien concordants, l'un dans les replis de
l'animal, un autre à quelque distance de la couveuse
et sans la toucher, mais pourtant sous la couverture
qui l'enveloppe ; le troisième thermomètre est destiné
à mesurer la température de la chambre même où se
fait l'observation, dont suivent les résultats.

Pendant les premiers jours de l'incubation, la température de cette chambre était à 20 degrés centigrades ; celle du coffre, bien que ce coffre fût doublement chauffé par de l'eau à 70 degrés centigrades et
par la présence du reptile, n'était que de 22° 1/2,
tandis que la température de la couveuse était de
41 degrés. C'était donc environ 19 degrés de chaleur
que l'animal ne devait qu'à lui-même. D'un tableau

que M. Valenciennes a dressé jour par jour, il résulte que la température de la couveuse s'est graduellement abaissée à partir du quarantième jour de l'incubation jusqu'au dernier, et que de 41 degrés, où elle s'était élevée les premiers jours, elle était tombée à 24 degrés le jour où l'éclosion s'accomplit.

Il ne faut pas omettre de ces observations certains résultats qui intéressent la médecine autant que la physiologie. Ainsi, tant qu'a duré l'incubation, la couveuse n'a rien voulu manger ; mais au vingtième jour, son gardien, homme intelligent et fort attentif, la voyant remuer la tête et plus agitée que de coutume, paraissant plus inquiète, lui présenta de l'eau fraîche et pure dont elle but avec avidité environ deux verres en plongeant dans le vase le bout de son museau de serpent. Depuis lors jusqu'au terme de l'incubation, l'animal a bu cinq autres fois avec le même empressement et la même apparence de satisfaction. Cette soif, cette chaleur, cette agitation, ce refus persévérant de toute nourriture, ne sont-ce pas là autant d'indices d'une sorte de fièvre consécutive à la couvaison, et autant de similitudes avec la fièvre de lait des mammifères?... Toutefois, après cinquante-six jours d'une incubation assidue durant laquelle l'animal n'avait pas un seul instant quitté sa couvée, la coque des œufs se fendilla, et l'on vit sortir de chaque œuf la tête d'un petit python. Chaque jeune serpent demeura encore tout un jour dans sa coquille, sortant et rentrant alternativement sa tête ou sa queue, mais

y tenant constamment renfermée toute la partie centrale de son corps. Enfin , le 3 juillet au soir, les petits serpents sont sortis de leurs coques et se sont mis
à ramper çà et là comme de grandes personnes sous la
couverture servant d'abri à toute la famille. Chaque
animal , au moment de sa naissance, était long d'un
peu plus d'un demi-mètre , et l'on voyait encore attachés à son ventre, un peu au delà des deux tiers antérieurs de son corps, les débris du cordon ombilical
déjà flétri.

Je noterai encore , comme autre détail curieux,
que le petit serpent n'a pas , pour sortir de l'œuf
ou pour en briser la coquille, de ces petits tubercules osseux sur le bout du bec qu'on voit aux
petits oiseaux , de sorte que ce doit être par le seul
effet de la maturité du jeune être et de son volume
accru que la coque de l'œuf se fendille. — En exa-
minant l'intérieur de cette coquille quand le petit serpent vient de l'abandonner, on y trouve un peloton de
membranes qui paraissent provenir de l'enveloppe du
jaune de l'œuf ou vitellus. C'est sur cette mince tunique que se dessine ce que Haller nommait la *figure
veineuse* du fœtus des ovipares, sorte de réseau
sanguin qui est visible dès la douzième heure de
l'incubation d'un œuf de poule fécondé. Cette enveloppe membraneuse du jaune de l'œuf ne rentre donc
pas dans le ventre et dans l'intestin du petit serpent,
ainsi que cela s'effectue dans les jeunes oiseaux, et
notamment dans le poulet. Cependant il serait essen-

tiel qu'on se fût assuré si cette membrane pelotonnée ne serait pas un débris des deux feuillets dédoublés de l'allantoïde, et si ce qu'on prend pour la figure veineuse du jaune d'œuf ne serait pas au contraire le grand cercle veineux de l'allantoïde, dernier réseau qui est une dépendance des vaisseaux ombilicaux et par conséquent une espèce de placenta [1].

Il paraît donc que le petit reptile se nourrit et s'accroît dans l'œuf aux dépens du jaune de l'œuf, dont la tunique reste en dépôt dans la coquille; fait qui n'est pas sans intérêt, car il semble indiquer chez les reptiles une disposition qui serait transitoire entre ce qu'on voit chez les poissons et ce qui a été observé pour les oiseaux. Effectivement, l'oiseau avant d'éclore fait rentrer dans son ventre le jaune et les membranes de l'œuf, tandis que le petit poisson nage dès qu'il est sorti de l'œuf, emportant avec lui appendus sous son ventre, et encore tout adhérents à l'ombilic, les membranes et le jaune de l'œuf, qui subsistent encore après la naissance...... Mais revenons à notre objet.

Les huit petits pythons du Jardin-du-Roi (car des quinze œufs que la mère avait couvés huit seulement vinrent à bien), ces huit petits serpents changèrent tous de peau du dixième au quatorzième jour après l'éclosion, selon que le progrès de leur crue, prompt

---

[1] Voir, pour les éclaircissements, *Principes de Physiologie comparée*, par Isid. BOURDON, liv. second, traitant de la *Génération*, chap. XI et XII principalement.

15.

ou lent, hâtait ou retardait l'époque de cette mue, que le grossissement du corps rend toujours nécessaire. Tant que se fit attendre et dura ce changement de peau, les petits serpents ne prirent aucune nourriture, mais ils burent à plusieurs reprises et se baignèrent. La mue une fois accomplie ils dévorèrent à belles dents de petits oiseaux qu'on leur sacrifiait, mais qu'ils n'avalaient qu'après les avoir embrassés et étouffés dans les entortillements de leurs replis.

Il résulte donc des observations de M. Valenciennes, que le serpent python couve ses œufs comme un oiseau ; que cette incubation dure cinquante-six jours, c'est-à-dire trente-cinq jours de plus que celle de la poule ; et qu'enfin, dans les premiers temps de cette incubation, la femelle couveuse, quoiqu'animal à sang froid, développe spontanément une chaleur vitale très-élevée qui tombe ensuite de jour en jour à mesure que le moment de l'éclosion approche.

Cette incubation des serpents n'avait pas encore été observée dans nos climats ; au moins les naturalistes n'en font point mention. M. Lamarre-Piquot était à peu près le seul voyageur qui eût affirmé qu'un serpent des Indes couve ses œufs à la manière des oiseaux. Il est bien vrai que l'abbé Galland a parlé d'un fait analogue, mais dans un livre où les auteurs graves, hormis M. Leuret, n'ont pas coutume de puiser des arguments ou des preuves : dans les *Mille et une Nuits*, puisqu'il faut le dire. Sindbad le marin, dans son second voyage, je pense, raconte qu'il a vu un serpent endormi sur ses œufs.

Une belle demoiselle d'un nom illustre, qui n'a pas voyagé si loin que Sindbad, et qui n'a pas en matière de science l'autorité de M. Valenciennes, a récemment mandé à ce naturaliste que ce serait à tort qu'il douterait dorénavant de l'incubation des reptiles de nos contrées. Cette jeune dame affirme qu'elle a surpris des couleuvres de nos campagnes couvant leurs œufs avec constance et sollicitude. Selon le même témoin, mademoiselle Aglaé Duplessis, la couleuvre s'enroule en spirale comme le serpent python, et c'est, assure-t-elle, un fait si vulgaire à quelques lieues de Paris, qu'aucun campagnard riverain de nos grandes forêts ne s'en montre étonné.

Je vais maintenant résumer, Camille, tout ce que je viens de dire sur la chaleur vitale et ses causes.

Ce serait en vain désormais que les naturalistes dénieraient aux animaux à sang froid une chaleur vitale provenant du jeu de leurs organes. Tous les êtres vivants ont une température intrinsèque, ou plus basse ou plus élevée, et que les physiologistes et les chimistes se sont attachés à expliquer chacun à sa manière. Lavoisier et son école considéraient la respiration comme une sorte de combustion vitale ayant son foyer dans les poumons. Là aussi, selon eux, je veux dire dans les poumons, était la source de toute chaleur animale. D'autres chimistes, envisageant ce point de science d'une manière plus philosophique, ont placé l'origine de cette chaleur vitale là même où s'accomplit la nutrition, c'est-à-dire dans le paren-chyme intime des organes ; telle a été nommément l'opinion de Crawford et de plusieurs autres savants qui s'inspiraient de sa pensée. Toutefois cette expli-cation encore vague laissait beaucoup à désirer. Vin-rent alors des chimistes et physiciens purs, feus Du-long et Despretz, qui comparèrent avec précision la chaleur qui imprègne les organes et que ceux-ci dé-gagent, avec la quantité d'oxygène que consomme la respiration pulmonaire en chaque animal respirant. Ces deux savants reconnurent bientôt l'un et l'autre, et sans s'être concertés, puisqu'ils étaient rivaux, que l'oxygène qui est dépensé dans la respiration, et qui se combine avec le carbone et l'hydrogène du sang veineux, ne représente qu'environ les sept à huit dixièmes de la chaleur qui se dégage d'un être qui respire : les huit dixièmes quand il s'agit d'un carni-vore, et les sept dixièmes s'il est question d'un her-bivore. D'où donc peut provenir cette quantité de chaleur excédant celle dont l'oxygène dépensé rend raison et est chimiquement la source? Un chimiste a pensé qu'il fallait en chercher l'explication dans la portion d'air qui accompagne ou qui précède chaque bouchée d'aliments que les contractions de l'œso-phage font descendre dans l'estomac, dernier lieu où l'oxygène se trouve sans doute absorbé et utilisé comme dans le poumon, c'est-à-dire pour engendrer et dégager de la chaleur.

Mais, sans nier ce que ces diverses conjectures

peuvent avoir de plausible, ce n'est pas ainsi que j'envisage les causes de la calorification vitale. Selon moi, et ainsi que je l'ai dit ailleurs, la chaleur animale n'est pas l'ouvrage et le produit d'un seul organe, et elle n'émane pas d'un seul foyer : elle provient de l'action concordante et concertée de plusieurs organes. Rien d'isolé, rien de partiel ne s'accomplit dans les corps vivants; nul effet universel n'y procède d'une action locale absolument indépendante du reste des organes. Le plus simple phénomène, le produit apparemment le plus insignifiant a des éléments complexes, des instruments multiples de toutes parts et mutuellement enchaînés. Comme le sang, comme les forces et la vie même, la chaleur animale provient d'un ensemble d'actions concertées. Il suffirait en conséquence d'un désaccord entre les organes essentiels à la vie pour entraver la production de la chaleur, et tout ce qui altère le sang nuirait pareillement à l'élévation de cette chaleur. Que les obstacles proviennent des organes ou qu'ils proviennent du sang, la chaleur vitale en ressentira toujours le contre-coup, comme les autres manifestations de la vie.

Il suit de là qu'il y a plusieurs voies pour diminuer ou pour augmenter la chaleur vitale. Qu'on agisse sur le cœur, sur le cerveau ou sur l'estomac, les résultats seront analogues. Tout ce qui accélère les mouvements du cœur et ceux du diaphragme, tout ce qui stimule la pensée ou les passions, de même que tout ce qui excite l'estomac, a pour effet d'augmenter la production de la chaleur animale. Les alcooliques à dose modérée, le café et les toniques, les grands mouvements du corps, les passions, la digestion même, ont, sous ce rapport, des résultats à peu près semblables. L'état de fièvre, qui provient toujours de l'excitation de quelque organe ou de certains excès, engendre ou plutôt a pour escorte une chaleur excessive, et cette chaleur est d'autant plus importune et plus tourmentante que la faiblesse qui s'y trouve liée est déjà plus grande.

Si pour diminuer la chaleur vitale les moyens sont différents, les voies du moins sont pareilles. Soit qu'on ralentisse les mouvements du cœur par les acides, par la digitale ou l'azotate de potasse, soit qu'on affaiblisse tous les organes ensemble par la diète ou par les saignées, toujours de mêmes effets en résultent. Je remarque, en passant, que c'est de ce concours des principaux organes pour la production de chaque grand acte vital, que provient la difficulté d'estimer avec précision quelle part proportionnelle prend à cet acte chaque organe en particulier. Comme nous ne pouvons accomplir aucun grand mouvement qui n'ait pour effet d'agiter le cœur, et comme le cœur ne peut multiplier ses pulsations sans accélérer dans une même proportion les mouvements du diaphragme, et sans envoyer au cerveau et aux autres organes un sang plus abondant et plus rapide dans son cours, de là vient la difficulté d'apprécier dans quelle proportion chaque organe a dû concourir à l'augmentation toujours alors si sensible de la chaleur vitale.

Quoique M. Valenciennes se soit abstenu de considérations de cet ordre, il est permis de penser que son python femelle aura dû, en grande partie, la haute chaleur des premiers jours de l'incubation à cette espèce de fièvre qui peut bien succéder à la ponte des ovipares comme elle succède à la parturition des vivipares ; fièvre dont l'animal a d'ailleurs offert d'autres signes indubitables, ne fût-ce que cette soif très-vive et cette espèce d'agitation qu'il a plusieurs fois manifestées.

P. S. Depuis quatre mois que l'impression de ce Livre est commencée, on a publié sur la Respiration plusieurs travaux, et en particulier de curieuses Recherches sur les quantités variables d'acide carbonique que dégage l'espèce humaine selon l'âge et le sexe. L'auteur de ce travail, un des professeurs les plus laborieux et les plus méritants de la Faculté de médecine de Paris, a fait de ses nouvelles expériences sur l'acide carbonique une sorte de vérification indirecte des expériences de Lavoisier sur l'oxygène, et de celles de Despretz et Dulong sur la chaleur animale. En effet, noter et vérifier combien d'acide carbonique par heure exhale un individu, c'est estimer par une voie indirecte d'infaillible induction combien, durant le même temps, cet individu a dû consommer d'oxygène, transformer de carbone, et combien de chaleur il a dégagé. Ce sont là des résultats tellement

connexes et des inductions si nécessairement consé-
quentes, grâce à la science toujours progressive de
Lavoisier, qu'il peut paraître superflu de les mettre
en regard l'un de l'autre et de les faire marcher de
front. L'auteur aurait pu même se dispenser d'expérimentations nouvelles, et se borner à conclure
d'après celles de Lavoisier ou de Dulong. Toutefois,
comme M. Andral a observé quelques coïncidences
imprévues quant à la production de l'acide carbonique, il est regrettable qu'il n'ait pas songé à noter
parallèlement, dans ces conjonctures singulières, les
quantités d'oxygène perdu et de chaleur produite.
Voici, au reste, les principaux chiffres qu'a publiés
l'auteur.

Le poumon de l'homme dégage par heure, terme
moyen, variable suivant l'âge, les quantités suivantes
d'acide carbonique :

Environ 13 litres dans des individus de 10 à 15 ans.
— 19 — — de 15 à 20 —
— 22 — (le maximum) de 20 à 30 —
— 20 — (déjà 2 l. de moins) de 30 à 40 —

La diminution proportionnelle à l'âge continue toujours de 40 à 100 ans, dernier âge où il n'y a plus
guère que dix litres d'acide carbonique d'exhalé par
heure. Ces premiers nombres d'acide carbonique con-
cordent bien avec ce qu'on savait des progrès et du
déclin, selon l'âge, de l'énergie et de la chaleur vitales, de la force corporelle, des quantités absorbées
d'oxygène, de l'insalubrité des lieux publics clos à

proportion du nombre d'hommes qui s'y rassemblent, et selon surtout que ces hommes sont plus jeunes. J'ai même traité, dès 1828, la question de *survie*, en cas d'asphyxie[1], dans le sens des faits que M. Andral vient de faire connaître (1842). Cependant il me paraît douteux que l'homme de 36 ans, par exemple, consomme moins d'oxygène, et ait constamment moins d'énergie, que l'homme de 30 ans.

Pour ce qui est de la femme, voici par quels nombres compensés M. Andral résume ses observations : environ 12 litres d'acide carbonique par heure, de 10 à 40 ans, ou plutôt jusqu'à ce que les menstrues soient supprimées; 15 litres *après cette suppression*, comme aussi pendant la grossesse; 13 litres, de 50 à 60 ans : une femme de 80 ans même produit à très-peu près autant d'acide carbonique qu'une jeune femme de 20 ans qui réunit en elle les conditions essentielles de la fécondité. Ce résultat est assurément fort curieux. On devra chercher à découvrir s'il est dû à ce que la jeune femme perd périodiquement chaque mois tout le sang qui excéderait les réels besoins de la vie individuelle, ou si cela ne proviendrait pas plutôt de ce que, dans la jeunesse, la peau est plus perméable, et plus accessible à l'air comme au sang. Dans cette dernière hypothèse, que plusieurs expériences ont déjà érigée en fait, l'enveloppe cutanée serait l'auxiliaire des poumons, et elle servirait, pour

---

[1] *Physiologie médicale,* t. ii, p. 650.

ce qui est de l'exhalation de l'acide carbonique, de complément à la respiration. Ce dégagement carbonique que la peau ne peut plus effectuer quand vient l'âge mûr, le poumon l'accomplit par surcroît.

Une femme enceinte dégage beaucoup d'acide carbonique; et ce fait n'étonne point la raison, outre qu'il est parfaitement d'accord avec d'autres faits que l'expérience des siècles a transmis jusqu'à nous. La femme grosse respire pour deux êtres : la seule raison aurait donc pu présumer et prévoir qu'elle dégage de l'acide carbonique en plus grande abondance. D'ailleurs on savait déjà que l'état de grossesse réclame un air plus pur et plus attentivement renouvelé. Déjà l'on savait que la réunion de plusieurs femmes enceintes dans un lieu fermé, rend l'air de ce lieu promptement insalubre et malfaisant. Plusieurs fois on avait observé combien sont meurtrières certaines maisons et infirmeries où ces femmes sont seules admises. On sait de plus, et cela est d'observation vulgaire, que les femmes enceintes dégagent plus de chaleur et résistent mieux au froid, etc.

Il est à regretter que MM. Andral et Gavarret n'aient pas étendu leurs remarques à d'autres influences que celles de l'âge et du sexe.

Ils auraient dû rechercher quelles influences ont sur ce dégagement de l'acide carbonique :

La stature des individus, l'ampleur de la poitrine; — l'exercice et le repos, le sommeil (pendant lequel la respiration est plus profonde que dans l'état de veille, et sans doute plus efficace); — le genre d'alimentation et l'abstinence (ils auraient vu si les quantités de l'acide carbonique sont proportionnées à la production de la chaleur, si abondante en quiconque consomme beaucoup de viande, et si affaiblie en ceux qui jeûnent, sans être alités ni malades, par privation); — le temps des repas et de la digestion; — les maladies fébriles, les affections de poitrine, et en particulier la phthisie; — les maladies du cœur avec hydropisie, la chlorose, le diabète; l'apoplexie et les tremblements nerveux, la paralysie, circonstances où la chaleur vitale est elle-même si visiblement altérée; — la diète, les saignées, les hémorrhagies; — les amputations et toutes les mutilations qui restreignent le champ circulatoire, et par conséquent la consommation du sang artériel ou respiré; — enfin l'influence de l'opium et des narcotiques, par qui sont engourdis les organes moteurs et sensitifs; — de la digitale, qui ralentit les battements du cœur, et par contrecoup les actes visibles de la respiration; — du thé, du café et des alcooliques, qui débutent par susciter des effets contraires à ceux de la digitale, et qui finissent quelquefois par imiter les effets des narcotiques; et beaucoup d'autres influences pour l'étude desquelles le zèle et la sagacité de M. Andral n'ont pas besoin de suggestion.

LETTRE XIII.

INFLUENCE DE LA CIRCULATION DU SANG SUR LA RES-
PIRATION, ET DE LA RESPIRATION SUR LA CIRCULATION.

J'arrive à l'influence qu'exercent l'une sur l'autre, en de nombreuses circonstances, les deux fonctions vitales dont je vous ai exposé le mécanisme. C'est peut-être un des points où la physiologie, depuis vingt et quelques années, offre le plus de certitude et d'évidence.

Habituellement, Camille, on ne compte guère qu'une respiration pour quatre pulsations du cœur et quatre battements des artères : cela fait en conséquence de quinze à dix-huit respirations par minute, puisque le pouls, durant le même temps, a communément de soixante à soixante-douze battements. Si le cœur s'é-meut, si ses mouvements s'accélèrent, soit par la fiè-vre ou les passions, soit par des excitants ou par l'exer-cice corporel, alors la respiration proportionne sa fréquence à la fréquence des mouvements du cœur, et elle est visiblement accélérée. Constante tant que dure la vie est cette parfaite concordance entre les pulsations du cœur et les mouvements de la respi-ration. Aussi peut-on toujours juger du pouls par la respiration, et de la respiration par le pouls : on peut également augurer de la fièvre et de la plupart des maladies aiguës et des passions indifféremment par le pouls ou par la respiration ; mais le pouls est plus sincère dans ses témoignages, comme moins influençable par la volonté. Il y a dans un opéra français, *les Pages du duc de Vendôme*, une ingénieuse application de cette subordination d'effets moraux et physiques.

Il est d'autres effets qui résultent de ce juste accord entre l'action du cœur et l'action du diaphragme, déterminant l'évasement des poumons. Ainsi, Camille, si l'action du cœur languit (comme dans l'ennui), il survient presque toujours des bâillements. Ce ralentissement du cœur peut même aller jusqu'à supprimer entièrement la respiration. C'est de la sorte que la syncope amène l'asphyxie, comme l'asphyxie la syncope.

Quand, au contraire, l'action du cœur est plus vive et plus énergique qu'à l'ordinaire, lorsque la circulation est subitement accélérée, alors il survient aussitôt ou de la toux ou des soupirs. Les palpitations du cœur font donc soupirer : il faut bien que les poumons s'agrandissent afin de donner refuge et passage à un sang plus abondant et d'un cours plus rapide. Vous voyez, Camille, que j'avais raison d'appeler la respiration le *balancier de la vie*, le cœur en étant pour ainsi dire le *grand ressort*, et le pouls comme le *cadran* gradué.

Ce balancier de la vie ne cesse d'osciller tant que la vie continue, et il va de lui-même, automatiquement, sans l'assistance de la volonté et alors que tout

16.

sommeille dans le corps, même l'instinct de la conservation. Mais si la respiration s'effectue sans la participation de la volonté, elle n'en est pas moins, quand
l'esprit veille, sous l'influence et la tutelle de cette
volonté. Il suffit de vouloir ou de souffrir, de faire
effort ou d'être violenté, pour modifier la respiration,
ou arbitrairement, ou par instinct, et même pour l'interrompre ou la suspendre. Il en est, Camille, si
j'ose m'exprimer ainsi, de la respiration à l'égard de
la volonté, comme de la royauté à l'égard de la puissance populaire; et cette comparaison, si vous y ré-
fléchissez un peu, complétera ce qu'il me restait à
vous dire sur ce sujet.

Vous comprendrez aisément que la respiration est
le lien des fonctions arbitraires et des fonctions sur
lesquelles la volonté n'a point d'empire. Par l'entremise de la respiration, nous pouvons influencer les
unes et les autres fonctions, entraver l'action du cerveau, modifier ou même interrompre l'action du
cœur. On peut même trouver dans la respiration le
secret instrument d'une mort soudaine et volontaire,
par le seul jeu des organes chargés d'entretenir la
vie. C'est ce que j'ai démontré, dès 1819, dans mes
*Recherches sur le mécanisme de la respiration
et sur la circulation du sang*, Mémoires que
j'adressai à l'Académie des sciences, qui les mentionna
avec distinction en séance annuelle, et dont G. Cuvier
accepta la dédicace.

Je vous disais, il n'y a qu'un instant, comment les

mouvements du cœur influent sur la respiration ; il me reste à vous exposer, preuves en main, comment les mouvements respiratoires agissent sur la circulation du sang.

La respiration normale, qui se fait sans efforts, sans plaintes, cris ni souffrances, n'a pas une influence très-manifeste (je ne dis pas réelle, car elle est réelle) sur les battements du cœur et sur le pouls. En effet, des quatre pulsations artérielles qui répondent à une respiration complète, il y en a une qui coïncide avec l'inspiration et une qui répond à l'expiration, et cependant on ne remarque entre elles aucune inégalité bien sensible. Si la respiration ordinaire avait une grande influence sur le pouls, elle imprimerait à ces quatre pulsations successives trois caractères différents : les deux pulsations qui répondent au repos de la poitrine, je veux dire à l'intervalle qui sépare une expiration de l'inspiration suivante, différeraient des deux autres ; et ces deux dernières seraient elles-mêmes dissemblables, puisque l'une accompagne l'inspiration et l'autre l'expiration.

C'est sans doute sur de pareilles appréciations que les auteurs se sont montrés peu unanimes quand ils ont parlé de l'influence mécanique de la respiration sur la circulation du sang. Haller, qui admettait cette influence, s'en rendait compte en disant que l'expiration a pour effet de replier les vaisseaux des poumons. Or, ajoutait Haller, des vaisseaux repliés ne livrent plus un libre passage au sang qui les parcourt ;

cela doit donc entraver la circulation pulmonaire , et ce premier empêchement a nécessairement de grandes conséquences pour la circulation générale.

D'autres physiologistes, et de ce nombre furent Meckel l'ancien et l'Anglais Goodwin, nièrent que les vaisseaux des poumons fussent jamais assez repliés pour nuire au cours du sang. L'expiration, en effet, est loin d'extraire des poumons tout l'air qu'ils renferment : il en reste toujours, cela est incontestable, et Frédéric Meckel l'a prouvé, de quinze à dix-huit pouces cubes, à quelque degré que soit portée l'expiration. Par conséquent, disait Goodwin, les vaisseaux pulmonaires n'éprouvent jamais de vraies plicatures par qui la circulation puisse être entravée. Donc la respiration n'exerce point une influence directe et mécanique sur le cours du sang.

Bichat alla plus loin. Non-seulement, suivant lui, le poumon renferme toujours assez d'air pour empêcher les plicatures de ses vaisseaux ; mais quand même le poumon ne retiendrait pas beaucoup d'air, quand même ses vaisseaux seraient repliés, Bichat nia que la circulation pût être entravée par l'expiration. Pour achever de démontrer que nulle est l'influence de la respiration sur la circulation du sang, Bichat eut recours à l'expérience suivante : ayant ouvert la trachée-artère d'un animal, il fit sortir, au moyen d'une pompe aspirante, tout l'air renfermé dans ses poumons ; et comme Bichat ne vit survenir aucun changement dans la circulation de cet animal,

il en infère tout naturellement que même les plicatures des vaisseaux n'apportent aucun obstacle au cours
du sang.

Voilà où en était cette importante question physiologique si incomplétement envisagée par Goodwin,
par Bichat et par Haller lui-même, quand je la repris
en 1819 dans le dessein de ne la résoudre que par
des faits bien observés.

Un malade, qu'une attaque d'apoplexie avait privé
de sa connaissance, venait d'être transporté à l'hôpital
de la Charité : on le saigna. Pendant la saignée il eut
plusieurs vomissements avec mouvements d'expiration,
et je vis le jet du sang augmenter sensiblement à chaque grande expiration et à chaque effort. Il en fut de
même chez un malade atteint d'une fluxion de poitrine:
le jet de la saignée devenait plus fort à chaque effort de
toux : or la toux n'est qu'une expiration bruyante. —
Ce n'est pas sans dessein que je commençai ainsi par
les phénomènes les plus manifestes, les plus vulgaires,
et comme tels les plus incontestables.

J'ai vu la veine-cave supérieure et les jugulaires,
après les avoir mises à nu, se dilater chaque fois que
l'animal sujet de l'expérience jetait des cris aigus.
Je n'ai pu m'assurer du fait pour la veine-cave inférieure, parce qu'on ne peut la rendre visible sans
porter le désordre dans la respiration et sans détruire
des agents essentiels des grandes expirations. Mais
l'analogie est si évidente, si démonstrative ! Et d'ailleurs n'a-t-on pas vu des ruptures de l'une et de l'au-

tre veines-caves après de grands efforts? Un homme avait dans le larynx un corps étranger très-irritant dont il cherchait à se débarrasser par une toux vive, par des expirations continuelles ; il mourut subitement dans un de ces efforts, et l'on trouva les deux veines-caves rompues. C'est feu Portal qui a rapporté ce fait.

On avait enlevé sur un chien, avec une couronne de trépan, une portion du crâne, de façon que la dure-mère se montrait à nu. Je voyais parfaitement les mouvements de totalité du cerveau et l'état de réplétion du grand sinus veineux que renferme la dure-mère tout au sommet du crâne. Dans cette expérience j'ai vu constamment le cerveau se soulever et le sinus veineux se distendre à chaque grande expiration, comme à chaque cri que les douleurs de l'opération arrachaient à l'animal. Quand on eut enlevé la dure-mère, le cerveau n'offrit plus que de faibles pulsations que lui communiquaient les artères placées vers la base du crâne; et lorsque l'animal venait à crier, à faire une forte expiration ou un effort pour s'échapper, le sang coulait aussitôt avec une nouvelle force du sinus longitudinal divisé. Mais tant que la dure-mère était restée intacte on voyait tous les sinus veineux grossir et se tuméfier quand l'animal criait ou rendait l'air des poumons, et toute la masse du cerveau se soulevait simultanément. C'est pour n'avoir pas nettement distingué l'une de l'autre ces deux circonstances essentielles qu'il existe tant de confusion et tant de contradictions dans les auteurs au sujet des mouvements du cerveau et de la moelle épinière. Si je parle ici de la moelle épinière, c'est qu'elle offre des mouvements analogues à ceux du cerveau : ainsi que Portal l'avait observé et noté dès ses premiers ouvrages. Et même, ainsi qu'on l'a récemment allégué, la principale veine du rachis, qui se rend dans le grand sinus de la dure-mère cérébrale, concourt sensiblement à la turgescence de ce sinus et aux mouvements respiratoires du cerveau; à elle presque seule, elle a quelquefois suffi à entretenir ces mouvements d'ascension, alors qu'on avait lié les veines jugulaires, les veines vertébrales et une des artères carotides primitives.

Je viens de montrer par des faits irrécusables que des mouvements respiratoires un peu énergiques influent puissamment sur la circulation veineuse; voyons maintenant ce qu'on observe pour l'artérielle.

L'influence que n'a pas bien manifestement la respiration normale sur le pouls, elle l'exerce dans quelques cas particuliers, même d'une manière très-sensible. Il suffit de rendre à plusieurs reprises la respiration très-inégale pour communiquer au pouls même de notables inégalités. Dans la coqueluche, dans l'asthme et dans les catarrhes pulmonaires, et à peu près d'une manière constante quand on expérimente douloureusement sur les animaux, chaque fois qu'il survient des quintes de toux ou des cris on sent que les pulsations artérielles acquièrent de la force et de la fréquence ; en même temps la face est plus colorée : voilà le premier stade. Si la quinte continue, le pouls devient petit, irrégulier ; quelquefois même il est à peine sensible, etc. ; pendant cela la face est violacée : second stade. Enfin la quinte vient à céder, et le pouls reprend sa force et sa régularité.

Comme la toux, et quelquefois plus qu'elle, les cris et tous les efforts avec tendance à l'expiration occasionnent cette inégalité du pouls, et souvent même de l'irrégularité dans les intervalles des pulsations. Une expiration prolongée au delà de sa durée habituelle amène souvent des effets semblables.

Mais l'action de la respiration sur le pouls n'est jamais plus évidente que chez les vieillards, dans certaines maladies du cœur et principalement dans l'agonie. J'en ai observé de même les effets dans la phthisie déjà avancée : alors j'ai souvent vu le pouls, très-ralenti durant l'inspiration, accélérer ses battements d'une manière surprenante pendant l'expiration.

Au reste, s'il arrivait qu'alors le pouls restât silencieux, les hémorrhagies témoigneraient pour lui. Dans les expériences sur les animaux vivants, dans les opérations chirurgicales, mais surtout dans les grandes amputations des membres, j'ai toujours vu le jet du sang artériel devenir plus fort pendant l'expiration et pendant les cris. La toux, des cris, des efforts, des vomissements, etc., ont souvent ravivé des hémorrhagies arrêtées. On a vu des anévrismes de l'aorte se rompre dans des cas semblables : j'ai observé un fait de cette espèce, et Corvisart en cite un autre.

Pour ce qui est de l'influence que la circulation capillaire reçoit des mouvements respiratoires, elle n'est ni moins avérée ni moins manifeste que pour les autres vaisseaux. J'ai connu un homme affecté de scorbut dont les gencives saignaient chaque fois qu'il tentait quelque effort d'expiration. Un autre malade saignait du nez quand revenaient les quintes de toux. Et la face, ne la voit-on pas subitement rougir à tout effort d'expiration, dans le rire, la toux et les cris? Dans les mêmes conjonctures, on éprouve assez fréquemment des étourdissements et des pesanteurs de tête qui n'ont pas d'autres causes. Alors que le sang afflue et reflue vers la tête, on est réellement moins sensible aux douleurs; la sensibilité est comme émoussée : de sorte qu'on peut dire que la nature a placé dans l'expression même des douleurs le moyen d'en affaiblir la vivacité. Le sang veineux, quand il est trop abondant, narcotise à la manière de l'opium, et peut-être même que l'opium n'est un calmant qu'en raison de l'espèce de pléthore veineuse qu'il occasionne vers la tête.

N'allez pas croire, Camille, qu'il n'y ait que les grands efforts respiratoires qui influent sur la circulation du sang! Les mêmes effets se remarquent, bien qu'à un moindre degré, dans la respiration simple et normale : cela ne comporte aucun doute.

J'ai remarqué, quand j'avais autrefois des saignements de nez, que le sang coulait plus fort pendant l'expiration que pendant l'inspiration; et cependant j'avais soin de respirer par la bouche, afin d'éviter que l'air, en entrant et en sortant, ne transmît de son impulsion au sang déjà sorti de ses vaisseaux. J'ai toujours vu alors que s'il tombait de dix à douze gouttes de sang dans l'espace d'une demi-minute (temps durant lequel je prolongeais la même inspiration), il s'en écoulait de quinze à seize pendant une expiration qui avait eu la même durée. Il m'aurait suffi de tousser ou de faire effort pour accroître l'hémorrhagie; et je suis quelquefois parvenu à arrêter un léger saignement de même nature en prolongeant et réitérant les inspirations. On peut de même tirer parti de ces inspirations prolongées, alors qu'on éprouve de fortes palpitations du cœur, et lorsque le sang se porte violemment vers la tête. Plus d'un vieillard, par mes conseils, a de la sorte conjuré des coups de sang.

Après que j'eus publié ces observations, feu Dupuytren engageait les malades dont le sang coulait ou menaçait de couler par quelque plaie ou de quelque vaisseau, à s'abstenir de toute expiration forte ou profonde, de cris comme d'efforts, et à faire prévaloir, le plus qu'il serait possible, les mouvements inspiratoires sur les mouvements d'expiration.

L'expiration normale a de même des effets marqués sur la circulation sanguine. J'ai déjà parlé de l'influence qu'elle exerce dans quelques cas sur la circulation artérielle, sur le pouls, sur le jet de sang qui sort d'artères ouvertes; mais cette influence est surtout très-manifeste sur la circulation veineuse, principalement chez des personnes maigres, faibles et malades, en particulier sur les vieillards. C'est dans des circonstances pareilles qu'on voit les veines jugulaires s'enfler pendant que les malades rendent l'air, ou pendant qu'ils parlent. Les veines deviennent alors de plus en plus saillantes tant que la phrase commencée n'est ni finie ni interrompue ; et comme l'oreillette droite continue de battre et de se contracter malgré cet engorgement, ses contractions se communiquent à toute la colonne de sang qu'elle ne peut contenir, et cette commotion se fait sentir du côté des veines jugulaires comme du côté du ventricule droit, qui ne trouve plus dans les poumons comprimés où répandre tout le sang qui le remplit et l'engorge : voilà d'où provient ce que Haller a appelé le *pouls veineux*, sorte de pulsation fort apparente dont certaines veines voisines du cœur offrent fréquemment l'exemple. Mais aussitôt que l'air rentre dans la poitrine, dès que l'inspiration succède à l'expiration, alors les veines gonflées s'affaissent jusqu'à disparaître ; et même, au lieu de la saillie pulsative qu'elles formaient au moment de l'expiration, c'est souvent un sillon qui se creuse à l'endroit qu'elles occupent. Cette aspiration du sang est même si énergique que, la veine étant ouverte, de l'air pourrait s'y introduire et se laisser entraîner avec le sang jusque dans le cœur, comme on l'a vu plusieurs fois dans des opérations et des expériences ordinairement mortelles, à raison de l'air introduit. Nysten a dès long-temps montré le danger de ce mélange de l'air avec le sang, et Dupuytren, Roux, Delpech, Amussat et autres opérateurs célèbres en ont plus d'une fois déploré et raconté les conséquences funestes.

Ainsi donc, Camille, je vous ai convaincue, par des faits, de l'influence que les mouvements respiratoires exercent sur la circulation du sang. Vous avez vu, quant aux artères, que l'expiration même, une expiration normale et sans effort, rend les hémorrhagies artérielles plus rapides, plus dangereuses, et que le pouls même rend quelquefois témoignage de cette influence. Dans l'inspiration, au contraire, vous savez que le sang coule des artères par un jet moins fort et moins rapide, que le pouls alors est souvent moins fréquent, etc. Mais cette influence de la respiration sur le cours du sang artériel ne s'arrête point aux confins des artères. On la voit ordinairement s'étendre jusqu'aux vaisseaux capillaires, et même jusqu'aux veines; et la preuve qu'il en est ainsi, c'est que, en même temps que les artères fournissent un jet de sang plus rapide, alors que l'air s'évade des poumons ou qu'il est arrêté par la glotte rétrécie ou fermée, on voit la face rougir, les hémorrhagies des petits vaisseaux augmenter, les veines ouvertes donner issue à un jet de sang plus fort, et ce jet plus rapide des veines ne point s'affaiblir quand on comprime ces vaisseaux du côté du cœur, je veux dire entre le cœur et l'ouverture qu'on leur a faite.

Pour ce qui est des veines elles-mêmes, je vous ai fait voir l'influence directe qu'elles reçoivent des mouvements respiratoires, mais plus manifestement les gros troncs veineux les plus voisins du cœur. Nous les avons vues se gonfler, devenir cylindriques et présenter une sorte de pouls comme les artères durant une expiration, même normale, et se distendre parfois jusqu'à crever dans des expirations avec effort.

A ce reflux, à cette impulsion centrifuge que reçoit directement le sang des veines au moment de l'expiration, si vous joignez le mouvement centripète que lui transmet la dernière colonne artérielle, vous trouverez, Camille, qu'il n'est pas étonnant que les veines se rompent quelquefois, puisque leurs parois se trouvent en butte à deux impulsions opposées, ayant l'une et l'autre une seule et même cause, des mouvements d'énergique expiration.

Dans l'inspiration, nouveaux et autres effets : les veines se vident et s'effacent, du moins celles qui sont libres d'adhérences et non fortifiées par des aponévroses, jusqu'à laisser s'accoler l'une à l'autre leurs parois, tant est puissante l'aspiration qui alors s'effectue dans les poumons par la contraction du diaphragme.

Il suit de là que l'inspiration appelle plus de sang dans les vaisseaux du poumon ; elle agrandit le champ de la circulation pulmonaire : c'est comme une diastole passive des poumons. Je dis *passive*, parce que ces organes ne se dilatent point d'eux-mêmes,

comme on le croyait encore il y a vingt-cinq ans
(Roux, Larrey, etc.), avant que j'eusse expliqué les
effets alors inexplicables des plaies pénétrantes de la
poitrine, des poumons faisant hernie, etc.

L'expiration, au contraire, resserre les vaisseaux
pulmonaires ; elle fait momentanément stationner le
sang noir, surtout dans les grosses veines qui avoisi-
nent le cœur, en même temps qu'elle accélère le
cours du sang artériel : c'est une espèce de systole des
poumons. C'est ainsi que les deux phases de la respiration sont des auxiliaires des mouvements du cœur :
l'inspiration prépare et seconde l'action du ventricule
droit, tandis que l'expiration favorise et accélère la
circulation artérielle, accélération dont les rejaillissements se font sentir en tous les vaisseaux.

Mais en vertu de quel mécanisme s'effectuent tant
de phénomènes dont porte témoignage l'universalité
des organes ? Haller, comme je l'ai dit, pensait trouver l'explication de ces effets dans la plicature des
vaisseaux pulmonaires : Haller était dans l'erreur. D'a-
bord le plissement des vaisseaux des poumons n'aurait
pu rendre raison que des effets de l'expiration, et non
de ceux dont l'inspiration est la cause. Ensuite, et
sans regarder le plissement des vaisseaux pulmonaires
comme entièrement hypothétique ni comme destitué
de toute influence sur le cours du sang, il est évident
que telle n'est point la cause essentielle qui fait refluer le sang veineux dans ses vaisseaux et qui accélère le cours du sang artériel. Il est aisé de voir, en

effet, que ces phénomènes combinés de stase et d'accélération du sang ne sont point proportionnés au degré de l'expiration ni à sa profondeur, mais qu'ils sont en proportion de son énergie et de sa soudaineté. Tout démontre que l'influence des mouvements expiratoires n'est jamais plus prononcée qu'alors qu'une ample inspiration les avait précédés ; cas où les poumons sont très-évasés, très-remplis d'air, et non pas plissés et rétrécis. Or, voici comment les choses se passent, comment tous ces phénomènes s'accomplissent. Quant à l'inspiration, elle attire le sang dans les poumons, comme elle y attire l'air, par la simple action du diaphragme, lequel agrandit soudain la poitrine et tend à y faire le vide. Mais cette action puissamment aspirante du diaphragme a pour auxiliaires, quant à l'appel du sang veineux vers les poumons, non-seulement la contraction de la moitié droite du cœur, mais aussi la résistante solidité des grosses veines à leur terminaison, ainsi que M. Bérard aîné l'a si judicieusement fait remarquer. Sans la contexture en partie fibreuse et inflexible de ces grosses veines, sans leur adhérence aux parois de la poitrine là où elles vont aboutir dans l'oreillette droite du cœur, l'action aspirante du diaphragme se fût bornée à affaisser les parois de ces vaisseaux, sans attirer le sang qu'ils renferment et sans lui faciliter l'accès du cœur et des poumons.

Voilà pour l'influence du diaphragme ou de l'inspiration. Mais, lorsque après une inspiration plutôt grande que petite les puissances expiratrices viennent à agir, les poumons, alors pleins d'air, sont de toutes parts comprimés par ces mêmes puissances; et cette compression est d'autant plus efficace que l'ouverture de la glotte est elle-même plus rétrécie, et en cela plus en disproportion avec la masse d'air qui tend à s'évader de la poitrine. Ainsi pressés entre deux forces opposées, en dedans par l'air qui résiste et qui réagit, et en dehors par les muscles contractés du ventre qui dépriment les côtes et refoulent le diaphragme, alors passif et sans résistance, les vaisseaux pulmonaires se trouvent rétrécis, entravés, bien que sans plicatures; leur capacité diminue. Et comme ces vaisseaux pulmonaires forment la fin du système veineux et le commencement du système artériel, il s'ensuit que la circulation artérielle et la circulation veineuse ressentent également les effets de cette compression. Alors le sang des cavités droites du cœur ne trouve plus dans les poumons un accès aussi facile, et, d'un autre côté, plus de sang afflue des poumons vers les cavités gauches du cœur. Telles sont, sans commentaires superflus, l'origine et la cause des nombreux effets que j'ai exposés précédemment.

Quelques années après que j'eus observé et formulé ces phénomènes en remontant à leurs causes, un médecin anglais rendit évidents, au moyen d'un instrument de physique, ceux de ces phénomènes qui tiennent à l'influence de l'inspiration, et il partit de là pour exagérer cette influence. Cet Anglais mon-- .

tra que, lorsque dans un vase rempli d'eau on plonge un tube dont on a introduit l'autre extrémité recourbée dans le médiastin d'un animal vivant ou dans une de ses veines jugulaires, l'eau monte rapidement dans ce tube à chaque mouvement d'inspiration, attirée qu'elle y est par la contraction du diaphragme qui agrandit la poitrine et y fait le vide. Ces expériences faites, notre physicien outra l'influence de cette aspiration pulmonaire jusqu'à lui attribuer en partie la circulation du sang; prétendant que cette aspiration se faisait sentir jusqu'aux vaisseaux capillaires, et qu'à elle presque seule était dû le retour vers le cœur du sang des vaisseaux capillaires et veineux.

Plus tard, un autre et savant physicien, modifiant un instrument de Hales et lui donnant un nom nouveau, s'en est servi avec une précision mathématique que ne comportent guère des expériences sur les animaux vivants pour mesurer les influences que j'avais étudiées et décrites, je veux dire la double influence de l'inspiration et de l'expiration sur la circulation du sang en tous ses vaisseaux. Tout ce que j'avais observé, il l'a calculé et réduit en tableaux; ce qui double la valeur de son assentiment et l'autorité de son témoignage.

Je terminerai cette lettre, Camille, par un mot très-vrai que M. Liébig écrivait tout récemment : « Un travers commun à beaucoup de physiologistes » et de physiciens, dit le célèbre chimiste allemand,

» est de paraître chercher dans de nouvelles expérien-
» ces la preuve de ce qui était déjà découvert et très-
» complétement prouvé. » Un Français, moins poli
que M. Liébig, appelait cette manière d'agir un
« larcin à l'expérience. » Le fait est que la piraterie,
maintenant bannie des mers, s'est réfugiée avec im-
punité dans les sciences, et surtout dans les sciences
naturelles.

On a vu avec surprise, dans ces derniers temps,
de prétendus physiologistes, tout au plus physiciens,
se tenir à l'affût des acquisitions nouvelles, soit pour
tenter de se les approprier par des expériences su-
perflues ou des calculs illusoires, soit pour en grossir
leur tribut annuel de servage envers certain sultan,
leur patron, à l'exemple de ces émirs ou deys subalternes de l'ancienne Afrique, qui n'écumaient crimi-
nellement les mers que pour enrichir et glorifier un
insolent suzerain dont ils ravivaient ainsi la protection et le mépris.

LETTRE XIV.

OBJECTIONS CONTRE LA THÉORIE DE LA CIRCULATION.

Depuis G. Harvey jusqu'à Bichat, il fut généralement admis que le ventricule gauche du cœur était
l'unique moteur du sang dans tous les organes, et le
ventricule droit l'unique moteur du sang dans les
poumons. La seule impulsion du cœur, dans la pensée d'Harvey et de ses partisans, suffirait donc à
l'entier accomplissement de la circulation, sans autres auxiliaires que le déploiement opportun de quelques valvules et la réaction passive des parois d'artères préalablement dilatées par le sang qui jaillit du
cœur.

Bichat vint, qui réclama pour les très-petits
vaisseaux ou vaisseaux capillaires une assez grande
part d'influence et d'action effectives. Suivant ce
physiologiste, ordinairement si judicieux et si profond, les vaisseaux capillaires se dilatent spontanément pour attirer à eux une fraction du sang qui
vient du cœur, après quoi ils se resserrent et se
contractent spontanément pour pousser ce même
sang de proche en proche et le faire définitivement
passer dans les veines; de sorte que, en conséquence
de l'opinion de Bichat, les vaisseaux capillaires mar-

queraient la limite de l'impulsion réelle que le cœur communique au sang.

On doit bien penser que cette opinion de Bichat, que Broussais et l'école entière de Bichat ont partagée à peu près sans variations et sans dissidences, soulève beaucoup d'objections. Non-seulement on ne voit pas pourquoi les vaisseaux capillaires tantôt se dilatent et tantôt se resserrent, ni pourquoi un de ces mouvements supposés succède si intelligemment à l'autre sans qu'aucune nouvelle cause intervienne ; mais, sans même parler des expériences directes qui renversent de fond en comble cette opinion spéculative, on peut démontrer par le seul raisonnement que ce prétendu mouvement alternatif des plus petits vaisseaux n'est qu'une hypothèse gratuite.

En effet, cette dilatation active des vaisseaux capillaires, quand même elle serait réelle et prouvée, n'aurait pas le pouvoir d'attirer le sang des artères plutôt que celui des veines ; puisque les petits vaisseaux où s'effectuerait cette dilatation aspirante, ont d'aussi libres débouchés dans les veines que dans les artères. Puisque en effet les capillaires sont intermédiaires à ces deux ordres de vaisseaux, si vraiment ils se dilataient, comme Bichat et Broussais l'affirment, ils entraveraient évidemment la circulation au lieu de la seconder. Attirant à eux, par une sorte de vide ou de succion, tantôt le sang rouge des artères et tantôt le sang noir des veines, ou concurremment les deux espèces de sang, ils apporteraient le désordre dans la circulation et anéantiraient par ce conflit de courants l'impulsion que le ventricule gauche a communiquée au sang artériel.

La contraction des vaisseaux capillaires comporte les mêmes objections. On conçoit que ces vaisseaux, en se contractant ou se resserrant, ne feraient pas avancer le sang qui les remplit plutôt dans le sens des veines que du côté des artères. Ils ne le feraient progresser avec constance vers les veines, je veux dire dans le sens de l'impulsion primitive du cœur, qu'autant que le cœur ferait sentir jusqu'à eux son impulsion. D'où il faut conclure que le cœur, même dans l'hypothèse de Bichat, serait encore la cause principale de la circulation capillaire, comme il en est bien réellement la cause unique dans l'opinion plus judicieuse de ceux qui dénient aux capillaires toute participation active au cours du sang.

Bref, dans l'opinion maintenant universelle, le cœur est, comme le pensait Harvey, l'unique moteur du sang, *à l'influence près de la respiration*. Le ventricule gauche préside à la circulation générale du sang, à partir de ce ventricule jusqu'à l'oreillette droite ; et le ventricule droit, à la circulation pulmonaire ou petite circulation, depuis ce ventricule droit jusqu'à l'oreillette gauche.

Je vous ai dit, Camille, que des Anglais, encore aujourd'hui, niaient la circulation du sang. J'aurais pu ajouter qu'il est des Français qui, tout en avouant l'évidence du cours circulaire du sang, contestent toutefois que le cœur en soit l'agent unique ou même l'instrument principal. M. Aug. Nougarède, qui a appartenu à l'École-Polytechnique, est au nombre de ces derniers[1]. Écoutons quelques-unes de ses objections ; après quoi j'exposerai ses idées personnelles sur la circulation, quelque singulières qu'elles puissent paraître.

« Comment concevoir, dit M. Nougarède, que deux ventricules si ressemblants par la force autant que par la contexture puissent présider à deux sortes d'impulsions si disproportionnées ? » — On peut répondre que, si la contexture en est analogue, la capacité des ventricules et l'épaisseur de leurs parois, le nombre et la force de leurs fibres sont fort différents. Le ventricule gauche, par qui s'accomplit la circulation générale, est évidemment plus charnu et plus énergique que le ventricule droit, agent essentiel de la circulation pulmonaire.

« Comment voulez-vous, dit encore M. Nougarède, que des ventricules qui, quand ils sont entr'ouverts, serrent à peine le doigt qu'on a introduit dans leur cavité, puissent jamais développer une force capable de faire parcourir au sang les longs et tortueux circuits de ses vaisseaux, prodigieux résultat que tous les efforts de la mécanique la plus avancée et la plus habile tenteraient vainement d'accomplir ? » — Cepen-

---

[1] Voir *Les causes mécaniques de la circulation du sang*, par Aug. Nougarède de Fayet. Imprimerie de Crapelet, 1843.

dant rien n'est plus réel que cette puissance des ventricules. S'il est difficile de la démontrer pour le ventricule droit, parce que les poumons, où ce ventricule envoie le sang, ne peuvent être mis à nu sans péril pour la vie, elle est, en revanche, fort évidente pour le ventricule gauche. On peut se convaincre que c'est à l'instant même où les ventricules se contractent que le poûls bat et qu'une artère ouverte donne un jet de sang rapide, etc. L'auteur des objections précédentes semble ignorer ces phénomènes, pourtant bien vulgaires. Cela prouverait qu'on peut avoir été un des savants élèves de l'École-Polytechnique, et cependant ignorer beaucoup en physiologie.

M. Nougarède, d'ailleurs, choisit mal, quant à l'état vrai de la science actuelle, les autorités qui servent de point de départ à ses objections. Comme pour rendre plus plausible sa cause de protestant incrédule, et ses arguments plus sûrement victorieux, il prend pour texte de ses attaques telle ou telle page de M. Richerand, le plus élégant, dit-on, des physiologistes du dix-neuvième siècle, mais le plus arriéré et le moins profond. En voici un exemple, que j'accepte d'autant plus volontiers que c'est un de ceux dont s'autorise l'incrédulité de M. Nougarède :

« Au moment où le ventricule gauche se contracte
» pour faire passer le sang dans l'aorte, dit M. Ri-
» cherand, les valvules sigmoïdes s'effacent pour lui
» livrer passage, en s'appliquant aux parois de ce
» vaisseau; lorsqu'au contraire le ventricule cesse de

» se contracter, l'aorte réagit sur le sang qui la dilate,
» et elle le repousserait dans le ventricule si tout à
» coup les valvules, en s'abaissant, ne lui présentaient
» un obstacle insurmontable, et ne devenaient le point
» sur lequel s'appuie l'action de toutes les artères. »

Tout cela sans doute est bien dit, mais un peu vague, sensiblement outré et sans exactitude. Voyons le
parti qu'a su tirer M. Nougarède d'une telle citation.

« .... Mais qu'est donc devenue, observe-t-il,
cette force si puissante qui devait, disiez-vous, conduire le sang jusqu'aux dernières limites des organes,
s'il faut immédiatement lui prêter secours pour empêcher le sang de revenir sur lui-même ? La colonne
de sang qui entre actuellement dans l'aorte est animée, à ce qu'on prétend, d'une force considérable ;
elle arrive à la suite d'autres colonnes animées elles-
mêmes d'un semblable mouvement ; il semble que
tout en favorise la marche ; et cependant il faut, dites-vous, que les valvules sigmoïdes, subitement abaissées, lui ferment le retour sur son propre chemin ?...
Vous voyez donc bien, ajoute M. Nougarède, que le
cours du sang, dans les vaisseaux, ne peut pas être
motivé par l'impulsion du cœur ! »

Voilà de quelle manière M. Nougarède, qui n'est
ni anatomiste ni médecin, se croit le droit de contester la Théorie de la Circulation, pour avoir trouvé
inadmissible une des explications qu'en donne M. Richerand. Heureusement il n'existe pas une telle solidarité entre M. Richerand et la nature, qu'on puisse

rigoureusement nier un phénomène par l'unique motif que l'auteur en question l'aurait mal vu, confusément compris, ou interprété sans justesse.

Reprenons, au reste, la citation sur laquelle M. Nougarède fonde ses objections. Nous allons peut-être trouver en quels points elle est erronée.

« ..... Lorsque le ventricule gauche a cessé de se
» contracter, dit M. Richerand, l'aorte qui réagit re-
» pousserait le sang qui la dilate dans le ventricule
» d'où il vient de sortir, si tout à coup les valvules
» sigmoïdes, en se déployant, ne lui présentaient un
» obstacle insurmontable, et ne devenaient le point
» sur lequel s'appuie l'action de toutes les artères. »

L'aorte dilatée réagit, cela est vrai ; elle réagit physiquement en vertu de l'élasticité de ses parois, cela est incontestable et à peu près incontesté ; mais *elle repousserait le sang dans le ventricule si les valvules, etc.,* voilà ce que je conteste, parce que cela est évidemment contraire à la vérité. L'aorte, un peu au-dessus du cœur, se recourbe en crosse ; elle forme là comme une sorte de parabole, du sommet de laquelle naissent les artères sous-clavières et carotides. Mais le tronc même de l'aorte, sa partie principale, descend aussitôt dans la poitrine, parallèlement à la colonne vertébrale. Or, quand le cœur a rempli de sang cette grosse artère, aucune portion du sang qui occupe le tronc descendant de l'aorte ne saurait refluer dans le cœur, quelque énergique que soit la réaction des parois de cette artère. Tout tend

18.

à précipiter ce sang vers les organes auxquels il est destiné : tout, l'impulsion du cœur, la déclivité de l'artère et sa réaction même. Il n'y a donc de reflux possible que pour la fraction de sang qui est dévolue aux carotides, à la carotide gauche principalement, comme plus verticale et mieux isolée. On concevrait encore ce reflux pour la fin de l'ondée de sang que vient de lancer le ventricule. Si donc les valvules sigmoïdes ont un usage bien avéré, il consiste à empêcher, non pas le reflux vers le ventricule gauche de toute l'ondée de sang qu'il vient d'envoyer dans l'aorte, mais le tranquille retour dans ce ventricule de quelques gouttes de sang provenant des artères carotides, et surtout de l'extrémité affaiblie de la dernière ondée de sang. Il est en conséquence permis de douter que les valvules sigmoïdes soient adossées aux parois de l'aorte au moment où le ventricule gauche se contracte, car quelle nouvelle cause, entre deux impulsions de ce ventricule, aurait vidé ces valvules des restes de sang précédemment recueillis dans leurs trois cavités ?

Quant à ce que dit M. Richerand, que « *ces valvules deviennent le point sur lequel s'appuie l'action de toutes les artères,* » c'est une erreur dont l'évidence, d'après ce qui précède, dispense du soin de la combattre. Revenons à M. Nougarède.

Trompé par les interprétations si incomplètes de M. Richerand et de son ouvrage, ce mathématicien s'est cru autorisé, non pas à nier précisément la circulation du sang, mais à l'attribuer à d'autres causes que l'action du cœur. Voici, au reste, la théorie insolite de M. Nougarède.

Le cœur n'a, suivant lui, qu'une action purement locale et secondaire. Les deux oreillettes versent le sang dans leur ventricule respectif; chaque ventricule le transmet sans impulsion à sa grosse artère : à l'artère pulmonaire le ventricule droit, et le gauche à l'aorte : à cela se borne toute l'action du cœur. Si le sang veineux circule dans les poumons, c'est uniquement en vertu des mouvements respiratoires; le ventricule droit y reste étranger. Objecte-t-on à M. Nougarède que cependant le cœur et les artères battent trois ou quatre fois pour une seule respiration, l'auteur répond que l'artère et les veines pulmonaires servent de réservoirs pour chaque côté du cœur à la quantité de sang que comportent trois ou quatre pulsations de ses ventricules : l'artère pulmonaire nommément reçoit et conserve les trois ou quatre ondées de sang qui séparent deux respirations, et ce sang ne se répand dans les poumons qu'à l'occasion de la respiration prochaine.

Ensuite, puisque « l'impulsion du cœur, suivant M. Nougarède, ne peut servir à motiver le cours du sang dans ses vaisseaux, » il fallait bien que ce physicien substituât d'autres forces à celle que tout le monde admet et qu'il répudie, et voici celles qu'il propose. — Elles sont au nombre de quatre :

« 1° Le vide formé d'abord dans les poumons, puis

de proche en proche » (emprunt fait à l'opinion outrée de M. Barry) ;

» 2° La capillarité des vaisseaux ;

» 3° La force de sécrétion et de réparation des organes. »

L'auteur admet ou suppose encore une quatrième force : c'est la dilatation et la contraction des vaisseaux. Mais cette force, il ne la regarde que comme accessoire et comme modératrice des autres puissances : son seul objet serait d'approprier la capacité des vaisseaux à toutes les variations de plénitude ou d'agitation que comporte la vie active. Disons quelques mots des trois principales forces admises comme suffisantes par M. Nougarède.

La première et la plus puissante des trois, selon lui, est l'aspiration pulmonaire. Ainsi, chaque fois que la poitrine se dilate par l'action des muscles diaphragme et autres, « il se produit graduellement dans les poumons une sorte de vide qui attire d'une part l'air extérieur destiné à la transformation du sang, à sa rénovation, et d'une autre part le sang *que l'artère pulmonaire garde exprès en réserve.* Cette artère, à son tour, sollicite et attire le sang renfermé dans les cavités droites du cœur ; ces dernières, le sang des veines ; les veines, celui des capillaires, *et ainsi de suite, en parcourant tout le cercle du mouvement.* » Ce qui veut dire que le sang ne coule dans les artères mêmes qu'en vertu de l'aspiration et du vide pulmonaire.

Il aurait suffi à l'auteur de comprimer un des gros vaisseaux pour constater que son explication était erronée. En comprimant une artère, il en aurait senti les battements accrus entre le point comprimé et le cœur : preuve démonstrative que le vide du poumon n'est pas la cause essentielle du cours du sang dans cette artère. Selon son explication aussi le sang cesserait de couler dans une veine au delà de l'endroit où elle serait comprimée; tandis qu'il est d'observation très-vulgaire que le sang ne coule bien d'un de ces vaisseaux ouvert qu'autant qu'on l'a préalablement comprimé entre la poitrine et le point du vaisseau qu'on veut ouvrir.

Pour ce qui est de la deuxième cause ou force, la *capillarité*, c'est l'attraction d'un tube quelconque sur tel liquide placé sous son influence; c'est quelque chose d'analogue à l'imbibition d'une éponge et à la théorie du siphon. Dans cette cause encore, il y a un peu de vérité; mais qu'il a fallu outrer démesurément, pour faire d'une pareille force un des moteurs essentiels de la circulation du sang. D'ailleurs, la capillarité s'exerçant également dans toute l'étendue d'un même vaisseau, il n'y a nulle raison pour qu'elle attire et meuve le sang plutôt vers l'oreillette droite du cœur que vers le ventricule gauche. Cette influence n'est donc que d'ordre secondaire, et elle suppose toujours une impulsion préalable et une force antérieurement agissante. Vainement l'auteur chercherait cette force première dans l'aspiration du poumon, qui n'est aussi qu'accessoire. Pourquoi n'en pas revenir de bonne foi à l'impulsion si évidente du cœur?

Reste la troisième force, la *force de sécrétion ou de réparation des organes,* la plus spécieuse des trois. De quelque manière qu'on se rende compte des actes de nutrition et de sécrétion, toujours faudra-t-il admettre, dit l'auteur, qu'il se fait en chaque partie une sorte de travail; or, d'après les lois générales de la nature, c'est une nécessité que les matériaux affluent là où les appelle ce travail. L'auteur cite ici pour terme de comparaison ce qui arrive aux pôles d'une pile et à la mèche d'une lampe!

En résumé, tandis que quelques physiciens essaient de substituer au grand principe de l'attraction de Newton je ne sais quel fluide magnétique universel, M. Nougarède a essayé d'attribuer la circulation du sang à l'attraction des physiciens, au préjudice des mouvements du cœur et contrairement à la théorie de Guillaume Harvey, dont la gloire est aussi solidement fondée que celle de Newton.

J'ai parlé sans doute trop longuement du Mémoire de M. Nougarède, mais ce travail se recommande par un nom considéré et un vrai talent d'exposition et de dialectique; on y trouve d'ailleurs une telle profusion d'arguments empruntés aux sciences supérieures, que j'ai pensé qu'il pourrait induire en erreur une certaine classe de lecteurs auxquels les lois de la vie ne sont pas très-familières. De là le soin que j'ai pris d'analyser cet ouvrage tout en le critiquant.

LETTRE XV.

SUR LES SOURCES ET LES USAGES DU SANG.

18 octobre 1829.

Je vous ai déjà dit beaucoup de choses sur le sang, sur ses sources, ses qualités, son mélange avec l'air, ses diverses destinations et ses usages : peut-être même en ai-je trop dit à ce sujet ; mais avec tant d'irrégularité et si peu d'ordre, que je vais tâcher de résumer en peu de mots ce que mes lettres précédentes renferment de plus essentiel.

Camille, vous avez sans doute remarqué que mes craintes si légitimes de vous ennuyer diminuent à mesure que j'avance dans cette imparfaite esquisse de la vie, que j'ai entreprise sur votre invitation. Vous comprenez si promptement les choses les plus difficiles ; vous mettez à les étudier tant d'assiduité, tant d'attention et de discernement, que les heureuses dispositions de l'écolière ont peu à peu encouragé le *professeur* à se relâcher, et à s'abandonner à sa chère paresse. Si votre esprit avait moins de pénétration et de vivacité, ces lettres écrites pour vous seraient plus pittoresques et plus ornées : c'est votre faute, Camille, si mon style n'est pas plus dégagé, plus lucide ; vous n'avez qu'à devenir plus paresseuse ou plus exigeante, vous verrez si ces lettres ne deviendront pas plus élégantes et plus ingénieuses.

J'ai dit que j'allais parler du sang. Vous savez que la première origine de ce fluide en chaque être est dans les vaisseaux maternels, et que durant toute la vie c'est le chyle, provenant de la nourriture, qui répare le sang et qui en augmente la masse. Je vous ai dit comment le cœur fait circuler le sang dans tout le corps, comment ce fluide circule rouge dans les artères par la force du ventricule gauche ; vous savez aussi à quelle cause sont dus les battements des artères, et que le pouls bat en même temps dans tous nos organes. Ensuite, le sang revient au cœur par un cours plus lent, plus uniforme, et sans pulsations ; et ce sont les veines qui l'y rapportent. Le sang était rouge, vous le savez, en sortant du ventricule gauche du cœur ; mais il s'est peu à peu rembruni en traversant nos organes, et il est noirâtre lorsqu'il est versé dans les cavités droites du cœur. Il reprend bientôt sa rougeur en passant par les poumons, dans lesquels le répand le ventricule droit ; et je vous ai dit, Camille, que ce changement de couleur est dû au voisinage de l'air et à certaines décompositions que ce fluide éprouve : vous savez que cet air perd de l'oxygène, et que le sang perd de l'hydrogène et du carbone ; et voilà même d'où proviennent le gaz acide carbonique et l'eau qui se dégagent à chaque instant par l'haleine.

La première fois que cette combinaison de l'oxygène de l'air avec le sang fut connue, vous ne sauriez

vous imaginer combien cela frappa les esprits. On se
persuada aussitôt qu'on vivrait très-long-temps et
peut-être toujours, et qu'on éviterait des maladies et
des souffrances, si l'on respirait de l'oxygène pur. On
essaya même de ce moyen, et l'on vit avec douleur
qu'il n'était pas compatible avec la vie. Au moins re-
tira-t-on de ces essais la consolante idée que la Providence a tout disposé pour le mieux, en nous en-
tourant d'un air dont les proportions sont les plus
convenables pour l'entretien de la vie. On imagina
aussi de prolonger l'existence des pulmoniques en leur
faisant respirer de l'air plus pur, plus chargé d'oxygène ; mais ces nouvelles épreuves échouèrent comme
les autres. Cela causait trop de fièvre, trop d'irritation.

Nous en étions, je crois, aux combinaisons de l'air
avec le sang : je vous ai appris, Camille, que là était la
principale source de la chaleur qui imprègne toujours
et à peu près également nos organes. Il est remarquable que cette chaleur vitale est d'autant plus grande,
que la respiration est plus parfaite, et accomplie par
des poumons plus vastes. Notre chaleur, à nous, est
d'à peu près trente degrés de Réaumur ; celle des Oiseaux est plus élevée d'environ deux degrés, par la
raison que ces êtres dépensent plus d'air. Les hommes
les plus robustes ont aussi une plus vaste poitrine :
comme ce sont les poumons qui recomposent le sang,
et que ce fluide anime tous les organes, qu'il préside
à toutes les fonctions, vous concevez que la vie doit

avoir le plus d'activité en ceux des êtres qui ont les poumons les plus volumineux et du jeu le plus parfait, le plus facile. Rien n'affaiblit autant que les maladies des poumons; rien ne diminue davantage les sources de la chaleur. Les vieillards, en qui ces organes sont si souvent engorgés, eux d'ailleurs dont le cœur est plus lent à battre, et les vaisseaux plus endurcis et moins perméables, ont moins de chaleur que les jeunes gens. Également le fœtus, qui ne respire point encore, et qui reçoit de sa mère un sang tout fait, et d'ailleurs si éloigné de sa source impulsive, a une chaleur de plusieurs degrés moins élevée que celle de l'homme fait et de l'enfant qui respire, et d'autant moins élevée qu'il est moins viable.

Cependant, Camille, n'allez pas croire que nos organes soient tantôt plus chauds et tantôt plus froids. Il n'en est pas ainsi quant à la profondeur de nos viscères : la chaleur en est toujours égale. Nous n'avons jamais beaucoup plus de trente degrés de chaleur, ou environ 37 degrés centigrades. Si pourtant le corps humain était exposé à de l'air chauffé à 37° centigrades et au-dessus, la chaleur même de ce corps serait accrue d'un ou de deux degrés. Cette augmentation de la chaleur humaine a même été de 4 à 5 degrés, au rapport des docteurs Delaroche et Berger, chez un homme qui s'était introduit dans un four chauffé à 80 et 87 degrés centigrades, curieux résultats qui n'ont encore été contredits que par le capitaine Francklin. On a aussi observé que les différentes races d'hommes ont une capacité différente pour la chaleur et sont diversement influençables par la température de climats ardents. A Colombo, par exemple, les blancs marquaient près de 39° centigrades, tandis que des Hottentots, malgré leur peau plus rembrunie et plus absorbante, offraient à peine 36° centigrades, c'est-à-dire un peu moins que des Européens vivant dans un climat tempéré. Dès qu'il y a excédant de chaleur, aussitôt le surplus se dissipe par l'haleine, par l'exhalation de diverses humeurs, surtout par la transpiration de la peau; et c'est alors qu'il se forme des gouttelettes d'eau à la surface du corps, et c'est là ce que nous appelons la sueur. C'est surtout par la peau que se dissipe la portion de calorique qui excède les besoins de la vie. La transpiration insensible a le même effet, pour refroidir nos organes, que ces vases poreux dont les Orientaux font usage pour rafraîchir leurs appartements.

Les organes du vieillard ne sont pas plus froids, intrinsèquement, que ceux du jeune homme; seulement, le premier garde toute sa chaleur pour lui; il en exhale moins ou n'en exhale pas du tout. S'il a froid, c'est seulement aux surfaces, aux extrémités. La profondeur des organes a toujours la même température tant que dure la vie. (Voir le *Dictionnaire physiologique,* au mot DOULEUR.)

Ne croyez pas non plus, Camille, que nos organes soient réellement imprégnés d'une chaleur plus élevée, d'un calorique plus abondant, dans les inflammations, dans la fièvre ! Non ; seulement il s'en produit davantage, et ce surplus est aussitôt dégagé par la peau, par les poumons. Voilà pourquoi l'haleine est alors brûlante, la transpiration plus abondante, la peau rouge et chaude. Il y a d'ailleurs des accroissements de chaleur qui sont purement sensitifs, ou même imaginaires. Le même degré de chaleur se fait bien plus vivement sentir dans des parties douloureuses, enflammées, chez des personnes affaiblies ou très-nerveuses. Mais vous n'avez qu'à porter un thermomètre dans la main qu'on sent brûlante, vous verrez que le mercure ne s'élèvera pas plus haut que je ne vous l'ai dit. Le thermomètre placé dans la bouche ou sous l'aisselle de deux personnes dont l'une a froid et l'autre trop chaud, marque presque exactement le même degré dans les deux cas : toujours une trentaine de degrés R.

Vous avez remarqué, Camille, que c'est surtout aux mains et aux pieds que se font sentir les extrêmes de chaleur : c'est comme un fleuve dont les crues et les diminutions deviennent surtout apparentes sur ses rives. C'est aux mains et aux pieds, comme les parties les plus éloignées du cœur et les moins vivantes, que se fait d'abord sentir le froid. C'est aux mêmes parties que les excès de chaleur deviennent surtout manifestes, précisément parce que la chaleur en est habituellement moins uniforme. L'excessive chaleur des extrémités est un signe presque certain de fièvre ou de pléthore.

Quant au frisson qu'on éprouve surtout au début des fièvres et des inflammations, il est l'indice presque infaillible qu'il existe quelque organe intérieur qui s'engorge de sang et qui s'enflamme. Je vous dirai également que la trop forte tension de la pensée, aussi bien que l'abus du thé ou du café, le corps étant en repos, produisent presque sûrement le refroidissement des pieds. Cela vient de ce qu'il ne peut exister à la fois plusieurs foyers, plusieurs centres d'irritation dans les corps vivants....... Mais je reviens.

Le sang recèle les matériaux nécessaires à la formation des diverses humeurs, et c'est de ce fluide qu'elles émanent toutes, sans exception. Il est aussi indispensable aux sécrétions qu'à la nutrition et à la chaleur vitale. La bile, le lait, les urines, la sueur viennent du sang, tout comme les larmes, comme la salive, le mucus et la sérosité. Il en est de même des autres fluides vitaux, visibles ou invisibles. Le sang produit jusqu'aux odeurs particulières à chaque animal, et même un chimiste a trouvé le moyen de les en dégager par l'intervention de l'acide sulfurique ; ce qui l'a conduit à distinguer désormais le sang de chaque espèce d'animal et même celui du mâle d'avec celui de la femelle, au moins s'en est-il flatté. Enfin, il n'y a pas jusqu'au fluide électrique de la Raie-Torpille et de la Gymnote qui ne provienne du sang comme tout le reste.

Je dois ajouter, Camille, que tous ces fluides vitaux,

sécrétés aux dépens du sang par divers organes, re-
tournent en partie dans l'océan de la circulation ; car
toutes les humeurs ne sont pas rejetées hors du corps :
il en est qui n'en sont exportées que partiellement,
et d'autres qui ne sortent jamais de leurs réservoirs
ou enveloppes. Vous allez me demander ce que deviennent ces dernières. Ce qu'elles deviennent? Elles
sont renouvelées, pompées, absorbées par ces petits
vaisseaux blancs que je vous ai déjà fait connaître sous
le nom de lymphatiques ; les veines aussi paraissent
concourir à l'absorption des humeurs sédentaires.
Dans le cas où cette absorption se fait mal, il peut en
résulter de dangereux effets, des maladies. Par exemple lorsque la sérosité des grandes cavités, de la poitrine, de la tête ou du ventre, n'est pas reprise au
fur et à mesure par les vaisseaux, alors il survient
des hydropisies.

Je ne finirais pas si j'entreprenais d'énumérer à
combien de phénomènes le sang participe. Le cerveau et les nerfs ont besoin de son accession comme
le reste des organes ; sans ce fluide, sans son cours
rapide et pulsatif, nous n'aurions ni sensations ni
pensées. Il suffit souvent du ralentissement des pulsations du cœur, de la compression des artères carotides, pour ôter jusqu'au sentiment de l'existence et
causer l'évanouissement. Les muscles cesseraient de
se contracter s'ils n'étaient abreuvés d'un sang rouge
circulant avec rapidité et se renouvelant sans cesse :
dès lors il n'y aurait plus de mouvements. Enfin,

Camille, il n'y a pas jusqu'à la moelle épinière à qui le contact de ce fluide ne soit nécessaire pour agir ; et précisément le cœur ne peut mouvoir le sang qu'avec l'aide et par l'intervention de la moelle épinière. Jugez par là combien les phénomènes de la vie sont inextricables et combien il est souvent difficile de discerner lequel de deux effets a précédé ou produit l'autre. Car, si la moelle épinière n'agit point sans l'intervention du sang que lui envoie le cœur, et si le cœur ne peut se mouvoir sans le concours de la moelle épinière, comment concevoir qu'un de ces deux organes ait précédé l'autre et concouru à le produire ? comment expliquer le commencement de la vie avant que tous les organes soient assez formés pour agir simultanément ? Cette difficulté m'a toujours semblé insurmontable.

On s'est souvent demandé, ce qui n'est pas sans importance, si le sang était homogène et identique dans chaque série de ses vaisseaux.

La source du sang artériel étant unique, les mêmes poumons le renouvelant sans cesse, le même cœur en emplissant toutes les artères par une seule embouchure et leur communiquant à toutes la même commotion, et ce sang artériel ne recevant et ne perdant rien tant qu'il demeure renfermé dans les artères, il est évident qu'il est partout identique. Le sang des artères du foie et de l'estomac est en tout semblable au sang des artères des membres et du cerveau. Cela est incontestable et maintenant incontesté. Il n'en est pas ainsi du sang des veines.

Nous ne savons pas bien précisément, il faut en convenir, ce que les veines absorbent d'elles-mêmes ; nous ne savons pas davantage quels éléments a laissés et perdus le sang artériel en traversant les vaisseaux capillaires et le parenchyme des organes , ni par quels principes il a dû contribuer à la confection des humeurs qui puisent en lui leurs matériaux. Nous ignorons , à quelques exceptions près , toutes ces choses ; mais nous savons pertinemment que ces organes diffèrent entre eux, nous savons que ni tous les organes ni toutes les humeurs n'ont une composition identique. Or , comme ce qui forme ces humeurs ou répare ces organes est certainement extrait du sang, on conçoit que le résidu de ce sang,·dont les veines s'emplissent, doit différer en chaque organe différent. Le sang de chaque veine est donc dissemblable, et ce n'est qu'après les agitations que les cavités droites du cœur lui communiquent , ce n'est qu'après son passage à travers les poumons et sa transformation de veineux qu'il était en artériel, que le sang redevient homogène et identique en toutes ses parties.

On conçoit tout ce que cette continuelle dispersion du sang dans autant de petits canaux qu'il y a d'organes corporels doit apporter d'obstacles et de lenteur à l'action des remèdes, et combien elle rend plus merveilleux les actes de la nutrition et la filtration ou sécrétion des humeurs. En effet , si l'on veut influencer un organe au moyen d'un médicament qui n'ait d'action réelle que sur lui seul, il est évident, en quelque lieu que pénètre ce médicament et quel que soit le vaisseau qui l'absorbe partiellement ou en totalité, qu'il lui faudra parcourir le dédale de la circulation avant d'arriver à son terme et d'y remplir son objet. Il lui faudra premièrement traverser le cœur et les poumons. D'abord confondu dans ceux-ci avec la masse entière du sang, qui s'y régénère; ce remède sera distribué par le cœur entre les différents organes, dans la proportion respective où chaque organe reçoit de ce sang : de sorte que l'organe sur lequel le médicament doit spécialement agir n'en recevra lui-même que proportionnellement au calibre de son artère. Jugez, Camille, combien doit être exquis l'espèce de tact en vertu duquel un organe quelconque apprécie et retient à lui les principes propres à le nourrir, ou bien les éléments des humeurs qu'il exhale ou sécrète, si c'est une membrane ou une glande. Pareillement, s'il s'agit d'un médicament, si c'est un remède qui n'ait d'action que sur un seul organe, celles de ses molécules qui parviennent à la fois à leur destination sont si peu nombreuses qu'il faut une affinité bien délicate pour en déterminer l'isolement. Cependant, comme la masse entière du sang repasse environ douze fois par heure à travers les poumons et le cœur, et que chaque organe reçoit de soixante à quatre-vingts ondées d'un sang nouveau par minute, il en résulte que les particules médicamenteuses destinées à en influencer un, parviennent peu à peu jusqu'à lui et finissent par modifier son action.

Ces analyses vitales sont nécessairement beaucoup plus subtiles que les analyses de la chimie, et l'on commet chaque jour de graves erreurs quand on raisonne d'après ces dernières. Ainsi, parce que les principes essentiels de la bile et de l'urine, le picromel et l'urée, n'auront pu être retrouvés dans le sang, faudra-t-il en inférer que le foie et les reins ont dû créer de toutes pièces ces éléments de leurs humeurs? Non, certainement; mais il faut envisager que l'absence prétendue de ces éléments dans le sang peut provenir de leur extrême dissémination dans des vaisseaux si nombreux. J'en dis autant des médicaments et des poisons, dont on ne découvre aucun vestige dans le sang; tandis qu'on en retrouve des émanations sensibles dans certaines humeurs : par exemple, l'urine atteste l'existence de l'arsenic ou du copahu qu'on a récemment pris; tandis que le sang n'en porte jamais aucun témoignage. Aujourd'hui même que l'exquise sensibilité de l'appareil de Marsh fait retrouver les plus faibles doses d'arsenic non-seulement dans les matières contenues dans l'estomac et les intestins, mais dans la substance même du foie, de la rate et des poumons, dans l'urine, le même appareil n'a pu encore, quoiqu'on ait prétendu de contraire, en démontrer aucune fraction dans le sang. D'où cela vient-il? Toujours de la même cause, de ce que le poison se trouve imperceptiblement disséminé dans une grande masse de sang qui circule par d'innombrables canaux. En vain M. Van-Broech a contesté ces résultats négatifs ; M. Orfila a pu vérifier un grand nombre de fois et avec tristesse ce que j'avance.

Ce que je vous ai dit, Camille, des nombreux et importants usages du sang reçoit une nouvelle confirmation de l'état de faiblesse où jette toute déperdition un peu grande de ce fluide vital. Et même il suffit quelquefois d'une hémorrhagie fort légère de sang artériel, je vous l'ai déjà dit, pour amener l'évanouissement, ou même pour déterminer subitement la mort.

Il faut que je cite à ce sujet un passage de ma Physiologie médicale. J'avais en vue, dans le chapitre d'où j'emprunte ces lignes, d'indiquer la *funeste influence de la médecine de nos jours sur l'intelligence et sur la force corporelle des peuples de l'Europe moderne.* Voici ce passage :

« ...... Les Romains jadis faisaient saigner les sol-
» dats qui avaient commis quelques fautes graves [1].
» C'était un moyen de les châtier d'un premier délit
» comme de les prémunir contre des fautes nouvel-
» les... Que d'hommes on garantirait des remords ou
» des supplices par des saignées opportunes !

» Nous guérissons aujourd'hui comme les Romains
» punissaient. C'est au prix de leur sang que nos
» malades recouvrent la santé ; leurs forces s'en vont
» avec leurs douleurs. *Prenez garde*, disait Napo-

---

[1] MONTESQUIEU, lequel cite lui-même AULU-GELLE.

» léon à Corvisart, *ce sang que vous répandez si*
» *profusément entretenait la vie!* — Napoléon
» connaissait l'homme, mais il présumait trop de notre
» sagesse. Nous saignons tous, parce que nos maîtres
» saignaient; nous saignons dans toutes les maladies,
» parce qu'il en est plusieurs où la saignée est néces-
» saire. Pour extirper le mal, nous épuisons la vie;
» pour empêcher les débordements du fleuve, nous
» en tarissons la source.

» Mais, quand nos malades guérissent, lorsque vos
» soldats sortent de nos hôpitaux, ne leur demandez
» plus ni travail, ni progéniture, ni courage; nous
» les avons guéris!... [1]. »

P.-S. A l'égard des preuves directes et irrécusables de la circulation du sang dans les plus petits
vaisseaux, dits vaisseaux capillaires, Leeuwenhoek,
Malpighi et Spallanzani, munis d'un bon microscope,
ont vu passer le sang directement des artères dans les
veines. Ces observations curieuses, tantôt ils les ont
faites sur des mésentères ou des langues de grenouille,
tantôt sur des queues de lézards. J'ai moi-même assisté
à des expériences semblables, grâce à la complaisance
et aux excellents microscopes de M. Donné. J'ai vu
très-clairement chez lui, dans la langue d'une grenouille encore vivante, un sang rouge et globuleux se
mouvoir avec rapidité en suivant les vaisseaux de cet
organe si vasculaire. Cette expérience, très-curieuse

---

[1] Isid. Bourdon, *Physiologie médicale*, t. 1, liv. iv,
ch. xvi.

et pleine d'intérêt, est une de celles dont l'ingénieux Spallanzani récréait les personnages que sa célébrité attirait en Italie. Ce fut elle principalement qui lui valut la haine implacable de Scopoli, son indigne collègue, et qui lui attira ses odieuses calomnies, dont la postérité a fait justice en méprisant elles et lui. M. Donné reproduit cette expérience avec tant d'adresse que de pareils faits finiraient par me réconcilier avec les recherches microscopiques, bien que ces recherches m'aient paru jusqu'à présent engendrer moins de vérités que d'illusions. Me voici maintenant plus crédule ; du moins quant aux globules mobiles du sang, dont il n'est plus possible de nier judicieusement l'existence.

Ce sont les exhibitions de M. Donné qui m'ont surtout convaincu. Je dois dire toutefois que le microscope de M. Bourgery et celui de M. Mandl, l'habile micrographe hongrois, m'avaient déjà initié à quelques particularités organiques aussi curieuses qu'intéressantes. Alors que le docteur Bourgery réalisait ses belles observations sur la structure des poumons, cet habile anatomiste avait eu l'attention de déposer chez moi, afin de mieux me convaincre, un de ses meilleurs microscopes avec quelques lambeaux de poumons soigneusement préparés et desséchés. Plus tard, alors que j'essayais de démontrer la futilité des analyses atomiques du sang humain, M. Mandl m'apporta un de ses microscopes dans le but de me montrer sous leurs divers aspects les globules du sang, leur forme, leurs mouvements singuliers, ainsi que les surprenantes différences qu'ils offrent d'homme à homme. L'expérience fut des plus simples : M. Mandl prit pour comparaison et plaça entre deux morceaux de verre parallèles une très-petite goutte de son sang, puis une très-petite goutte du mien, et il me les fit regarder l'une et l'autre à travers un verre grossissant. On ne saurait imaginer de petits corps d'une mobilité plus contrastante. Ainsi, tandis que les globules de M. Mandl se mouvaient avec une certaine régularité et avec lenteur sur une ligne à peu près toujours la même, mes globules à moi, d'ailleurs fort différents pour la forme, allaient et venaient tout en se heurtant, tout en se croisant avec une vélocité étonnante. La première personne venue, en voyant cette diversité de mouvements en ces deux sortes de globules, aurait pu deviner qu'il s'agissait là de deux sangs qui bien certainement n'étaient pas de la même famille. Le fait est que je n'aurais jamais pensé que le sang d'un Français différât à ce point d'un sang Allemand.

On s'est beaucoup occupé dans ces temps-ci des globules du sang, de la couenne du sang, des principes constitutifs du sang, de ses altérations et même de ce qu'on ne craint pas d'appeler ses maladies. Depuis plus de quinze ans on sentait la nécessité d'en venir à l'étude minutieuse du sang et des humeurs, je veux dire à l'Humorisme. Les diverses parties organiques constituant les corps vivants étant toutes subordonnées, toutes solidaires, aucune ne pouvant souffrir sans que toutes les autres souffrent par rejaillissement, par mutualité, les fluides comme les solides, et le sang tout aussi bien que les organes employés à élaborer le sang, il était évident que peu importait de quel organe ou de quelle humeur on ferait choix pour changer l'aspect de la médecine, et pour faire diversion au système alors si envahissant de Broussais. Le seul moyen d'en finir avec la doctrine de l'*irritation* était de choisir pour point de départ d'une nouvelle doctrine un élément auquel cette appellation routinière de l'école du Val-de-Grâce ne pût être appliquée sans absurdité. On a sans doute cru atteindre ce but en choisissant les globules et les autres principes du sang, et cela nous a valu en dernier lieu l'analyse atomique de ce fluide vital.

Sans microscope et sans réactifs chimiques, et ne se servant que d'un fin tissu de lin pour exprimer le sang coagulé, un des professeurs de la Faculté de Paris s'est appliqué à faire l'analyse naturelle et pour ainsi dire l'anatomie du sang. Il se contente de comparer dans différentes conjonctures de santé et de maladie les quatre éléments essentiels en lesquels le sang se décompose à peu près spontanément sans l'intervention de la chimie.

Mais, pour accomplir ces recherches laborieuses, le médecin dont je parle a dû saigner arbitrairement, et dans d'autres vues que celle de leur guérison, de nombreux malades de toute espèce et dans toutes les phases du mal, dans toutes les saisons, de tous les âges, et dans des maux de toute gravité, comme aussi dans toutes les classes sociales. On le lui a reproché ; nous-même avons dû le lui reprocher, quelles que soient notre estime pour ses travaux et notre amitié pour sa personne. Il n'est pas bien, a-t-on dit, qu'un médecin expérimente hasardeusement sur ses malades. Les plus belles découvertes, et même les découvertes les plus profitables au genre humain, ne sauraient compenser les injustes souffrances d'un seul homme, ni à plus forte raison l'accourcissement possible d'une existence d'homme, quelle qu'en eût dû être approximativement la brièveté. Sans nul doute ces reproches sont fondés. Remarquons cependant à quelle perplexité une philanthropie si austère contraint tout médecin progressif! S'il expérimente sur des animaux, on lui objecte, avec raison, qu'il y a trop loin d'un animal quelconque à l'homme pour autoriser de l'un à l'autre des inductions analogiques. S'il expérimente sur lui-même, on lui fait remarquer que des observations concernant un homme sain n'impliquent point parité d'effets dans un homme qui est malade. Si enfin il s'adresse sans détours aux malades mêmes, vite on lui fait sentir que de pareilles tentatives sont inhumaines, et qu'il déroge ainsi à la dignité de son art et à ses serments. C'est qu'en effet le premier devoir du médecin est de ne jamais nuire.

Quoi qu'on puisse penser de ces objections balancées, je me hâte d'en venir au fait dont j'ai parlé, à l'analyse atomique du sang.

Sur deux cents malades auxquels on avait pratiqué sans scrupule trois cent soixante saignées (un peu moins de deux saignées par malade l'un portant l'autre), et dans des conjonctures où sans doute l'émission du sang était le moins contre-indiquée et comportait le moins de périls, on a observé les résultats extrêmes que voici :

Sur mille parties de sang ,

La fibrine a varié en quantité depuis 1 jusqu'à 10 millièmes ;
Les globules, depuis 21 millièmes jusqu'à 185 ;
Les éléments salins du sérum, depuis 57 jusqu'à 104 mill.;
Enfin l'eau, depuis 725 jusqu'à 915 millièmes.

Partant des proportions variables de ces quatre éléments constitutifs du sang, isolés et réduits en atomes, l'auteur se hâte de fonder sur elles la distribution de toutes les maladies en quatre classes :

I. Celles où c'est la fibrine qui prévaut : *inflammations* ;
II. Celles où les globules l'emportent sur la fibrine : *fièvres* ;
III. Celles où il y a peu de globules : *pâles coul.*, *hydropisies* ;
IV. Celles où le sér. est très-albumin.: *diabète, mal. de Bright*.

Mais c'est déjà trop m'être arrêté sur des recherches qu'on ne sait comment caractériser quand on songe qu'elles ont été faites publiquement par un médecin des plus distingués dans un des grands hôpitaux de Paris, et en quelque sorte sous le patronage

20.

d'hommes illustres qu'on salue journellement et avec justice du titre de philanthropes, bien que beaucoup d'innovations hasardeuses et d'essais téméraires échappent à leur surveillance et à leur censure.

LETTRE XVI.

DE L'INFLUENCE DE LA PESANTEUR SUR QUELQUES PHÉNO-
MÈNES DE LA VIE, ET EN PARTICULIER SUR LA CIRCULA-
TION DU SANG [1].

Voici ce que j'écrivais en 1819 sur l'influence de
la Pesanteur, dans un Mémoire qui eut l'approbation
de la Société de médecine de Paris.

Un soir de l'été 1818, la chaleur était si vive, que,
rentré chez moi dans l'intention d'étudier, je me vis
forcé de me jeter quelques instants sur un lit, afin de
recouvrer ce calme parfait indispensable à une étude
sérieuse.

Dans cette position, aussi favorable à la méditation
qu'au repos, je me livrais déjà à quelques réflexions
sur la physiologie, lorsque je m'aperçus que la narine correspondante au côté sur lequel je reposais
cessait presque entièrement de livrer passage à l'air,
et qu'ainsi la respiration devenait de plus en plus difficile. Je me tournai alors comme machinalement sur
le côté opposé, et bientôt après la narine d'abord obs-
truée devint libre peu à peu, tandis que l'autre nariné,

---

[1] Ce travail fut lu à la Société de médecine de Paris, inséré
dans le *Journal général de médecine*, ainsi que dans le
deuxième volume de la Société Linnéenne de Paris.

devenue la plus déclive, s'embarrassa et se rétrécit à son tour[1].

Cette alternative de rétrécissement qui coïncidait toujours avec l'inclinaison du corps sur tel ou tel côté, fixa enfin mon attention. Je me tournai dès lors sur le dos, et je pus observer dans cette dernière attitude que les ouvertures du nez restaient entièrement libres. Ces expériences si simples et si faciles à répéter me parurent intéressantes. Je me plus à les reproduire un grand nombre de fois ; je les variai de vingt manières différentes dans la même heure, et, comme j'obtins constamment les mêmes résultats, je me crus en droit d'en inférer qu'un effet aussi singulier ne pouvait tenir qu'à l'influence de la pesanteur ou de la gravitation.

Il me restait à rechercher de quelle manière cette influence s'exerçait, comment elle déterminait de tels effets. Je tentai à cet égard beaucoup d'essais que j'ai rapportés avec détails dans le mémoire original, et j'obtins pour résultat :

1° Que les mucosités nasales sont entièrement étrangères au phénomène ;

2° Que le gonflement de la membrane pituitaire en est la cause unique ;

3° Que ce gonflement semble provenir de la diffi-

---

[1] Ces effets de la situation déclive ne sont pas également marqués chez tous ; il est des personnes en qui cette influence du décubitus ou coucher ne devient bien appréciable que lorsqu'elles ont un rhume de cerveau ou une irritation quelconque.

culté que le sang veineux éprouve à retourner vers le cœur ;

4° Que la compression des veines superficielles y paraît étrangère ;

5° Que la seule situation déclive semble tout produire ;

6° Qu'enfin, pour conclusion principale, l'influence de la pesanteur a pour effet ordinaire de rendre plus difficile et plus lente la circulation du sang veineux du côté sur lequel le corps repose.

Or, sur huit personnes, me dis-je, il en est au moins sept qui ont contracté l'habitude de dormir sur le côté droit du corps. C'est donc à peu près huit heures sur vingt-quatre heures, c'est-à-dire le tiers de leur vie, que la plupart des hommes restent inclinés sur le côté droit. Prolongée ainsi sur le même côté du corps, cette inclinaison doit laisser, même en santé, des traces non équivoques de son influence sur la circulation veineuse et capillaire ; elle doit détruire à la longue, entre les parties droite et gauche du corps, ce parfait équilibre qui est si essentiel à la régularité des fonctions. Mais c'est principalement dans l'état de maladie que ce défaut d'harmonie doit devenir sensible, puisqu'alors le corps est plus faible et qu'il reste presque constamment dans la situation horizontale. Aussi ne doit-on pas s'étonner si les malades ont la figure plus colorée du côté où ils sont couchés. Le fameux pronostic de Galien qui annonça quelques heures d'avance qu'il s'écoulerait du sang de la narine droite, cette espèce de prophétie médicale n'a plus rien de bien merveilleux pour nous; car, au dire de Galien lui-même, la face de son malade était plus animée et plus colorée à droite, et tout porte à croire que ce malade était couché sur le côté droit.

On peut dire en général, et sans crainte d'errer, que les saignements de nez sont plus fréquents du côté droit toutes les fois que des causes étrangères à la maladie principale ne les ont pas occasionnés. Il faut cependant excepter celles de ces hémorrhagies qui ont lieu dans le cours d'une inflammation du poumon gauche, dans le cours d'une pleurésie du côté droit, ou d'un épanchement pectoral à gauche, à cause de l'espèce de décubitus auquel ces sortes de maladies condamnent. Dans tous ces cas, en effet, le malade se couche à gauche. Si donc nous supposons deux médecins qui annoncent une hémorrhagie nasale, l'un toujours à droite, l'autre toujours à gauche; eh bien! le premier des deux aura le plus souvent raison. Ce n'est pas que la pesanteur, comparée à l'action des organes du corps, ait une très-grande influence sur les phénomènes de la vie; mais, comme l'action du cœur est la même des deux côtés du corps, les phénomènes de la circulation devront être plus prononcés du côté où la pesanteur unit sa faible influence à l'influence beaucoup plus énergique du cœur.

Ce que je dis de la fréquence à droite des hémorrhagies ne doit s'entendre que de celles qui ont lieu chez des malades alités ou chez des personnes en santé et couchées : car les effets de la pesanteur ne tardent pas à disparaître lorsque le corps a repris la position verticale. Aussi observe-t-on à peu près une égale fréquence des hémorrhagies des deux côtés du corps quand elles ont lieu pendant la veille chez des personnes qui jouissent d'une santé à peu près parfaite. Cette remarque est également applicable à ce que nous dirons plus loin de l'apoplexie sanguine.

Cette action de la pesanteur sur la circulation veineuse et capillaire ne borne pas ses effets à la seule membrane pituitaire : elle devient même plus manifeste sur les organes qui, comme le cerveau, joignent au défaut de consistance le grand nombre et la ténuité des vaisseaux. On peut faire au sujet de l'apoplexie sanguine une observation qui trouve ici sa place : c'est que le plus grand nombre des épanchements sanguins ont lieu du côté *droit* du cerveau. Morgagni avait constaté cette fréquence des apoplexies sanguines à droite, et la plupart des médecins modernes, à l'exception d'un seul, ont obtenu des résultats qui confirment ceux du médecin de Bologne. J'observai en 1818, à l'hôpital de la Charité, dix-huit apoplexies sanguines : neuf existaient à droite, cinq des deux côtés en même temps, et seulement quatre à gauche. Or, je le demande, à quelle cause, sinon à l'influence du décubitus, pourrait-on raisonnablement attribuer cette fréquence des épanchements sanguins à droite? Serait-ce au calibre plus considérable des vaisseaux de ce côté du corps, ainsi que le pensait Morgagni; ou bien serait-ce plutôt à la disposition particulière de l'artère carotide droite, comme l'a avancé Portal? Je ne le crois pas. Ces théories de détail, comme beaucoup d'autres, ont le défaut de n'être applicables qu'aux faits pour lesquels on les a créées.

Il n'en est pas ainsi, du moins je le crois, de l'influence que j'attribue à la pesanteur sur la production des apoplexies à droite. Nous avons constaté cette influence en ce qui regarde la membrane pituitaire; nous la trouverons encore dans d'autres organes où elle donne lieu à des phénomènes variés : je pense donc qu'il serait peu rationnel de contester à la gravitation, quant au cerveau, l'influence qu'elle exerce si visiblement sur d'autres organes.

Il faut encore remarquer que la paralysie résultant d'apoplexies sanguines est aussi fréquente à gauche que les apoplexies sont fréquentes à droite. Cela s'explique par l'action croisée des nerfs dont il sera fait mention plus loin. La même cause gouverne ces différents effets, et cette cause est le décubitus plus ordinaire à droite qu'à gauche. On peut donc avancer que la paralysie n'affecte si fréquemment le côté gauche du corps [1] que parce que la plupart des hommes ont l'habitude de se coucher sur le côté

[1] Il m'a paru qu'il en était de même de la surdité et de la cécité par paralysie.

droit. Beaucoup de médecins ont observé que les paralysies sont en plus grand nombre à gauche qu'à droite ;
tant d'auteurs en ont cité de nombreux exemples,
que j'aurais pu me dispenser d'en rapporter de nouveaux. Cependant le docteur Biett m'ayant offert, à
l'appui de la proposition précédente, les résultats de
sa pratique en ce qui concerne les hémiplégies, j'ac-
ceptai avec reconnaissance cette offre d'un médecin
distingué, que je comptais au rang de mes maîtres :
je pense qu'on ne saurait trop répandre les observations
dues à des praticiens habiles, connus pour véridiques.

Voici le nombre des hémiplégies qui ont été obser-
vées à l'hôpital Saint-Louis dans l'espace de dix-huit
mois, sans distinction de cause :

Paralysies du côté droit. . . . 27
Paralysies du côté gauche. . . 36
En tout. 63

On trouve dans une thèse soutenue en 1815 devant la Faculté de Paris une série d'observations qui
établissent encore mieux cette disproportion des paralysies du côté gauche.

Sur trente-cinq cas de paralysies on comptait :

7 paralysies des membres inférieurs ;
4 paralysies de la moitié latérale droite du corps ;
Et 24 paralysies de la moitié gauche, dont 12
au moins provenaient d'apoplexies sanguines.

Tout en attribuant à l'influence de la pesanteur la

fréquence des apoplexies à droite et des paralysies à gauche, je suis pourtant loin d'avancer que telle en soit l'unique cause. On pourrait m'objecter, si j'étais ainsi exclusif, que le nombre des dépôts sanguins à droite, bien qu'excédant de beaucoup le nombre des épanchements à gauche, n'est cependant pas proportionné à la fréquence du décubitus à droite. Il est vrai que cette objection, qui paraît juste au premier abord, pourrait être aisément rétorquée : on conçoit, en effet, que le décubitus le plus ordinaire ayant déterminé un premier épanchement à droite, la paralysie, qui alors survient à gauche, oblige le malade à rester continuellement couché sur ce même côté gauche. Il est donc clair que le second épanchement devra s'effectuer à gauche, par la même cause qui aura suscité le premier à droite.

Mais la pesanteur exerce son influence sur des tissus plus consistants que le cerveau : par exemple sur le tissu cellulaire des joues, en des personnes jeunes et d'un tempérament lymphatique ; sur la conjonctive, chez des individus atteints d'ophthalmie. J'ai observé, en effet, que les fluxions des joues sont beaucoup plus fréquentes à droite qu'à gauche ; j'ai vu souvent, en des personnes atteintes d'ophthalmie chronique, que l'œil droit était le plus engorgé et le plus malade. Dans le temps même où je notais ces observations je vis deux malades qui présentaient la disposition dont je viens de parler, et qui l'un et l'autre avaient contracté l'habitude de se coucher à droite. Je leur conseillai de combattre pendant quelque temps cette habitude, et de se coucher sur le côté gauche le plus souvent qu'ils pourraient : ce changement de situation eut à peu près le résultat que je m'en étais promis ; la conjonctive droite se dégorgea sensiblement, en même temps que celle du côté gauche devint plus rouge et plus injectée. A la même influence doit être attribuée l'épaisseur souvent très-grande des téguments de la poitrine du côté où le malade est resté appuyé durant une affection grave. Ceci peut être la source de graves erreurs dans le diagnostic des maladies du thorax, aujourd'hui que pour établir ce diagnostic on a si souvent recours à la percussion avec ou sans plessimètre. On pourrait attribuer, par exemple, à la terminaison d'une pneumonie par induration, un son mat qui ne serait dû qu'à l'engorgement et à l'infiltration des seuls téguments [1]. Il faut toujours se rappeler que, par le fait de la pneumonie, le malade a dû rester quelque temps couché sur le côté entrepris : c'est l'inverse dans la pleurésie, où une douleur plus vive oblige le malade à s'incliner du côté sain.

L'influence du décubitus ne se borne donc point aux téguments, elle s'exerce aussi sur des organes in-

---

[1] L'effet dont je parle est si fréquent, et quelquefois si marqué, qu'un des professeurs de la Faculté (M. Piorry, inventeur du Plessimètre) s'est autorisé de mes remarques pour établir une nouvelle espèce de pneumonie ou de fluxion de poitrine.

ternes. Voilà, je crois, la raison pourquoi le plus grand nombre des inflammations de la poitrine se montrent du côté droit. J'ai fait, à l'hôpital de la Charité, quelques remarques à ce sujet : je me contenterai de les noter ici, toujours sous la forme d'un tableau très-abrégé.

Adhérences du poumon droit. . . . 26
—   du poumon gauche. . . 18

Sur 21 cas d'hépatisation des poumons ,
13 existaient à droite ;
8 à gauche.

A l'égard des épanchements, ils sont à peu près égaux en nombre des deux côtés de la poitrine. On peut même observer que, lorsqu'un épanchement séreux de quelque importance a lieu des deux côtés en même temps, c'est d'ordinaire à gauche qu'il est le plus considérable, à raison vraisemblablement des adhérences si fortes et si fréquentes du côté droit.

A ces différents faits, je vais ajouter une note sur les poumons des enfants ; note que mon ami M. L. Véron, interne à l'hôpital des Enfants, m'a communiquée.

« L'ouverture d'un grand nombre d'enfants nouveau-nés, faite en présence de MM. Breschet et Baron, nous a montré, dit M. Véron, que, lorsqu'il est survenu une de ces véritables pneumonies qui aboutissent à une hépatisation du tissu pulmonaire (cas où la pesanteur spécifique du poumon est plus considérable que celle de l'eau), cette altération organique a toujours son siége en arrière et au sommet des poumons chez les enfants petits et faibles ; tandis que chez des enfants plus forts, qui peuvent se lever sur leur séant, c'est à sa base que le poumon est le plus souvent hépatisé. Les renseignements que j'ai pris à ce sujet me portent à croire que les enfants débiles n'importunent guère les filles de service par leurs cris faibles et peu prolongés ; de sorte que, abandonnés dans leur berceau dans une position constamment horizontale, le siége de l'hépatisation du poumon en arrière et à son sommet n'est déterminé que par la position que garde l'enfant, et doit être regardé comme un des phénomènes de l'influence de la pesanteur sur la circulation [1]. »

J'avais observé, dès 1818, que les tubercules pulmonaires sont d'ordinaire plus nombreux et plus ramollis à gauche qu'à droite ; que, s'il n'existe des tubercules qu'en un seul poumon, c'est le plus souvent dans le gauche qu'on les trouve ; qu'enfin, si les cavernes des poumons, chez les phthisiques, sont plus grandes d'un côté, c'est encore à gauche qu'il est le plus fréquent de rencontrer cette funeste disposition.

---

[1] M. Véron a aussi vu des preuves d'une autre influence physique sur les organes vivants : il a plusieurs fois remarqué que « chez les enfants très-jeunes et très-faibles, les poumons et le foie conservaient ordinairement à leur surface les impressions des côtes correspondantes. » Inutile de répéter que tout cela remonte à 1819.

Les médecins de la Charité ont de même observé que les tubercules occupent presque exclusivement le sommet des poumons, tandis que l'hépatisation se trouve presque toujours à la base des mêmes organes. Quelle peut être la cause de cette disposition? je l'ignore. Je m'abstiens même de toute conjecture pour la deviner, parce que les hypothèses ne mènent à rien de certain ni de solide.

Je me borne donc à faire, sur ces différents faits bien avérés, les remarques et les rapprochements suivants :

1° Les tubercules occupent surtout le poumon gauche, et le sommet des poumons plus souvent que la base; tandis que l'hépatisation se trouve le plus ordinairement à la base des poumons, et surtout dans le poumon droit.

2° Le siége des tubercules est donc différent et même inverse du siége de l'hépatisation et de l'inflammation pulmonaire. Il semble, d'après cela, qu'il doit être permis de penser que les tubercules des poumons ne proviennent pas toujours d'une inflammation préexistante.

3° Le poumon gauche, chez la plupart des hommes, agit à peu près vingt-quatre heures, contre le poumon droit seize heures; et précisément c'est dans le poumon gauche que les tubercules sont le plus fréquents, le plus nombreux et le plus rapidement développés. Je me borne à noter et à rapprocher ces circonstances concomitantes, sans assigner le genre de liaison ou de subordination qui peut exister entre elles : je n'examine pas si l'une est cause, si l'autre est effet.

4° Tubercules au sommet des poumons et surtout du poumon gauche, hépatisation du poumon droit et à la base des poumons : cette disposition si contrastante prouverait peut-être que l'hépatisation se trouve là où l'influence de la pesanteur s'exerce avec le plus d'efficacité, soit dans la situation verticale et dans l'état de veille, soit pendant le sommeil et dans la situation horizontale la plus ordinaire, tandis que les tubercules pulmonaires résident dans un lieu étranger et même opposé aux effets de cette influence de la gravitation.

Bref, il résulte des observations précédentes :

I. Que le décubitus a beaucoup d'influence sur quelques phénomènes de la vie, même chez les personnes dont la santé est irréprochable ;

II. Que le côté du corps où la pesanteur unit son influence à l'action du cœur est aussi le côté où l'afflux du sang est le plus prononcé et le plus sensible ;

III. Qu'à l'influence du décubitus doit être attribuée la fréquence des véritables crises, des hémorrhagies et des inflammations à droite, des paralysies à gauche, etc. ;

IV. Qu'enfin cette influence pourrait être mise à profit en médecine, soit pour guérir des maladies, soit pour les prévenir, soit enfin pour en diminuer la fréquence de l'un des côtés du corps.

Le décubitus prolongé sur un côté influe sur d'autres phénomènes que ceux de la circulation : c'est lui, par exemple, qui, paralysant pour ainsi dire le côté de la poitrine où pèse tout le poids du corps, proportionne ainsi la quantité d'air respiré pendant la nuit au besoin de la circulation alors moins active. C'est sans doute encore à lui qu'est due l'obliquité à droite de l'utérus, particularité si fréquemment observée pendant la grossesse. La première position de l'enfant dans l'accouchement, effet presque nécessaire de l'obliquité de l'utérus à droite, est due vraisemblablement à la même cause [1].

[1] Cette influence du coucher à droite laisse en plusieurs organes des traces très-manifestes. C'est ainsi que le golfe de la jugulaire et le grand sinus de la dure-mère sont beaucoup plus marqués et plus volumineux à droite qu'à gauche ; et il n'y a pas jusqu'à l'os occipital qui ne porte les marques certaines de cette prépondérance. Tant est grande cette influence sur le cours du sang et l'action de certains organes, que la pensée même, mais surtout la mémoire, voit quelquefois sa puissance décroître ou augmenter d'après la position du corps et son inclinaison à droite ou à gauche.

On s'est aisément rendu compte, d'après mes observations, de l'utile pratique de coucher horizontalement, sans élever leur tête, les personnes faibles en état de syncope ou évanouies ainsi que les nouveau-nés. On a fait plus : des animaux auxquels on avait ôté tout sentiment en les saignant avec excès, on leur rendait la connaissance, quelques mouvements, la vie enfin, en donnant à leur tête une situation tout à fait déclive, dans le but d'y faire affluer le plus de sang possible.

On avait déjà parlé, mais vaguement, de l'influence exercée par la pesanteur sur quelques phénomènes de la vie, soit en santé, soit en maladie : sur les varices, par exemple, en ceux pour qui la situation verticale est presque continuelle; sur la production des hémorrhoïdes chez les personnes sédentaires; sur la rougeur subite de la face chez un bateleur dont la tête est renversée et porte à terre. Mais dans ce dernier cas la rougeur de la face n'a pas pour cause unique l'influence de la pesanteur. En effet, pour que le corps puisse être ainsi tenu renversé, il faut que le bateleur fasse d'aussi grands efforts que s'il voulait soulever un fardeau considérable, dernier cas où, comme chacun sait, la face rougit également. Pour qu'une pareille expérience devînt significative, il aurait été nécessaire qu'un homme, passivement suspendu par les pieds, restât ainsi tout à fait immobile. C'est ce qu'on a expérimenté; et j'ai pu constater que la seule influence de la pesanteur suffit pour engorger outre mesure les vaisseaux de la tête [1].

[1] On a cessé, depuis la première publication de ce Mémoire, de renverser les noyés la tête en bas. On se contente aujourd'hui, après les avoir couchés horizontalement, d'exercer quinze à vingt fois par minute la compression des côtes vers le bas de la poitrine. On effectue ainsi une sorte de respiration artificielle. La détente spontanée des arcs costaux, d'abord plus courbés par cette pression, détermine un vide dans la poitrine et une véritable inspiration.

Voici d'autres faits qui viennent à l'appui des propositions précédentes.

Bayle, l'auteur d'un bon Traité de la phthisie, avait déjà observé que dans les derniers instants de la vie, les poumons s'engorgent du côté où le corps se trouve incliné. M. Chomel a plusieurs fois confirmé l'exactitude de ce fait; mais feu Béclard avait pensé que l'assertion de Bayle n'est vraie que pour les cas où la mort a été précédée d'une lente gonie.

J'ai vu, en 1818, à l'hôpital de la Charité, où il se trouvait alité pour une fièvre grave, un malade qui, au bout de vingt-six jours, offrit une tumeur parotide au côté droit, sur lequel il s'était constamment couché depuis le commencement de sa maladie. Plus tard, la tumeur augmenta de volume, la peau rougit et devint sensible à la pression. Le malade alors, pour éviter des frottements douloureux, s'incline du côté gauche. Quel est le résultat de ce changement de position ? Le voici : une nouvelle tumeur parotide se développe du côté gauche; on la regarde comme un nouvel effort critique (c'était le trente-sixième jour de la maladie). Le lendemain, il y eut écoulement de sang par l'oreille gauche (troisième effort critique); enfin le malade succombe le quarante-deuxième jour de la maladie, continuant d'être incliné depuis une semaine sur le côté gauche..... C'était d'abord de son propre mouvement qu'il s'était incliné de ce côté, où l'on continua de le soutenir à l'aide de coussins les derniers jours de sa vie, à raison des escarres considérables qui s'étaient formées sur le côté droit, où l'on voyait, de plus, une parotide volumineuse et ulcérée.

A l'ouverture du corps, on trouva, entre autres altérations, de la sérosité dans les ventricules du cerveau, mais surtout dans le ventricule latéral gauche. Cet épanchement avait été annoncé dans les derniers instants de la vie par la dilatation des pupilles, dilatation qui était un peu plus sensible à gauche qu'à droite.

Il est aisé de voir tout le parti qu'on pourra tirer d'observations semblables à celles-ci : elles feront apprécier la valeur de certains phénomènes morbides constamment regardés jusqu'à ce jour comme des *efforts critiques.*

On peut assurer dès à présent qu'en ce qui concerne la circulation il existe deux forces nécessairement opposées : l'une active, vitale, représentée par le cœur; l'autre, passive ou physique, c'est la pesanteur ; que l'influence de cette dernière force, comparée à celle du cœur, est peu sensible dans la jeunesse et chez les personnes d'une santé robuste ; qu'alors même elle ne cesse jamais entièrement d'agir ; que cette influence augmente peu à peu à mesure que celle du cœur diminue, comme le démontrent les anévrysmes passifs du cœur, les hydropisies et les hémorrhagies passives, etc. , occurrences diverses où ses effets deviennent plus prononcés ; qu'enfin, aux approches de la mort, l'influence de la pesanteur devient de plus en plus manifeste, à mesure que prévalent les propriétés physiques, lesquelles reprennent entièrement leur empire sur la matière qui a cessé d'être animée.

LETTRE XVII.

SUR LES FONCTIONS DES NERFS, ET EN PARTICULIER
SUR LES SENSATIONS.

20 octobre 1829.

Je vais, Camille, vous entretenir des sensations avec brièveté, et je vais le faire uniquement en physiologiste. Ne craignez pas de trouver dans les pages qui vont suivre ni de la physique, ni de la psychologie : j'éviterai soigneusement les hypothèses et les abstractions si chères à nos ancêtres. Pourquoi vous répéterais-je ici ce que vous avez appris ailleurs, pourquoi copier Biot, Euler, Savart ou Cabanis? Non, Camille; je veux vous préserver des impatiences et du dépit que j'éprouvai moi-même si vivement alors que je commençai mes études médicales.

Quand le premier livre de physiologie me tomba sous la main : « Bon ! me dis-je, voilà ce qui va m'initier à une science nouvelle; je vais enfin obéir au conseil des sages, bientôt je me connaîtrai moi-même ! D'abord j'étudierai les instruments de la vie, et je verrai si ma volonté peut en maintenir le jeu constamment régulier : j'éviterai les maladies, je vivrai long-temps. Je verrai enfin la cause de mes imperfections, je me corrigerai de mes défauts. Commençons par me dépouiller de toute erreur; voyons

les instruments de nos sensations, leur jeu, leurs illusions. Sans doute ce livre va m'apprendre à éviter
ces dernières! » Je me mis alors à lire ce précieux ouvrage. Hélas! que je revins bientôt de mes enchantements! « Comment, dis-je, il me faut encore traverser ce pays aride d'où je me croyais sorti pour
toujours! Quoi! toujours ce son, cette lumière, cette
brute nature des physiciens, que je fuyais à en perdre
haleine, me suivra donc en tous lieux! Il n'y a donc
rien entre ces corps qui m'impressionnent et cette
âme qui pense et qui veut en moi? C'étaient ces
rouages intermédiaires que j'espérais connaître, que
je voulais voir agir : de grâce, levez ce rideau qui
me les cache, déchirez ce voile qui les entoure! »

Je conviendrai, Camille, que cette partie de la
science dont j'étais si curieux n'est pas d'une exposition facile. Il faudrait avoir les objets sous les yeux, ou
du moins de nettes peintures qui les représentassent
avec fidélité. Toutefois je vais essayer de vous faire
connaître la disposition de nos nerfs, leurs principales ramifications et leurs différents usages : je vous
ai déjà parlé de leurs propriétés et de leur structure.
Figurez-vous d'abord qu'il n'est absolument aucune
partie de notre corps qui n'ait son filet de nerf, et
qui, en conséquence, ne puisse devenir sensible à
une impression quelconque, même qui ne puisse
devenir douloureuse : car, vous le savez, Camille,
les nerfs sont les organes de la sensibilité.

Ces différents et innombrables filets de nerfs se

réunissent successivement en branches plus grosses,
en troncs plus volumineux ; et finalement il en résulte
quarante-deux cordons nerveux pour chaque moitié
droite et gauche du corps, et ces quarante-deux paires de nerfs, instruments de nos douleurs et de nos
plaisirs, se joignent ensuite au cerveau que le crâne
renferme, ou à la moelle de l'épine que contient et
protége le canal osseux des vertèbres.

Ainsi, la fine extrémité des nerfs est dans la peau,
dans les muscles, dans les organes des sens, en un
mot dans toutes les parties du corps. La grosse extrémité, au contraire, le tronc de ces nerfs, est attachée
à cette pulpe blanchâtre et cendrée qui compose la
substance du cerveau et de la moelle épinière. On a
coutume de comparer les nerfs à un arbre composé de
branches nombreuses et successivement divisées : et,
en effet, il y a des végétaux qui en offrent l'image
assez parfaite. Une chose encore ajoute à cette ressemblance, c'est que les branches de l'arbre, séparées du tronc, se flétrissent et meurent ; de même
que les nerfs, détachés de leurs point central, demeurent sans usage pour la sensation et condamnés à
l'inertie.

Croiriez-vous, Camille, que ce sont ces quatre-
vingts-quatre cordons nerveux qui nous font sentir,
qui nous donnent en grande partie les motifs des idées
que l'âme assortit, compare et combine ; que ce sont
eux qui président à nos mouvements, qui font palpiter le cœur et circuler le sang, qui rendent l'estomac

capable de digérer les choses alimentaires, qui font sécréter les humeurs ; et que, sans eux, il n'y aurait
ni nutrition, ni respiration, ni chaleur, enfin nulle
fonction vitale? Vous trouverez que c'est peu d'agents
pour tant de soins et d'offices. Toutefois je dois vous
dire qu'il existe au dedans de nous, au milieu même
de nos entrailles, un autre grand arbre nerveux, qui
ne tient à l'autre que par de minces filets, et qui a
pour lui seul beaucoup de renflements ou de petits cerveaux dont le nombre est égal à celui des principaux organes intérieurs, au sein desquels ce grand
nerf envoie de fines ramifications.

Ce nerf s'appelle le grand sympathique ; et ce nom
lui est venu de ce qu'on l'a regardé comme le principal agent des sympathies corporelles et comme le
lien commun de tous nos viscères. Il paraît que ce
nerf prend une part active à toutes les fonctions nu-
tritives, à tous les mouvements involontaires de nos
organes intérieurs ; et que le cœur, les glandes et les
intestins agissent principalement sous sa direction et
son influence, comme à son instigation. Il est probable
que c'est par lui que nous ressentons le besoin des
aliments, les impressions de la faim et de la soif, le
sentiment pénible de beaucoup de douleurs et de
mouvements internes : des coliques, des nausées,
des spasmes hystériques, et beaucoup de sensations analogues. Mais ce nerf est tellement confondu
avec les organes les plus essentiels à la vie, il est
d'ailleurs si bien enchaîné de toutes parts aux autres

nerfs, qu'il a paru impossible jusqu'à présent de savoir rien de certain sur les vraies limites de ses influences.

. On est beaucoup mieux instruit à l'égard des quarante et quelques paires de nerfs dont je vous ai d'abord entretenue. On sait que vingt-huit ou trente de ces couples nerveuses communiquent avec la moelle de l'épine et lui tiennent attachées. Ces communications ont lieu par les trous qu'on voit aux côtés des diverses vertèbres, sur les parties latérales de l'épine dorsale, depuis la tête jusqu'au bas du tronc. Une chose qui doit étonner, c'est que ces nerfs vertébraux sentent (car c'est par leur entremise que s'exerce le toucher des mains et de toute la partie inférieure du tronc); il est, dis-je, étonnant qu'ils sentent, eux qui n'ont point de communication immédiate avec le cerveau, centre général des sensations. Cependant il faut dire qu'ils perdent cette précieuse faculté de sentir, lorsqu'il arrive à la moelle de l'épine de n'être plus unie au cerveau, d'avoir ses cordons postérieurs coupés ou rompus, d'éprouver quelque division complète, quelque rupture; ou bien encore lorsque les nerfs qui sortent de cette moelle n'y tiennent plus attachés que par leur racine antérieure, qui ne va que qu'au mouvement. Voilà même ce qui rend les blessures et les dislocations de la colonne vertébrale si dangereuses : car il est rare que les parties situées au-dessous de ces blessures, intéressant la moelle épinière, ne deviennent pas aussitôt

22.

paralysées ou insensibles, ou les deux choses en même temps. La blessure est plus grave encore si la lésion existe au cou; car alors la respiration, ou s'interrompt entièrement, ou du moins s'embarrasse, à cause des nerfs du diaphragme qui ont leur origine en ce point là.

A l'égard des autres douze paires de nerfs, celles-là proviennent directement du cerveau ou de ses parties adjacentes. La plupart se distribuent à la face, et se trouvent vouées soit à l'action des organes des sens, soit au jeu de la physionomie, exprimant les passions. Comme on s'est, dans tous les temps, beaucoup occupé de ces nerfs, on a été jusqu'à composer de très-mauvais bouts-rimés pour les distinguer entre eux et en retenir plus facilement les usages. Voici ces vers :

Le plaisir des parfums nous vient de la première.

(*L'Olfactif.*)

La deuxième nous fait jouir de la lumière.

(*L'Optique.*)

La troisième à nos yeux donne le mouvement.
(*Le Moteur commun des yeux.*)

La quatrième instruit des secrets d'un amant.

(*Le Pathétique.*)

La cinquième parcourt l'une et l'autre mâchoire

(*Le Trijumeau ou Trifacial.*)

La sixième dépeint le mépris ou la gloire.

(*Le Moteur externe de l'œil.*)

La septième connaît des sons et des accords.

(Parce qu'elle comprend, suivant l'ancienne et fausse dénomination, la septième paire ou le *Facial*, et la huitième ou l'*Auditif*.)

La huitième, au dedans, fait jouer cent ressorts.

(Dixième paire des modernes, ou nerf *Vague*, autrement le *Pneumo-gastrique*, qui intervient pour les mouvements du cœur, les fonctions de l'estomac, des poumons et du larynx.)

La neuvième aux discours tient notre langue prête.

(*Le grand Hypo-glosse* ou *Gustateur*. Elle comprend encore la onzième paire, suivant l'ordre actuellement suivi, autrement *le Glosso-Pharyngien*.)

Et la dixième, enfin, meut le col et la tête.
(*Le Sous-Occipital.*)

Remarquez bien, Camille, que ces nerfs de la tête sont différemment arrangés suivant leurs usages. Ceux des sens, par exemple, sont secondés par des organes qui en favorisent puissamment l'action et qui la spécialisent.

Si vous examinez le nerf de la première paire, ou l'Olfactif, celui par qui nous apprécions les odeurs, vous verrez qu'il se divise en de nombreux et minces filets répandus dans le haut de la membrane pituitaire, qui garnit de toutes parts les narines ; et qu'il occupe précisément le lieu le plus propice à l'exercice de son emploi, puisqu'il est sans cesse heurté par l'air véhicule des odeurs.

Le nerf de la vue, ou l'Optique, est aussi très-favorablement disposé pour l'usage qu'il remplit. D'abord il s'épanouit au fond de l'œil en une membrane délicate qu'on nomme rétine ; puis il a au-devant de lui des humeurs et des membranes : l'humeur vitrée, le cristallin, l'humeur aqueuse, la cornée transparente, qui servent à réunir et à faire converger les rayons lumineux à son centre.

Le nerf optique a de plus, toujours au-devant de lui, vers le milieu de l'œil, une membrane trouée très-influençable, qu'on nomme iris à cause de ses couleurs variées; l'ouverture dont l'iris est percé s'appelle pupille ou prunelle. Je vous ai dit, Camille, que cet iris et sa pupille servent à la vue et secondent l'action du nerf de la vision; car la prunelle se rétrécit ou s'élargit, selon qu'il arrive à l'œil beaucoup ou peu de lumière : elle s'élargit dans l'obscurité et en des yeux affaiblis et voyant mal; elle se rétrécit dans les cas contraires. C'est aussi cette pupille, par les variations de son ouverture, qui nous donne la faculté de voir des objets placés à différentes distances.

Ensuite, la vue aurait été troublée par le retour des rayons lumineux à travers la rétine qui les a déjà appréciés; ils se seraient mêlés et confondus avec d'autres rayons qui arrivent : et justement la nature a obvié à cet inconvénient en plaçant derrière la rétine la membrane choroïde, espèce de rideau noir qui absorbe les rayons lumineux aussitôt qu'ils ont touché cette rétine. Il fallait de plus que la sensation des deux nerfs n'en fît qu'une, que la même image, peinte dans les deux yeux, fût unique dans l'esprit; et précisément la nature a pris soin de cette unité de sensations, en joignant l'un à l'autre les deux nerfs optiques. Une chose encore paraît difficilement explicable, c'est que nous puissions voir dans une parfaite rectitude des objets qui pourtant se peignent sur la rétine dans une position renversée.

Les deux nerfs sensitifs dont je viens de parler sont aidés dans leur action, l'olfactif, par le diaphragme qui attire continuellement l'air dans la poitrine, et par les muscles élévateurs de la mâchoire qui empêchent le passage de cet air par la bouche en la tenant fermée; et l'optique, par les muscles des yeux, des paupières et du cou. Vous avez dû remarquer, Camille, que les yeux présentent cela de particulier dans leurs mouvements, qu'en beaucoup de conjonctures ils se dirigent en sens contraire l'un de l'autre, précisément pour être dans un accord et un parallélisme plus parfaits : l'un se dirige en dedans pendant que l'autre se porte en dehors. C'est la concordance la plus parfaite et à la fois la plus singulière que l'on puisse imaginer.

Le sens de l'Ouïe a aussi son nerf spécial, et celui-ci est plongé au fond de l'oreille, en dedans de la rampe du limaçon, dans une sorte de lymphe que le plus faible son, que l'ébranlement le plus imperceptible fait osciller. Les commotions de cette lymphe sont aussitôt ressenties par le nerf qu'elle baigne, et il paraît que c'est ainsi que sont appréciés les sons. Mais ce nerf auditif, ou de l'ouïe, est puissamment secondé, comme les précédents, par de nombreux auxiliaires. Il y a d'abord la conque de l'oreille qui reçoit le son, et la membrane du tympan qui vibre à leur contact et par leur retentissement; il y a une cavité pleine d'air servant à transmettre les sons à l'oreille interne, contenant le nerf auditif; il y a de plus de petits osselets enchaînés entre eux et mus par des muscles, et dont le mécanisme paraît avoir pour principal usage de tendre ou de relâcher la membrane du tympan, afin de renforcer ou d'affaiblir les sons qui l'ébranlent. Enfin, c'est une admirable complication d'organes qui tous ont pour unique destination de servir à diriger les sons vers le nerf auditif; tout comme je vous ai dit que les différentes parties de l'œil sont arrangées dans le but évident de transmettre la lumière jusqu'au fond de l'œil, au centre de la rétine. Il y a dans l'oreille jusqu'à un conduit de dégorgement qui s'ouvre au fond du gosier, et qui sert à donner passage à l'air renfermé dans la cavité du tympan, alors que des sons trop intenses l'ont vivement ébranlé. Ce canal remplit à peu près, à l'égard des sons, l'usage que nous avons vu remplir par la pupille à l'égard de la lumière.

Il me reste, Camille, à vous parler du sens du Goût; car, pour ce qui est du tact ou du toucher, vous savez que pour ainsi dire chaque partie du corps est apte à l'exercer, encore que la main en soit par excellence l'instrument de prédilection. Le goût a aussi son nerf, ou plutôt ses nerfs; car il suffit de voir la langue et le palais exercer ce sens à la fois (eux qui reçoivent des nerfs différents) pour en conclure que le goût a plusieurs nerfs ainsi que le toucher. Le goût n'est d'ailleurs qu'un toucher plus délicat, plus exquis; il s'exerce comme le toucher sur des parties réellement matérielles. Les saveurs que renferment les substances alimentaires supposent une division de molécules et une solution préalable, sans quoi elles ne pourraient être appréciées et senties.

Et voyez encore combien de conditions favorisent la sensation du goût, l'action des nerfs dégustateurs : d'abord le sens du goût a principalement son siége dans la langue et le palais, parties toujours humides et configurées de manière à toucher la nourriture par la plus grande surface possible ; puis le nerf grand hypo-glosse s'épanouit finalement en fines papilles entourées de nombreux vaisseaux pouvant jusqu'à un certain point se gonfler et s'ériger, de sorte que ces petites saillies nerveuses s'introduisent entre les molécules alimentaires divisées et quêtent ainsi de toutes parts les émanations savoureuses dont les aliments sont imprégnés. Près de là sont les dents, servant à diviser la nourriture ; là afflue la salive, puissant moyen de dissolution de tout ce qui est soluble et sapide : ajoutez la mobilité parfaite de la langue, les mouvements si diversifiés et si justes des mâchoires, par quoi la nourriture est remuée, retournée et divisée plusieurs fois, et vous pouvez vous assurer qu'aucun autre sens n'est plus puissamment secondé que celui-ci.

Chaque sens a-t-il son nerf spécial? Cela paraît certain pour la vue et l'ouïe, mais fort conjectural pour les autres sens. Prenons pour exemple un de ces sens, n'importe lequel, pourvu cependant que plusieurs nerfs se distribuent dans les organes consacrés à la sensation, et nous verrons combien il est difficile de préciser par lequel de ces nerfs s'accomplit essentiellement l'acte sensitif. Je choisis le goût, le dernier sens dont j'ai parlé.

On dispute depuis Galien sur le fait de savoir lequel, du nerf grand hypo-glosse (la 9e paire) ou du lingual (une des branches de la 5e paire), est le plus expressément affecté au sens du goût. On a de part et d'autre des faits nombreux à alléguer : on cite des deux côtés des expériences de galvanisme, des sections, des blessures, des altérations maladives de toute espèce; et ces preuves, péremptoires pour qui les allègue, s'anéantissent ensuite l'une par l'autre. Outre que rien n'établit la nécessité que le goût ait un nerf spécial tandis que le toucher n'en a pas, il suffit, comme je l'ai dit déjà, que le palais participe à l'accomplissement de la dégustation pour permettre d'inférer ou que le sens du goût n'a pas de nerf spécial, ou qu'il en a plus d'un. Les nerfs qui vont au palais ne proviennent en effet ni du grand hypo-glosse ni du lingual, nerfs qui se distribuent dans la langue et qui l'animent. Ainsi, langue et palais reçoivent des nerfs différents, première et puissante présomption que le sens du goût n'a pas de nerf qui lui soit spécialement consacré, puisque le palais concourt comme la langue, et plus qu'elle peut-être, à apprécier les saveurs.

Je tire mes autres preuves des conditions indispensables à l'accomplissement de la sensation. Pour que le goût s'exerce efficacement, il est nécessaire que la langue soit douée de mobilité; et il faut qu'elle et le palais soient sensibles et soient humectés l'un et l'autre des sucs que répandent les glandes voisines et la membrane sur eux déployée : il faut que la langue et le palais se nourrissent aux dépens du sang dont leurs vaisseaux les pénètrent, et que ce sang conserve parfaitement libres son abord et ses issues; il faut à la langue comme au palais des nerfs intacts pour la nutrition, des nerfs pour la formation des fluides lubrifiants, vrai véhicule des saveurs : il leur faut des nerfs pour l'exercice de ce simple toucher par qui ils sont avertis de la présence des corps sapides; des nerfs pour ces mouvements diversifiés qui leur font palper une à une les molécules savoureuses, et d'autres nerfs encore plus délicats pour connaître de ces saveurs mêmes. Voilà bien des conditions, bien des nerfs, sans compter ceux que je puis oublier ou omettre. Or, vient-on à détruire ou à blesser le nerf indispensable à quelqu'une des conditions de la sensation, un seul, n'importe lequel, le sens du goût sera dès-lors perdu, aboli. Que la nutrition soit empêchée ou seulement entravée, plus de goût; si c'est la sécrétion des fluides dissolvants, plus de goût; la mobilité des organes dégustateurs, plus de goût ; la sensibilité même, à plus forte raison plus de goût. Si donc la sensation cesse après qu'un nerf a été rompu, blessé ou violenté, cela n'autorise point à inférer que le nerf offensé soit l'agent essentiel de la sensation. Peut-être l'est-il ; mais on n'en peut rien savoir, surtout pour un sens aussi compliqué que le sens du goût. Il suffirait de lier les artères de la langue et du palais pour abolir au même degré le sens du goût, et cependant personne n'oserait dire que ces artères sont les organes sur qui les saveurs font impression...

Charles Bell et surtout M. Magendie ont commis beaucoup d'erreurs à ce sujet et introduit dans la science plusieurs paradoxes, en particulier sur les attributs sensitifs des nerfs de la 5e paire. Mais le règne de ces erreurs touche à son terme : la dangereuse influence n'en est plus à craindre comme il y a quinze ans. Déjà Dugès, qui des premiers, vers 1828, avait compris mes arguments et ma pensée, les a reproduits et développés dans son Ouvrage, et je dois dire que j'en ai ressenti une vive satisfaction. C'est qu'en effet, si Dugès n'a ni beaucoup de profondeur ni des vues très-fécondes, personne du moins ne peut lui contester ni une grande rectitude d'esprit, ni cette probité scientifique et cette indépendance d'opinion qui, à l'époque où il écrivait, tenait presque du prodige.

Vous savez, Camille, je vous l'ai dit, que chacune de nos parties est sensible : cependant je dois me hâter d'ajouter qu'il en est beaucoup, comme les os, les tendons, les ligaments et quelques membranes, qui ne deviennent sensibles que dans l'état de maladie et particulièrement d'inflammation. Ainsi le péritoine et la plèvre sont tout à fait insensibles dans l'état naturel et de parfaite intégrité ; mais, aussitôt que ces membranes sont enflammées, elles font éprouver de vives douleurs : surtout le péritoine, dans ce qu'on nomme inflammation du bas-ventre ou péritonite. Le cerveau est de même insensible ; mais son inflammation suscite ordinairement quelques douleurs dans les organes adjacents, comme elle occasionne du délire, de vagues rêveries et de l'assoupissement.

Les sensations de bien-être qu'on éprouve vers la région du cœur ou de l'estomac, ces mouvements intérieurs, quelquefois violents, qui signalent le réveil ou la victoire des passions, ne sont pas, comme on l'a pensé, des phénomènes purement nerveux dont le plexus solaire ou le ganglion semi-lunaire du nerf grand sympathique seraient le théâtre et les agents exclusifs. Ces vives impressions sont toujours accompagnées de contractions soudaines des muscles involontaires. Sans rechercher pour le moment lequel de ces phénomènes est cause et lequel est effet, je me borne à remarquer qu'ils paraissent simultanés quelle qu'en soit la corrélation. Toutes les fois que le cœur palpite avec force, chaque fois que l'estomac, les intestins ou la vessie se contractent d'une manière instantanée, toujours alors, mais plus sensiblement

dans la jeunesse, il y a de ces sensations intérieures, espèces de troubles ou d'émotions dont on
peut contester la cause, mais non la constance. Ces
vives impressions n'ont pas toujours, il est vrai,
un caractère de plaisir ou de bien-être; mais, agréables ou pénibles, elles ont toujours de ces soudaines contractions intérieures pour compagnes et
sans doute pour causes. Ainsi les nausées signalent
de vives contractions à l'estomac, les coliques accom-
pagnent les contractions soudaines des intestins ; et
ce qu'on nomme *mouches* dans les accouchements,
est un indice certain que l'utérus se contracte. Il y a
plusieurs autres phénomènes du même genre dans le
corps humain, plusieurs autres sensations qui témoignent également des contractions spontanées de
divers organes : par exemple, cette *boule* tourmentante dont se plaignent les femmes hystériques, cette
vive impression qu'elles ressentent depuis le bas-ventre jusqu'à la gorge, cela encore est un effet de la
contraction successive ou simultanée des intestins, de
l'estomac et de l'œsophage. Les tourments de la faim
dépendent bien moins de la faiblesse acquise d'organes épuisés que de la contraction persévérante et
douloureuse de l'estomac. Mais les émotions agréables
sont principalement dues à de certaines palpitations
du cœur et aux contractions spontanées de la vessie
ainsi qu'à de petits frémissements oscillatoires du diaphragme, qui n'en remplit pas moins ses attributions
concernant la respiration. Chaque besoin essentiel a

ainsi sa sensation propre qui avertit de le satisfaire. La faim se fait sentir vers l'estomac par des tiraillements et des impatiences ; la soif à la gorge, par de la sécheresse et une sensation d'aridité ; le besoin de respirer, par un poids vers le diaphragme ou par de l'anxiété ; le sommeil, par la fatigue des sens, par la faiblesse des muscles et l'abattement de l'esprit. La sensation de la faim paraît résider à l'estomac, la sensation de la soif au pharynx, la faim d'air au diaphragme, le besoin de sommeil aux paupières, etc.

Il faut aussi que je vous entretienne, Camille, des illusions des sens et de ce qu'on a coutume d'appeler des douleurs imaginaires.

Chaque sens, et peut-être chaque nerf sensitif, a ses illusions et ses mensonges : à l'œil, ce sont des étincelles dont rien de réel n'a fourni le motif extérieur ; à l'oreille, ce sont des tintements incommodes, autres encore que ces bruissements vrais et assourdissants auxquels j'ai assigné plusieurs causes organiques, et en particulier la contraction convulsive des petits muscles de l'oreille interne. La pituitaire, membrane interne des narines, donne parfois la fausse sensation d'odeurs qui ne sont pas même des ressouvenirs, puisqu'elles n'ont d'analogie avec aucune odeur réelle. Quelquefois aussi on sent de petits battements et des picotements à la surface du corps, sans que la peau éprouve aucun contact et sans qu'elle soit malade. Ces trompeuses impressions proviennent presque toujours de la convulsion très-circonscrite de quelques fibres charnues superficielles. On éprouve souvent de ces tressaillements convulsifs aux paupières et aux bras, surtout du côté gauche, côté le plus faible et le plus nerveux ; mais on en ressent principalement après des insomnies ou des veilles laborieuses. L'usage excessif du café ou d'autres excitants n'y est pas toujours étranger. Ces diverses impressions, plus ou moins illusoires, indiquent ordinairement une grande excitation du cerveau, lequel participe quelquefois plus que les sens eux-mêmes à ces sensations réputées imaginaires. Les maladies nerveuses et hypochondriaques se composent principalement de ces phénomènes étranges, comme aussi d'autres impressions analogues dont le nombre est infini.

Indépendamment de leurs illusions, les sens ont leurs exagérations et leurs bizarreries. Il est des personnes dont le plus faible bruit agace et fatigue l'oreille, et d'autres qui ne peuvent entendre que des bruits éclatants dans le timbre aigu. Il en est que la lumière du jour éblouit, ou dont la vue méconnaît ou transforme certaines couleurs. On voit des malades savourer comme délicieuses des choses d'un goût détestable, et il n'est pas très-rare que des gens nerveux se complaisent à respirer des odeurs repoussantes. Enfin rien n'est plus commun, en de nombreuses maladies, que d'éprouver l'impression d'un froid glacial là où la peau est réellement brûlante, ou de sentir comme un feu en des organes souvent plus froids qu'en l'état naturel.

J'ai déjà dit que le cerveau n'est pas toujours étranger à ces erreurs ou à ces illusions des sens; mais préciser les cas où il y participe, cela serait souvent impossible. La preuve pourtant que le cerveau est capable à lui seul de susciter des erreurs analogues, ce sont ces ressouvenirs mensongers de certaines douleurs dont furent atteintes des parties vivantes, maintenant détruites ou coupées. Qui n'a pas entendu parler de ces douleurs insupportables qu'éprouvent certains mutilés, en celui des pieds dont la jambe a été emportée par un boulet ou amputée après blessure ou gangrène! Mais, que les erreurs viennent des nerfs ou du cerveau, ces sensations ou ces douleurs ne sont illusoires qu'à l'égard de la cause matérielle qu'elles attestent mensongèrement; elles sont vraies, elles sont réelles pour le malheureux qui les ressent. Il y a de l'injustice et souvent de la barbarie à les taxer d'imaginaires.

Les maladies sont déjà fort difficiles à reconnaître alors même qu'il survient des douleurs précisément aux lieux où en est la cause; mais un surcroît de difficultés provient du siége, souvent mensonger, des douleurs. C'est une loi à peu près générale que, hors les cas de vive inflammation, les douleurs se font sentir loin des maux, loin des altérations dont elles sont le symptôme [1]. Par exemple, l'inflammation

---

[1] Ma Physiologie médicale renferme sur ce sujet un chapitre que je ne puis intercaler ici, et je le regrette; ce chapitre est intitulé : *Siége mensonger de la douleur.*

des méninges, ou enveloppes membraneuses du cerveau, est quelquefois annoncée par une douleur d'oreille ; la pierre vésicale, par des douleurs prurigineuses et tourmentantes loin de la vessie ; l'anévrisme de l'aorte, par une douleur au côté, à l'épaule ou au larynx ; les vers, par des démangeaisons au nez ou par l'abondance inaccoutumée de la salive ; un squirrhe au pylore, par une sorte de salivation, par des crampes, par des nausées et un pressant besoin de tousser ; les affections de l'utérus, par des tiraillements aux reins et dans les seins, et souvent par le gonflement douloureux de la thyroïde, etc. Comment s'y reconnaîtrait-on ? — On a promptement prononcé le mot de *sympathie;* mais ce joli nom, qui désigne de grandes obscurités, n'en éclaircit pas une.

Vous savez, Camille, ce qu'on appelle Sympathie ! Une partie souffre ou est irritée, et une autre partie placée loin de la première devient douloureuse ou agissante à cause d'elle, par solidarité, sans altération d'aucune espèce et par une simple et secrète correspondance dont les nerfs sont les émissaires. Quand le foie est enflammé, on éprouve des douleurs au côté droit du cou ; le chatouillement des narines fait éternuer, l'irritation de la luette cause des vomissements et des nausées, les sons très-aigus excitent des grincements de dents, l'irritation d'un œil fait pleurer l'autre, le chatouillement des flancs ou de la plante des pieds fait contracter spasmodiquement la glotte et excite le rire, l'irritation de la vessie et des reins occasionnée par n'importe quelle cause, et en particulier par des graviers, détermine un prurit insupportable et des contractions viscérales. Je ne finirais pas si je voulais énumérer tous les phénomènes sympathiques qui se passent en nous.

Puissiez-vous un jour, Camille, me donner sujet de peindre et de bénir les sympathies du cœur !

LETTRE XVIII.

SUR LES FONCTIONS DU CERVEAU ET
SUR L'INTELLIGENCE.

21 octobre 1829.

Il me faudrait vingt lettres, Camille, pour vous exposer les mystérieuses fonctions du cerveau ; encore ne vous aurais-je initiée, en si peu d'espace, qu'à quelques-uns des systèmes accrédités, ou dès à présent combattus, et destinés, comme tant d'autres erreurs passées, à un prompt délaissement et à l'oubli.

Je ne sais d'abord comment vous donner, en peu de mots et sans obscurité, une idée suffisante de l'Encéphale[1]. Vous savez, Camille, qu'on appelle de ce nom toute la masse pulpeuse et médullaire renfermée dans la boîte osseuse du crâne, et immédiatement entourée et protégée par des membranes ou méninges : la dure-mère, qui est fibreuse et résistante ; l'arachnoïde, qui est encore plus mince et plus délicate que les toiles d'araignées dont elle a pris son nom ; et enfin la pie-mère, qui est toute formée de

---

[1] *Encéphale* est le terme générique sous lequel on désigne collectivement et le cerveau même et les autres compartiments médullaires associés au cerveau, et comme lui renfermés dans le crâne.

petits vaisseaux qui se divisent imperceptiblement avant de pénétrer dans la substance du cerveau.

L'encéphale se compose : 1° de deux hémisphères, ou lobes latéraux du cerveau ; 2° d'une lame médiane, blanchâtre et délicate, nommée corps calleux, qui réunit ces deux hémisphères ; 3° de la protubérance cérébrale, ou pont de Varole ; 4° des tubercules quadri-jumeaux, 5° du cervelet, 6° de la moelle allongée. Plusieurs de ces pièces médullaires sont creusées par des espèces de ventricules, qui renferment une humeur aqueuse ordinairement transparente.

Quant à la surface du cerveau, elle est divisée par petites saillies séparées par autant de sillons tortueux, offrant quelque ressemblance avec certains polypiers calcaires, ou même avec les détours et circuits si bizarrement multipliés de nos jardins anglais. Quelques anatomistes, entre autres A. Desmoulins, ont beaucoup insisté sur la profondeur des sillons du cerveau et sur la saillie des circonvolutions qui les séparent ; affirmant que l'intelligence est d'autant plus remarquable, que ces replis et ces sillons superficiels du cerveau sont eux-mêmes plus prononcés. M. Leuret, qui a le bon esprit de se montrer peu partisan des influences matérielles en ce qui concerne l'esprit, a cependant noté qu'aucun animal n'a de circonvolutions cérébrales comparables à celles de l'homme, du singe et de l'éléphant.

Les idiots ont des circonvolutions à peine marquées ; outre qu'ils ont le crâne, ou très-exigu, ou difforme, ou plus étroit d'un côté, ou bien le front très-aplati : sur cent imbéciles examinés par M. Belhomme, leur médecin, quatre-vingt-six offraient quelqu'un de ces défauts de conformation du crâne et du cerveau.

Si je vous ai énuméré, Camille, les principaux compartiments du cerveau, c'est afin de vous faire mieux comprendre les différentes fonctions qu'on a attribuées à chacun d'eux.

On a cru reconnaître que les hémisphères cérébraux étaient le siége essentiel des sensations, de la pensée et de la volonté; et, néanmoins, ce qui va vous étonner, ces organes sont doubles et eux-mêmes insensibles. L'animal auquel on enlève cette partie importante et volumineuse du cerveau ne sent plus comme auparavant, et il ne donne plus dès-lors aucune manifestation de son vouloir. L'homme dont les mêmes parties sont lésées, ne jouit plus de l'intégrité de ses facultés intellectuelles, ne sent plus distinctement, et quelquefois même il perd tout à fait connaissance.

Les tubercules quadri-jumeaux influent sur les mouvements de l'iris, car la pupille reste à peu près immobile lorsqu'ils sont détruits ou blessés.

La moelle allongée exerce la plus grande influence sur la respiration, et, à cause de cela, la vie cesse aussitôt que cette partie de l'encéphale est détruite.

Quelquefois cependant on parvient encore à entretenir la respiration, durant quelques instants, au moyen de l'insufflation artificielle, ou, ce qui vaut mieux, par la dépression périodiquement réitérée des côtes; mais cela n'est réalisable que pour certains animaux, et, d'ailleurs, jamais de longue durée.

La protubérance cérébrale est la limite des fonctions de la vie et des facultés de l'esprit. Toute existence cesse dès qu'on blesse cet organe : la respiration s'arrête aussitôt, et bientôt le battement du cœur; comme aussi bientôt l'action du cerveau, laquelle devient impossible sans le concours du cœur, sans l'abord continuel et rapide d'un sang bien respiré.

La plupart des nerfs attachés au cerveau ou à la moelle de l'épine sont les instigateurs des mouvements du corps, les émissaires de la volonté; mais on pense et il paraîtrait que le cervelet a pour office de coordonner avec concert tous les mouvements partiels en actions d'ensemble. Notons toutefois que le cervelet manque en de certains reptiles et en d'autres animaux, sans que la coordination de leurs mouvements soit pour cela moins expresse.

Vous le voyez, Camille, c'est au cerveau proprement dit qu'aboutissent les principales sensations; c'est pareillement du cerveau que procèdent les ordres de la volonté : c'est par lui que nous percevons et voulons. Toute altération profonde du cerveau, toute plaie, toute compression, tout épanchement subit compromet au même degré la faculté de sentir et celle de vouloir, et par conséquent les mouvements volontaires. Toute apoplexie paralyse le mouvement de quelque partie du corps, et souvent la rend insensible.

L'intégrité du cerveau est surtout indispensable à l'exercice des facultés de l'esprit. Il est bien rare que les maladies ou les lésions de cet organe ne rejaillissent pas sur l'intelligence et qu'elles ne soient pas préjudiciables.

Vous ne pourriez vous imaginer, Camille, combien les philosophes se sont tourmenté l'esprit à l'occasion du cerveau et de ses fonctions. Ils ont vu qu'il était le principal instrument des sensations, de la pensée et de la volonté, et ils en ont conclu métaphysiquement qu'il était le siége de l'âme.

Ils se sont d'ailleurs et facilement assurés que l'encéphale est indispensable à l'exercice des fonctions de la vie. Alors ils ont recherché si l'âme, principe de l'intelligence, résidait au même endroit que le principe de la vie; et ils n'ont pas tardé à s'assurer qu'il en était tout autrement. En effet, lorsqu'on enlève les parties antérieures du cerveau, ou ses hémisphères, toutes les facultés de l'âme, toute intelligence, toute sensation perçue et tout vouloir s'anéantissent aussitôt; tandis que les fonctions de la vie subsistent encore, bien qu'affaiblies ou troublées. Ils ont vu, au contraire, que l'existence même s'éteint dès qu'on touche à la base de l'encéphale, à partir de la protubérance cérébrale et des tubercules quadri-jumeaux; mais surtout quand on blesse ou lorsqu'on détruit la moelle allongée.

Par conséquent, la vie et l'âme, le principe de l'esprit et celui de l'existence, n'ont pas le même siége au cerveau et ne sont pas même chose.

Il paraît donc évident que la base de l'encéphale sert surtout à diriger les actes de la vie ; tandis que le principe de l'intelligence résiderait dans les parties supérieures et antérieures du cerveau même.

Mais le *siége* précis *de l'âme*, quel est-il ? Je vous dirai, Camille, qu'on l'a supposé tour à tour dans le corps calleux, dans la glande pinéale, et dans d'autres parties uniques, médianes, et très-circonscrites du cerveau ; mais la vérité est qu'on ne sait rien de satisfaisant, rien de certain à ce sujet. On a vu des hommes en qui manquait le corps calleux, d'autres qui n'avaient point de glande pinéale, et qui, nonobstant cela, jouissaient de la plénitude de leurs facultés intellectuelles. D'ailleurs, si limité et si exigu que soit l'organe où l'on fasse résider l'âme, et encore que ce point soit unique, soit central, au moins faudra-t-il toujours que ce point si rétréci ait de l'étendue ; au moins sera-t-il matériel : et comment supposer un contact ?... Croyons à l'âme, Camille ; félicitons-nous de la suprématie incontestée qu'elle nous donne sur le reste des créatures ; croyons surtout qu'elle est immatérielle et impérissable ; agissons et espérons en conséquence : conservons-la irréprochable et pure ! Mais ayons la franchise d'avouer notre ignorance profonde sur tout ce qui concerne ce principe insaisissable et éternel comme son créateur [1].

[1] « J'avais décrit l'âme raisonnable et fait voir qu'elle ne

Laissant donc de côté toute idée préconçue, faisant abstraction de tout système philosophique, je vais me borner, Camille, à vous exposer quelques-uns des faits les plus avérés, concernant les fonctions du cerveau et les facultés intellectuelles.

Si l'on a cru, dès les temps les plus reculés, que le cerveau est le siége de l'intelligence, ce n'est pas seulement à cause de l'affaiblissement ou des troubles

peut aucunement être tirée de la puissance de la matière, ainsi que les autres choses dont j'avais parlé, mais qu'elle doit expressément être créée. J'avais montré qu'il ne suffit pas qu'elle soit logée dans le corps humain ainsi qu'un pilote en son navire, sinon peut-être pour mouvoir ses membres, mais qu'il est besoin qu'elle soit jointe et unie plus étroitement avec lui pour avoir, outre cela, des sentiments et des appétits semblables aux nôtres, et ainsi composer un vrai homme. Au reste, si je me suis ici un peu étendu sur le sujet de l'âme, c'est parce qu'il est des plus importants; car, après l'erreur de ceux qui nient Dieu, laquelle je pense avoir assez réfutée, il n'y en a point qui éloigne plus les esprits faibles du droit chemin de la vertu que d'imaginer que notre âme soit de même nature que l'âme des bêtes, et que par conséquent nous n'avons rien à craindre ou à espérer après cette vie, non plus que les mouches ou les fourmis : au lieu que, lorsqu'on sait combien elles diffèrent, on comprend beaucoup mieux les raisons qui prouvent que la nôtre est d'une nature indépendante du corps, et par conséquent qu'elle n'est point sujette à mourir avec lui; puis, d'autant qu'on ne voit point d'autres causes qui la puissent détruire, on est naturellement porté à juger de là qu'elle est immortelle. » DESCARTES : *De la Méthode.*

d'esprit qu'engendrent les maladies du cerveau ; mais cette opinion a pour fondement des observations qu'on a pu faire dans tous les temps et chez tous les peuples.

Ainsi, Camille, il est incontestable que l'homme est le plus intelligent de tous les êtres et le seul raisonnable : et c'est lui pareillement qui, de tous les animaux, a la tête la plus volumineuse, le cerveau le plus vaste, et les plus profondes circonvolutions au cerveau. Il existe, à la vérité, une espèce de singe dont le cerveau est peut-être proportionnellement plus volumineux que celui de l'homme ; mais ce cerveau a moins de surface que le nôtre, par la raison que les circonvolutions en sont moins profondes.

J'ai déjà dit que les imbéciles, les idiots, les crétins, ont presque toujours la tête petite, exiguë, pointue, souvent irrégulière et sans symétrie : Homère, qui, comme tous les grands poètes, connaissait bien la nature, a fait don d'une tête semblable à son ignoble Thersite. Il est généralement reconnu pour avéré qu'un homme dont le crâne a moins de seize à dix-sept pouces de circonférence est toujours fort rapproché de l'état d'imbécillité, et souvent même tout à fait idiot... On sait que le crâne de Napoléon avait, au contraire, vingt-deux pouces de tour, et celui de G. Cuvier vingt et un[1].

---

[1] Un jour, mon ami le docteur F. Voisin, médecin de Bicêtre et auteur d'un ouvrage remarquable intitulé *l'Homme animal*, présenta à l'Académie de médecine un grand nom-

L'ordinaire corrélation du volume du crâne et de l'étendue du cerveau avec la capacité intellectuelle et la puissance morale est si bien établie depuis des siècles, qu'on a proposé plusieurs moyens, même antérieurement au docteur Gall, pour apprécier l'étendue de l'intelligence d'après le volume du crâne, cette enveloppe osseuse du cerveau[1]. On a conseillé, dans ce but, ou de comparer simplement le volume du crâne avec le volume de la face, ou de mesurer le crâne tout seul, ou bien d'apprécier les proportions respectives de ces deux parties de la tête, en prenant des mesures exactes de l'angle facial.

Mais qu'est-ce que l'Angle facial? Si l'on abaisse une ligne, du front vers la lèvre supérieure, et que l'on fasse partir. de ce dernier point, une autre ligne qui aille gagner chaque oreille en contournant la mâchoire, il est aisé de supputer, d'après l'écartement

bre de crânes. Il avait rangé d'un côté les têtes ayant appartenu à des hommes vertueux et à des génies élevés ; de l'autre côté, des têtes d'idiots ou de scélérats. Comme tous ces crânes formaient un contraste très-évident non-seulement par le volume, mais encore par la structure, M. Voisin s'écria d'un ton de profonde conviction qui produisit de l'effet sur l'assemblée : « *Jugez, messieurs! voici les vases d'or — et voilà les vases d'argile.* »

[1] M. Cuvier lui - même, bien qu'antipathique à tout système et penseur très-orthodoxe, a dit formellement : « L'anatomie comparée démontre qu'il existe une proportion » constante entre le volume des lobes cérébraux et le degré » d'intelligence des animaux. »

de ces deux lignes, quelle est la capacité du crâne et quel est le développement du cerveau. Plus ces deux lignes sont perpendiculaires l'une à l'autre, plus l'angle qu'elles forment est ouvert et rapproché de l'angle droit, et plus cela témoigne que le cerveau est volumineux et le front développé; plus aussi on a lieu de préjuger que l'intelligence a beaucoup de puissance et d'étendue. Je sais qu'on a imaginé d'autres moyens de mesurer la capacité du crâne, toujours dans le but d'évaluer par approximation les facultés de l'esprit; mais celle dont je viens de parler, qui est de Camper, est la plus sûre et l'une des plus simples.

J'aurais beaucoup de choses à ajouter touchant les dispositions corporelles qui sont le plus favorables à l'exercice et aux progrès de l'intelligence; beaucoup aussi sur les circonstances de la vie sociale, sur les régions et les climats qui ont les plus heureuses influences sur l'intelligence de toute une nation. J'ai déjà donné une esquisse de ces différentes choses dans ma *Physiologie médicale :* y revenir ici, cela serait, ou trop long, ou trop incomplet.

Toutefois, Camille, je me félicite de ce que la *Revue de Paris,* qu'a fondée et que dirige un de mes anciens amis, le docteur Véron, ait mis au concours une question de philosophie littéraire, dont j'ai suggéré la première idée.

La Revue de Paris propose la question suivante : *« Quelle a été l'influence de la restauration et du gouvernement représentatif sur les progrès de l'esprit public et sur la littérature?* » Or, dans un chapitre où j'ai traité de *l'influence des lois, des mœurs publiques et des gouvernements sur les progrès de l'esprit humain et sur le langage*, voici ce que je dis en particulier des révolutions et des changements de règne :

« . . . . . Les révolutions, si favorables à l'élo-
» quence, nuisent souvent à la littérature : j'ai dit
» qu'elles ôtent au goût sa délicatesse, et à la poésie
» ses utiles croyances et ses enchantements. On s'af-
» franchit bientôt des règles d'Aristote, alors qu'on a
» rompu le joug des rois et renié ses dieux.

» . . . . Une nouvelle poétique naît du sein de cha-
» que révolution. Tout changement de règne, tout
» nouveau gouvernement, conduisant de nouveaux
» hommes au pouvoir et toute une nation à de nou-
» velles habitudes, corrompt le langage, beaucoup plus
» qu'il n'épure les mœurs. Mais ces révolutions, pré-
» judiciables aux lettres, favorisent le progrès des
» sciences : l'instabilité du pouvoir produit l'examen,
» et bientôt l'instabilité des systèmes. Tant de minis-
» tres qu'on voit faillir, enseignent à douter de l'in-
» faillibilité des maîtres. . . . . . »

PHYSIOLOG. MÉDIC. *Livre IV, chap. XVII,*
t. Ier, p. 427.

LETTRE XIX.

REMARQUES CRITIQUES SUR LA DOCTRINE DU DOCTEUR
GALL.

22 octobre 1829.

Il s'est trouvé un philosophe, au commencement
de notre siècle (vous en avez souvent ouï parler, Camille), qui a rejeté la plupart des opinions qu'on avait
émises avant lui sur le cerveau, sur l'intelligence et
sur l'âme, ce principe immatériel de l'esprit ; et qui
s'est appliqué à composer de toutes pièces un système
psychologique, d'après ses opinions personnelles et ses
observations : je veux parler du docteur Gall et de sa
doctrine.

Selon ce philosophe-anatomiste, l'âme n'a point
au cerveau de siége précis, de centre absolu, mais
chaque compartiment du cerveau a son office intel-
lectuel particulier ; chacune de ses circonscriptions,
indice et instrument d'une aptitude spéciale, préside
et est consacrée à une sorte de faculté ou de propension fort restreinte. Je m'explique.

Gall crut s'apercevoir, dès sa première jeunesse,
que la forme de la tête est différente dans chaque
homme, selon les facultés et les inclinations particulières ; que le crâne surtout diffère beaucoup suivant
le caractère de l'esprit : ce fut au collége qu'il fit la

première remarque de ce genre. Il voyait avec dépit que beaucoup de ses camarades, même parmi ceux qui lui étaient réellement inférieurs, avaient beaucoup plus de mémoire que lui, et que ces heureux perroquets (c'est ainsi qu'il les appelle) avaient les yeux saillants et *à fleur de tête.*

Cette observation l'avait frappé. Il étudiait en Allemagne, où les idées de Lavater sur la physiognomonie faisaient alors beaucoup de bruit. Dans une de ses vacances, il fit part de sa remarque à plusieurs de ces nombreux savants dont la Germanie regorge sans cesse : on ne manqua pas de trouver son idée bizarre, car elle était nouvelle; et l'on se railla de lui, parce qu'il n'avait encore ni chaire ni sinécure. On se conduit méthodiquement en Allemagne! Et nous-mêmes, Camille, nous commençons, sous ce rapport, à nous germaniser.

Cependant Gall, dont la vanité se trouvait perpétuellement froissée par ceux de ses camarades dont les yeux étaient saillants, se mit à courir le pays, à changer de collége : mais il avait la douleur de rencontrer partout quelques étudiants dont les yeux étaient à fleur de tête.

Un peu par dépit, beaucoup par curiosité, le jeune Gall quitta de bonne heure les écoles. Son esprit s'y trouvait trop à l'étroit, trop peu libre; d'ailleurs son amour-propre y recevait sans cesse mille blessures. « Maudits yeux saillants! disait-il, je saurai pourquoi » vous m'avez causé tant de chagrins! Je vous dissé-

» querai pour mieux vous connaître : je me fais ana-
» tomiste ! »

Effectivement, il se mit à étudier, non-seulement les yeux, mais toute la tête, le crâne principalement, et aussi le cerveau à l'occasion du crâne. Comme ses premières études en ce genre semblèrent confirmer ses pressentiments, il résolut de pousser ses recher-ches plus loin : on ne sait jamais où l'on s'arrêtera quand on a pris la voie de la nature, dans le but d'é-pier quelques-uns des secrets qu'elle tient cachés. Voici, au reste, les moyens dont se servit Gall.

Pour mieux arriver à son but, et voulant décou-vrir les caractères de l'esprit par la seule inspection du crâne, il prit le parti prudent d'observer la tête des hommes qui s'étaient fait remarquer par quelque fa-culté fort prononcée, par quelque don extraordinaire de l'esprit, quelque propension dominante, par cer-tains vices excessifs, ou des inclinations criminelles ou folles. Il suivit par toute l'Europe, durant dix ans, les traces du génie bon ou mauvais, judicieux ou dé-sordonné, digne d'hommages ou répréhensible et dé-plorable, du génie inculte surtout, et qui doit moins à l'art qu'à la nature. Il consacra plusieurs an-nées à visiter, en diverses contrées, les hommes ou glorieusement célèbres ou tristement fameux : les beaux esprits, les savants, les philosophes, les hom-mes d'État, les artistes, les poètes; il ne négligea non plus ni les fous, ni les grands criminels. Et même il inspecta les hôpitaux, les amphithéâtres, les prisons et les bagnes, peut-être avec plus d'attention et plus d'assiduité que les musées mêmes et les académies. Il fit d'ailleurs une étude approfondie des biographes anciens et modernes, à commencer par Plutarque.

Il s'appliqua aussi à obtenir de chaque homme des renseignements sincères sur ses propres facultés, ses aptitudes et son caractère, en bien comme en mal. Souvent il titillait la vanité de ses interlocuteurs ou les contredisait à outrance, afin de mettre plus en saillie leurs qualités naturelles et leurs passions : il mettait en œuvre tantôt la contradiction, tantôt les menaces ou les promesses, la raillerie ou les éloges. Il faisait épier les uns, il flattait les autres; quelquefois il allait jusqu'à désunir, pour quelques instants, de vieux amis d'enfance, d'excellents camarades, dans le but de connaître quelque trait de caractère, quelque secret défaut, que la dissimulation tenait dans l'ombre et qu'une louable discrétion faisait taire. Hélas, Camille! que le cœur humain garde mal ses secrets envers quiconque sait habilement fomenter les passions qui l'agitent! Et Gall savait mieux que personne au monde par combien d'endroits il est accessible et provocable!

Une fois qu'il eut épuisé les observations sur notre espèce, il fit de semblables recherches sur les animaux; principalement sur ceux d'entre eux que l'homme s'est donnés pour compagnons complaisants, ou assujettis comme dociles esclaves. Il eut soin de noter leurs inclinations naturelles, leurs instincts; et après cela, il colligea des crânes d'hommes de tous les pays, de toute profession et de toute variété : il réunit en même temps d'innombrables têtes d'animaux, étiquetées et classées d'après les instincts et les inclinations. Il y joignit des bustes d'hommes célèbres dans des genres divers et de toutes les nations civilisées; il fit mouler des crânes d'idiots, de fous et de criminels, avec le soin constant de noter quel genre de propension extraordinaire avait rendu leur vie mémorable ou singulière, glorieuse ou digne de mépris ou de pitié.

Cela fait, il restait à Gall à analyser et à classer les facultés intellectuelles, les affections, les sentiments et les aptitudes : il limita d'abord toutes ces choses à vingt-six chefs principaux; et il n'est pas besoin de vous dire, Camille, que cette distribution est purement arbitraire : aussi est-ce là que commence la partie systématique. Je ne vous avais parlé jusqu'ici que d'observations exactes et précises.

Gall dut ensuite diviser le cerveau en autant de compartiments ou de petits cerveaux isolés qu'il avait créé d'aptitudes diverses, et il répartit ces aptitudes entre ces compartiments institués et délimités avec artifice. Il y a un organe cérébral, ou petit cerveau, pour l'amour, l'amour proprement dit; un organe pour l'amour maternel, un pour l'amitié, un pour la fierté, un pour le meurtre, un pour le larcin, plusieurs pour les diverses mémoires, un pour la peinture, un pour la musique, un autre pour la poésie, etc. Gall avait ainsi installé une faculté ou une aptitude intellectuelle dans chaque portion délimitée du cerveau, à peu près comme on fiche une épingle dans chaque comparti-ment d'une carte géographique, afin d'indiquer quel peuple ou quelle nation habite le pays là représenté, ou quelles armées y ont campé ou combattu.

Gall admit en principe que l'homme réunit dans son cerveau tous les organes cérébraux des animaux divers; tandis qu'il possède en propre des organes particuliers qu'on ne trouve dans aucun des autres êtres. La partie cérébrale qui distingue essentielle-ment notre espèce est l'antérieure, celle qui corres-pond au front; et Gall a supposé avec vraisemblance que cette partie était le siége de prédilection des fa-cultés de l'esprit caractéristique de l'espèce humaine. Il plaça en conséquence, dans les lobes antérieurs du cerveau, le siége du jugement, de la raison, de l'i-magination et de la bonté. Le reste du cerveau, au contraire, préside, selon lui, à celles des aptitudes intellectuelles qui sont communes à l'homme et aux animaux.

Mais ce n'est pas tout. Non content d'avoir localisé une à une ces facultés ou propensions de l'esprit dans autant de parties délimitées du cerveau, Gall observa que le crâne se modèle exactement sur le cerveau, et il conçut l'espoir de juger, par le crâne, de l'orga-nisation du cerveau même, et d'augurer par là des aptitudes individuelles.

Ainsi le système de Gall consiste à juger de l'intelligence et des passions, par le cerveau ; et du cerveau, par les reliefs du crâne. Par exemple, selon lui, la saillie de la nuque, au bas de l'occiput, indique la prédominance de l'organe de l'amour des sexes ; un peu plus haut est l'organe de l'amour maternel ; tout à fait au haut du crâne est l'organe de la fierté ; et plus en devant, les organes des aptitudes spéciales qui ressortissent de l'imagination, en particulier les organes de la musique, de la poésie, etc. ; sur les côtés, les organes du meurtre et du vol.

Les yeux ne sont saillants, pour citer un exemple cher à Gall, que parce que la partie correspondante du cerveau, où Gall fait résider la mémoire des mots, est plus développée, et les os du crâne, en conséquence, là plus proéminents.

Je viens, Camille, de vous exposer à grands traits ce que vous entendez nommer la doctrine des *bosses*, des proéminences, ou de la cranioscopie.

On a opposé beaucoup d'objections à ce système de Gall. On a dit que les crânes des divers peuples différaient selon le climat et la variété des races [1]; on

---

[1] Un anatomiste qui n'est ni sans mérite ni sans philosophie et qui a beaucoup observé et voyagé, M. Broc, a affirmé dans un de ses ouvrages que non-seulement les climats chauds rendent l'esprit plus paresseux, mais que leur extrême influence peut aller jusqu'à rendre plus étroit le front des individus ; principalement, dit-il, dans la Colombie. C'est donc là une nouvelle cause d'inégalité intellectuelle de peuple à peuple.

a dit que le crâne avait des proéminences naturelles
pour l'attache des muscles, pour les adhérences de
la dure-mère ; des excavations intérieures pour la
formation des sinus du nez, etc. Gall a répondu
qu'on pouvait toujours tenir compte de ces circonstances, puisqu'elles sont connues et constantes. On
a aussi objecté que beaucoup d'organes profonds du
cerveau ne peuvent point imprimer leurs reliefs sur
les os accessibles du crâne ; que d'ailleurs le cerveau
diminue chez les vieillards, et que les deux lames des
os du crâne s'écartent l'une de l'autre pour subvenir au
vide résultant des progrès de l'âge. Mais vous sentez,
Camille, que l'essentiel serait de pouvoir réaliser de
pareilles appréciations dans la jeunesse. Qu'importe,
en effet, qu'elles deviennent impossibles chez les
vieillards ! On est peu curieux de faire tirer son horoscope dans l'arrière-saison de la vie ; on sait trop alors
ce qu'on est et ce que l'on valut. A quoi servirait de
faire augurer de soi d'après les saillies du crâne, alors
que chacun connaît sa mesure précise d'après les actes d'une longue vie ? En vain le crâne d'un vieillard
attesterait-il le plus beau génie, l'esprit le plus judicieux, la volonté la plus énergique et la plus louable,
si l'existence, alors presque écoulée, ne s'est remplie
que de frivolités et de folies méritant repentir.

Je n'ai pas besoin de vous dire, Camille, que Gall
joignait à beaucoup de génie, à une grande puissance
d'abstraire, un esprit très-fin, très-ingénieux, et une
sagacité qui tenait du prodige. Je le voyais quelque-

fois en particulier, la dernière année de sa vie : ses conseils éclairés m'avaient préservé d'une grande faute, et j'en garderai éternellement le souvenir !... Presque toujours nous parlions de son idée favorite.

Un jour que nous nous entretenions ensemble de sa doctrine et des difficultés qu'on trouve à l'appliquer, je lui dis qu'assurément il n'avait garde de se borner à la simple exploration du crâne, chaque fois qu'il voulait juger des aptitudes d'un individu ; que sans doute il examinait aussi les traits de la physionomie, qu'il y voyait l'empreinte des passions, le cachet des vices, ou la douce habitude des vertus. — Vous vous trompez et me faites injustice, me dit Gall ; selon vous, alors, j'agirais plutôt d'après les idées de Lavater que selon ma propre doctrine. Ce que vous dites à ce sujet dans votre Physiologie est totalement inexact. Je ne prononce sur les aptitudes des personnes qui viennent me consulter, que d'après les dépressions ou les reliefs que je découvre sur leur crâne. — Mais, lui dis-je encore, les passions, les pensées, les diverses aptitudes et le génie, même le génie le moins récusable, ont tant de nuances variées, tant de différents caractères et tant de directions, que je ne croirai jamais qu'une proéminence muette du crâne puisse vous révéler sans obscurité tant de choses délicates, tant de propensions cachées. — Pardieu, reprit-il, vous avez bien raison de douter qu'un pareil discernement soit possible ! Et croyez-vous qu'il le fût davantage, quand même je m'aiderais de la science,

moitié mentie, moitié réelle, du Suisse Lavater?
Croyez-vous le cœur humain si transparent, si indis-
cret, qu'on puisse sûrement discerner les sourdes
passions qui l'agitent, à travers les traits si mobiles,
si diversifiés et souvent si mensongers de la figure humaine? Non, non, mon cher ami; notre misérable
perspicacité, que la crédulité publique divinise à force
d'ignorance, ne saura jamais réaliser de pareils pro-
diges. Si quelquefois nous parvenons à lever un coin
de ce voile qui cache à nos yeux les secrets de la conscience, nous ne devons cette prérogative, souvent,
hélas! si funeste à notre tranquillité et à notre bonheur, qu'au soin que nous avons pris de nous étudier nous-mêmes : notre propre cœur, voilà le miroir
fidèle où viennent se peindre les faiblesses, les secrets
desseins et les calculs d'autrui. — Ainsi, lui dis-je,
ce n'est donc point la configuration du crâne qui vous
guide dans ces révélations mystérieuses par quoi vous
dirigez tant de destinées, en semblant seulement les
pressentir? Votre prétendue doctrine anatomique, votre cranioscopie, n'est, je le vois, qu'un pur prétexte :
ainsi vous agissez d'après les seules lumières de la
philosophie! — Je ne dis pas cela, s'écria-t-il aussitôt : ne feignez pas de vous méprendre, à cause de
ma sincérité, sur la nature de mes appréciations!
Lorsqu'il est question d'hommes vraiment supérieurs,
n'importe en quel genre ou à quels titres, alors je
fais franchement usage de ma doctrine, de ma science
physiologique. Je trouve alors, presque immanqua-

blement, quelque saillie du crâne, qui me révèle quelle région du cerveau prédomine. C'est d'abord, comme vous savez, en observant le crâne et le cerveau d'hommes fameux dont je connaissais d'avance le génie, que j'ai découvert les fonctions de chaque compartiment cérébral, et la signification physiologique des reliefs du crâne : maintenant, j'agis à rebours ; j'augure, par les saillies du crâne, des facultés prédominantes de l'esprit et de ses aptitudes. Mais il y a si peu d'hommes de génie autour de nous ! tous sont si semblables à chacun, tous si imitateurs les uns des autres, tous si servilement copistes entre eux, pour les vices, pour les défauts, les erreurs et les vains systèmes, bien plus que pour le culte désintéressé de la vérité ou de la vertu, que j'avoue sincèrement combien j'ai peu d'occasions d'appliquer ma science à la foule des têtes humaines. — Mais, repartis-je, comment donc faire à l'égard de cette tourbe vulgaire ? Si vous parlez, j'aurai le droit de crier au charlatanisme ; mais le peuple criera à l'ignorance, si vous avez la noble franchise de vous abstenir. Comment sortir d'un pas si difficile ? — Alors Gall me dit : Voilà précisément dans quel cas il faut faire usage de cette science du moi, de cette sagacité philosophique dont je parlais tout à l'heure, et dont il est d'ailleurs si essentiel d'user avec habileté dans les principales conjonctures de la vie sociale. Il suffit souvent d'un mot exprimant une crainte, un désir, une espérance, un goût décidé ; souvent d'un geste significatif, d'une simple attitude, pour révéler les plus secrètes pensées des hommes. D'ailleurs, ajouta-t-il, remarquez bien que je ne m'expose jamais à l'erreur. Je ne dis jamais : Vous avez tel dessein, telle pensée, tel don acquis ; vous avez médité telle action, accompli telle découverte. Mais je dis : Il y a en vous le germe de tel talent, telle inclination déjà révélée ou pour toujours assoupie. Si votre éducation, si vos occupations et vos devoirs, si les conventions sociales, vos liens, vos sollicitudes ou l'influence de votre famille n'ont pas contrarié votre vocation naturelle, voilà quelle fortune, quels succès, quelle carrière, le sort vous destinait[1].

Notre conversation finit là, quelqu'un étant venu nous interrompre. J'étais loin de m'attendre, Camille, que bientôt la philosophie allait faire une perte immense, et à jamais irréparable, par la mort de cet homme illustre. Il jouissait alors d'une santé si florissante, son esprit avait tant de vivacité, tant d'éclat et de puissance, qu'il était impossible de ne pas se faire illusion en le voyant, mais surtout en l'écoutant : on l'aurait cru dans les plus belles années de la vie.

Une chose surtout me rappellera durablement sa mémoire. Plusieurs mois avant de mourir, il me fai-

---

[1] Voir à ce sujet notre ouvrage intitulé : LA PHYSIOGNOMONIE ET LA PHRÉNOLOGIE, ou *Manière de connaître les hommes d'après les traits du visage et les reliefs du crâne;* 2ᵉ édition. Paris, Ch. Gosselin, avril 1842.

sait voir sa belle collection de bustes et de portraits de personnes célèbres, que quelques grandes qualités avaient sorties de la foule, et préservées pour toujours de l'oubli des hommes. Une de ces têtes me frappa (c'était celle d'une femme respectée pour sa bienveillance et ses vertus). M. Gall, qui voyait combien cette image attirait à elle mon attentive curiosité, s'empressa de me retracer les traits caractéristiques de cette personne si éminente et tant célébrée, tout en parcourant du doigt les reliefs du crâne. « Ici, me dit-il (et en disant cela il indiquait le milieu du front à sa partie la plus élevée), vous voyez l'indice assuré de cette bonté, de cette céleste douceur, de cette résignation constante, qui répand tant de charmes dans le commerce social, mais surtout dans l'intimité... Vous voyez ensuite *par ceci* (il portait la main sur les côtés de l'occiput), combien elle avait d'éloignement pour ce dur égoïsme, qui procure si rarement le bonheur personnel, tout en faisant le malheur d'autrui. Je vous ai dit qu'elle était bonne : elle était heureuse aussi ! car elle mettait son bonheur dans le bien-être et la satisfaction de ses proches et de ses amis, et chacun se sentait heureux de sa seule présence... On était charmé dès qu'elle parlait, joyeux de son seul sourire. Méprisant les souffrances ou les privations pour elle-même, elle eût sacrifié les brillantes heures de sa jeunesse et jusqu'à sa remarquable beauté pour racheter un être souffrant d'un instant d'angoisse ou d'inquiétude... Vous voyez, par

ce que je viens de dire, combien d'heureux dons la
rendaient chère à tous; mais elle possédait également
et au plus haut degré ces autres et inappréciables
enchantements qui font le bonheur et l'orgueil d'un
seul... On l'adorait : et, pour achever de la peindre, je
veux que vous sachiez que, vivant parmi la foule cor-
rompue d'une capitale, néanmoins la calomnie n'osa
jamais approcher d'elle. Chacun, jusqu'aux envieux,
publiait ses louanges : le vice lui-même, honteux à
son aspect, et incliné d'admiration devant elle, lui
rendait de sincères et d'humbles hommages. »

Ne rougissez pas, Camille! je jure que je ne vous
connaissais pas encore.

LETTRE XX.

EXPÉRIENCES MODERNES SUR LE SYSTÈME NERVEUX
ET REMARQUES SUR CES EXPÉRIENCES.

Plusieurs médecins depuis Haller et Zinn, depuis Lorry, en particulier, et peut-être plus judicieusement et plus complétement qu'aucun autre, M. P. Flourens, ont expérimenté sur les divers compartiments du système nerveux. M. Nonat, jeune médecin laborieux, à qui son zèle, sa vaste instruction, son indépendance et son bon esprit nous font présager une belle et ample carrière, a repris en sous-œuvre toutes ces expériences des modernes dans le but d'en vérifier les résultats et d'en éprouver la justesse. Je cède au désir de consigner ici pour votre usage un extrait de ce travail estimable, sans du reste résigner à cette occasion mon rôle habituel de critique et d'interprète.

Suivant M. Nonat et d'autres physiologistes, presque toutes les parties de l'encéphale sont insensibles au contact; il n'en excepte, d'après expérience, que la partie centrale des tubercules quadrijumeaux et la partie postérieure de la moelle allongée; et même, si parfois l'animal vivant auquel on enlève le cervelet peu à peu, et tranche par tranche, donne des signes non équivoques de sensibilité offensée ou de douleur, c'est parce qu'on a atteint, souvent sans le vouloir ni le savoir, la partie très-sensible de la moelle allongée. On remarque journellement des effets complexes de cet ordre dans quelques oiseaux domestiques (dans les canards principalement), quand on les tue en leur introduisant une épingle par le trou occipital, entre le crâne et la première vertèbre du cou.

La pulpe cérébrale est elle-même insensible, quoi que Haller ait pu induire ou observer de contraire. Insensibles sont pareillement : les circonvolutions du cerveau, le corps calleux, la voûte à trois piliers, les corps striés, les couches optiques, les pédoncules cérébraux, la périphérie des tubercules quadrijumeaux et le cervelet.

Après avoir enlevé et entièrement détruit les lobes cérébraux, M. Nonat s'est assuré que la vue, le goût et l'odorat étaient entièrement perdus, tandis que l'ouïe n'était alors que très-affaiblie, sans abolition. Si des faits ultérieurs venaient à confirmer ces premiers résultats, il faudrait bien en conclure que les sensations n'ont pas toutes le même aboutissant central, ni toutes un siége identiquement délimité. Non-seulement l'ouïe n'est pas expressément abolie par cette destruction des lobes cérébraux qui anéantit trois autres sensations, mais le sens du toucher, auquel concourent tant de nerfs de diverse origine, le sens du toucher continue d'agir avec quelque intégrité après la destruction des lobes cérébraux, qu'on représente comme le foyer de toute sensation. Je répète que ces résultats, si rien ne les dément, dérangeraient bien des principes arrêtés, bien des systèmes.

Passant ensuite au genre d'influence qu'exerce sur la station et la progression le cerveau et ses annexes (autrement dit l'encéphale), voici ce qu'a observé M. Nonat. L'animal à qui l'on a enlevé les lobes cérébraux, qu'on nomme communément les deux hémisphères, mais en lequel on laisse subsister parfaitement intacts les corps striés et les couches optiques, cet animal peut rester debout et peut encore marcher, ce qui prouve que les lobes cérébraux sont désintéressés dans les actes musculaires et les mouvements. A la vérité ils commandent, si cela peut se dire, les mouvements de translation, mais sans participer à leur accomplissement et sans les rendre obligatoires. On peut en effet commander sans être obéi : les rois et les maîtres faibles en sont la preuve, non moins que les paralytiques.

Après l'ablation d'un seul corps strié, l'animal montre quelque propension à se précipiter en avant, quoique restant presque immobile. Mais dès que les deux corps striés sont enlevés l'un et l'autre, aussitôt l'animal s'évade et il s'élance *en avant* avec une impulsion irrésistible, à peu près comme une personne qu'on descend d'une voiture qui continue de marcher. On dirait que l'animal sent dans son être un défaut d'équilibre et comme un sur-poids en arrière, à quoi doit remédier le mouvement en avant.

Aussi M. Nonat pense-t-il que les corps striés président à l'action de marcher à reculons, et que sans doute ils servent à refréner l'excessive énergie des organes qui sont dévolus à la progression.

C'est le contraire pour le cervelet : l'animal à qui l'on a enlevé le cervelet ne peut plus marcher en avant ; il paraît comme dominé par une force qui le pousserait irrésistiblement en arrière, outre que ses membres postérieurs sont à peu de chose près paralysés. Incessamment agité, il ne peut plus que rétrograder, et sa tête même se renverse en arrière. Enfin, et bien qu'il conserve d'ailleurs tous ses instincts, il reste incapable de progresser, de même que de garder un parfait équilibre. Je me réserve de montrer dans une autre occasion quelle est la circonstance physiologique d'où provient cette singulière et irrésistible tendance à rétrograder, dont personne n'a encore donné, du moins à ma connaissance, une satisfaisante explication.

A l'égard des couches optiques, l'animal qui s'en trouve privé tout à coup ne peut plus se tenir debout, tant cette ablation l'a énervé. Mais si l'on s'est contenté d'extirper la couche optique droite, l'animal tombe aussitôt sur le côté gauche ; et sur le côté droit, si c'est la gauche.

Une autre expérience fort curieuse, mais qui était connue depuis long-temps, consiste à couper un des pédoncules du cervelet ; alors l'animal tombe sur le côté même dont le pédoncule est offensé, et il roule

ainsi sur lui-même , c'est-à-dire de gauche à droite,
si c'est au pédoncule droit qu'on s'est attaqué ; et de
droite à gauche, si c'est au pédoncule gauche [1]. Veut-
on enfin interrompre cette rotation insolite, il suffit
de couper celui des pédoncules du cervelet qui était
resté intact. Il faut toutefois remarquer que la section
des fibres transversales de la protubérance annulaire
occasionne un tournoiement pareil, et que ce mouvement circulaire est d'autant plus prononcé que la
section de ces fibres s'éloigne davantage du centre de
la protubérance annulaire ou pont de Varole, c'est-à-
dire d'autant plus que cette section est plus latérale.

REMARQUES CONCERNANT LES EXPÉRIENCES PRÉCÉDENTES.

Les expériences de M. Nonat, d'ailleurs moins nouvelles qu'exactes, me paraissent beaucoup plus irré-
prochables que ses raisonnements et ses inductions.
La plus grande faute de M. Nonat est, selon nous,
de confondre les actes de sensibilité avec la conscience
de ce qu'on a senti, sensation de douleur ou de plaisir. Sans doute les nerfs sont sensibles, et sensible

[1] J'ai été consulté dernièrement pour un pharmacien de
Paris qui, atteint d'une affection paraplégique de la moelle
épinière, offre en outre un exemple de cette singulière rotation. Involontairement, pendant qu'on lui parle, sa tête
et ses bras vont à gauche ; et ce n'est que par un effort brus-
que et prémédité qu'il ramène les mêmes parties du côté
droit, en outrant le mouvement contraire.

aussi est la moelle vertébrale , du moins dans ses cordons postérieurs ; mais ni à ces nerfs, ni à cette moelle n'appartient la perception de la sensation : ce ne sont là que les premiers instruments de la sensibilité , et des instruments seulement préparatoires. Pour laisser conscience d'elle-même à l'être qui l'éprouve , pour être ressentie ou perçue par lui ; en un mot, pour laisser en lui une image et devenir une idée, un souvenir , il faut à toute sensation l'entremise du *moi* d'aujourd'hui ou de l'*âme* d'autrefois, dont quelques physiologistes, qui s'autorisent d'expériences positives , ont placé le siége exclusif dans les lobes cérébraux. Bien que tout nerf dévolu aux sens soit sensible, il n'est pas moins avéré que la sensation perçue et la conscience de cette perception, ainsi que la volonté , n'ont ensemble qu'un siége unique et étroitement délimité. Alors même que des expériences sembleraient prouver le contraire, la pure raison les démentirait : mais il est heureux qu'à cet égard les expériences consacrées soient d'accord avec la raison ; cela fait honneur aux expériences autant qu'au raisonnement de ceux qui expérimentent.

Mais que penser de ces anatomistes et faiseurs d'expériences qui vont à la recherche de la conscience, scalpel en main ? Ne semble-t il pas dérisoire qu'un homme , souvent très-malhabile à démêler les suggestions de sa propre conscience, et qui, à aucun prix , ne se résoudrait à rien affirmer sur celle de son voisin , son semblable, affiche l'impudente prétention de découvrir la demeure ou le siége de la conscience d'un pigeon ou d'une grenouille, comme de témoigner sans hésitation des indices irrécusables de cette conscience.

A quels signes reconnaissons-nous donc qu'un animal souffre et qu'il a conscience de la douleur? Mais c'est aux cris, c'est aux mouvements désordonnés, contorsions et convulsions. Or voyez combien ces signes peuvent être équivoques et trompeurs : si, dans vos mutilations expérimentales, vous séparez du reste un tronçon de membre, et si le nerf de ce tronçon est ensuite offensé, irrité, piqué par le bistouri, aussitôt et soudainement il en résultera des convulsions dans la partie séparée, mais des convulsions évidemment sans douleureuse sensation, sans conscience. Il en sera de même si l'on blesse isolément les faisceaux antérieurs de la moelle épinière, ou les racines antérieures des nerfs provenant de cette moelle centrale. Si donc vous n'avez pas d'autres indices d'une souffrance perçue que ces mouvements désordonnés et ces convulsions, vous n'avez pas le droit d'en attester la réalité, puisqu'il est évident que de pareils signes peuvent être illusoires : à moins cependant qu'on ne raisonne comme le docteur Sue, professeur et bibliothécaire de l'ancienne Faculté de Paris, et très-proche parent du littérateur M. Eugène Sue. Le médecin dont je parle inférait des convulsions qu'on remarque dans le corps des guillotinés, quelques moments encore après la décapitation, que ce terrible supplice laisse *après lui* d'extrêmes douleurs, des souffrances senties ; mais je dois ajouter que le docteur Sue fut à peu près seul de son sentiment, bien que l'illustre Sœmmerring l'ait en partie partagé. Je crois devoir ajouter que les mouvements désordonnés et convulsifs sont le signe ordinaire que le règne de la volonté est interrompu, ou pour toujours aboli ; or la conscience ne survit point à la volonté. Il survient fréquemment des convulsions dans le délire, dans les évanouissements, et même à l'heure du dernier soupir ; loin d'indiquer des souffrances, ces convulsions dénotent que tout sentiment a cessé, que toute conscience a disparu. Des personnes qui avaient éprouvé les maladies les plus graves, celles dont on avait le plus désespéré, et qu'à leurs convulsions on avait jugées les plus souffrantes, sorties de tout danger et récupérant l'intelligence, ont affirmé qu'elles ne se souvenaient tout au plus que de quelques vagues rêvasseries du délire. Or l'on se rappelle toujours les douleurs qu'on a ressenties ; la preuve de toute sensation passée, c'est le souvenir.

Je sais bien que des historiens racontent que les joues de Charlotte Corday rougirent lorsque le bourreau, après la décapitation, eut appliqué un infâme soufflet sur la face déjà décolorée de cette fille héroïque. Mais, ou le fait est entièrement faux et inventé dans des vues morales, ou il provenait d'influences purement physiques, ignorées des historiens... Revenons à M. Nonat.

Une autre erreur de ce physiologiste est de considérer la sensibilité comme une fonction. La sensibilité une fonction ! pas plus que l'esprit, pas plus que
le génie. C'est une faculté, une aptitude qui ne demande qu'à s'exercer, sans complication d'actes et
sans le concours actif d'organes s'associant avec concert dans un but commun, ce qui est le caractère de
toute fonction. Une fonction véritable, c'est la respiration. Pour qu'elle s'accomplisse, il faut, non-seulement que l'air ait accès dans les bronches, mais il
faut que le diaphragme, en se contractant et rendant
la poitrine plus grande, l'y attire ; il faut que cet air,
ainsi aspiré, soit mis en contact avec le sang, qui revient moins pur et moins rouge des organes qu'il a
abreuvés et nourris ; il faut que des vaisseaux l'absorbent, que des nerfs concourent à le combiner avec
le sang, et que le relâchement des parois thoraciques
en laissent évader le résidu, déjà moins riche en oxygène, et dès lors moins apte à régénérer d'autre sang.
Voilà, j'espère, un concours d'actes complexes et concertés allant au même but ! Voilà conséquemment une
fonction. Quoi de semblable pour l'exercice de la sensibilité ? Rien absolument : aucun acte évident, aucune succession mesurable d'effets sensibles, enfin
aucun concours d'organes associés : un simple contact, tout au plus ; après quoi tout s'accomplit invisiblement et avec mystère, loin de l'œil qui observe,
loin de la curiosité qui interroge, la sagacité de l'observateur se trouvant réduite à spéculer sur des actes

d'autant plus inexplicables qu'ils demeurent toujours inaperçus.

Mais, parce que la sensibilité n'est pas une fonction, elle n'en requiert pas moins, pour s'exercer intégralement et sans encombre, de certaines conditions dont la nécessité est évidente. Il lui faut des nerfs, des nerfs intacts, qui restent attachés à la moelle épinière; et il faut que cette moelle, partout continue, communique sans interruption avec le cerveau. Il faut que le cerveau même soit sain, non blessé, non privé de sang artériel; il faut qu'aucun narcotique n'ait été appliqué ni au cerveau, ni aux nerfs; il faut que du sang bien respiré continue de baigner sans obstacle toutes les parties naturellement sensibles, et que le sang veineux puisse librement s'en écouler : nécessité, par conséquent, que la circulation du sang et la respiration n'éprouvent ni d'altération ni d'entraves. En tout, cinq à six conditions toutes également nécessaires; et il suffirait qu'une de ces conditions vînt à faire défaut pour occasionner l'engourdissement des organes ou leur complète insensibilité. Il suit de là que l'engourdissement de la sensibilité peut provenir ou des nerfs, ou du cerveau, ou doublement de la moelle épinière , soit par voie directe, soit à cause de son influence sur le cœur; ou doublement du cœur et des poumons, sans lesquels le sang ne saurait être ni convenablement préparé, ni vivement circulant : il peut encore provenir d'artères ouvertes ou liées, de veines comprimées ou de

sang répandu. Il faut toujours en revenir à cette loi
de subordination et de mutualité universelle d'organes entre eux solidaires, loi sans laquelle toute considération physiologique, toute interprétation d'expériences ou de symptômes manque de solidité et devient fautive [1].

Si maintenant j'envisage ce qui arrive dans les expériences de M. Nonat et de beaucoup d'autres physiologistes, ses maîtres, ses émules ou ses disciples,
ses contradicteurs ou ses adhérents, voici ce que j'a-
perçois. Du sang s'écoule des chairs coupées, incisées :
première cause d'affaiblissement dont il faut tenir
compte. L'animal crie, et il a des convulsions, il résiste et fait effort ; et cela entrave le retour du sang
veineux vers le cœur et les poumons, et cela narcotise et stupéfie par degrés le cerveau, la moelle de l'é-
pine et les nerfs : autre cause d'engourdissement général et de croissante faiblesse. Ensuite, quand on
agit sur les nerfs eux-mêmes, chaque douleur déjà
ressentie rend le cerveau moins apte à apprécier les
douleurs qui suivent : autre motif d'une insensibilité

---

[1] Comme on publie et qu'on imprime en ce moment même
(3 avril 1843) plusieurs travaux sur les Nerfs, il m'importe
d'établir que je n'ai eu précisément en vue dans cette Lettre
aucun de ces ouvrages ni aucun de leurs auteurs. Je dirai donc
que j'ai extrait les présentes remarques, comme aussi celles
qui concernent M. L***, de la *Revue scientifique* (août et
décembre 1840, t. II, p. 286, et p. 464 du t. III), où je les
avais insérées.

croissante. Arrive-t-on à mutiler la moelle épinière, à la détruire ou à l'irriter tronçon par tronçon ; alors, principalement alors, chaque portion offensée, détruite ou séparée de cette moelle, affaiblit d'autant les battements du cœur, qui tire d'elle le principe de ses mouvements ; alors aussi la respiration devient irrégulière et elle s'embarrasse : causes nouvelles, puissantes et compliquées d'engourdissement et de faiblesse. Et puis jouez donc l'étonnement, si quand votre bistouri parvient à la tête, après qu'il a mutilé çà et là le reste du corps et offensé la plupart des compartiments nerveux, vous n'obtenez plus que d'équivoques manifestations d'une sensibilité que déjà tant de causes ont engourdie, épuisée, presque éteinte !

Il est malheureux et regrettable qu'on persiste à traiter la physiologie absolument comme la physique, le petit monde comme le grand monde ; car c'est là une intarissable source d'erreurs. Le corps humain, on ne saurait trop le redire, est un grand tout où l'unité des organes et l'intégrité de chacun est la première condition indispensable au juste accomplissement de chaque acte vital, cet acte ne mît-il en jeu qu'un organe très-circonscrit et de peu d'importance. Dès lors le physiologiste ne saurait compter sur les résultats nets et constants de ses expériences comme le physicien compte sur les siennes, celui-ci pouvant toujours isoler et séparer l'un de l'autre les éléments essentiels de la nature, soit l'air d'avec l'électricité, soit le calorique d'avec la lumière, soit l'eau d'avec les sels qu'elle a dissous, après quoi il peut apprécier les propriétés et le rôle de chacun, sans porter à aucun d'eux le moindre préjudice. Il en est tout autrement du physiologiste. Voilà pourquoi le seul moyen de connaître le jeu réel des organes et d'étudier les actes vitaux, est d'observer dans leur ensemble et leur intégrité des êtres jouissant de la vie, sans en rien distraire et sans rien mutiler. On n'a pas sitôt séparé, du reste, un des rouages sensibles de ces admirables machines vivantes, on ne l'a pas sitôt tourmenté, que le mécanisme du tout ensemble se trouve à l'instant même altéré profondément et troublé de toutes parts, en raison des rejaillissements qui résultent, soit de la hiérarchie des organes, soit de leur mutualité.

EXPÉRIENCES CONCERNANT LES DEUX RACINES DES NERFS VERTÉBRAUX [1].

Même en 1820, on s'étonnait beaucoup à Paris, quand on voyait une partie quelconque du corps humain perdre le sentiment, tout en conservant le mouvement; ou l'inverse. Les mêmes nerfs, du moins pour le tronc, présidant à la fois aux deux sortes de phénomènes, aux actes de sensibilité comme aux actes de motilité, on se demandait, sans rien résoudre, comment ces deux facultés pouvaient s'isoler l'une de l'autre, et quelle en pouvait être la cause. Tout le monde alors

[1] Voir la note précédente, p. 309.

l'ignorait. Chaque fois que ces effets contrastants se présentaient dans un hôpital, on voyait les étudiants se grouper autour du malade, s'assembler et délibérer gravement en commun, comme en concile, puis improviser des explications et des hypothèses dont la réflexion du lendemain démontrait l'invraisemblance ou la fausseté. Enfin, c'était un problème dont la solution paraissait introuvable.

Cependant, neuf années plus tôt, dès 1811, l'Anglais Ch. Bell exprima l'opinion alors très-hasardée et mal assise, que les racines postérieures des nerfs vertébraux, celles qui sont pourvues d'un ganglion, servent presque uniquement aux actes de sensibilité, comme à la motilité seule les racines antérieures. Ces idées théoriques, C. Bell les consigna dans un petit Mémoire dont presque tous les exemplaires tombèrent sans influence aux mains de quelques amis. Un physiologiste, en 1822, donna foi, preuve et crédit à ce système anglais que Schaw venait d'importer à Paris en s'efforçant de l'exagérer afin de l'ébruiter mieux. M. Magendie essaya de l'ériger en doctrine, en l'étayant de quelques démonstrations expérimentales. Il recourut principalement à la section alternative des deux espèces de racines, assurant que la sensibilité souffrait spécialement quand les racines postérieures étaient coupées, tandis que la section des antérieures compromettait surtout le mouvement.

Il fit des expériences analogues et obtint des résultats concordants, quant aux faisceaux antérieurs et postérieurs de la moelle épinière : les faisceaux postérieurs lui parurent surtout sensibles, et les antérieurs principalement dévolus aux mouvements. Toutefois, M. Magendie reconnaissait que les racines nerveuses et les cordons médullaires, les antérieurs comme les postérieurs, jouissaient tous d'une certaine sensibilité, quoi qu'on eût fait pour en effectuer l'isolement parfait.

Après cette première époque, et depuis 1822 jusqu'en 1839, M. Magendie a tellement varié d'expressions au sujet des propriétés des racines nerveuses; on l'a vu tant de fois modifier son opinion pour ce qui est des antérieurs, qu'il disait tantôt « à peine sensibles, » tantôt « très-sensibles, » ou « presque aussi sensibles que les postérieures; » il a enfin jeté tant de vague sur cette question, qu'on disait sienne, qu'il l'a peut-être laissée encore plus douteuse qu'il ne l'avait prise. M. Müller, au reste, pense à peu près comme nous sur ce point; et beaucoup plus loin que nous va M. L***, jeune physiologiste très-investigateur, en qui une grande adresse des doigts seconde merveilleusement un vif amour de la vérité[1].

[1] La question avait été tellement embrouillée depuis l'écrit de Ch. Bell et depuis le voyage de Schaw, son beau-frère, qu'il s'établit sur ce sujet à l'Académie de médecine, vers les premiers mois de 1839, une discussion qui menaça d'être interminable. Dans une de ces séances, et à ce propos, l'illustre baron Larrey me fit parvenir de main en main, ce qui lui arrivait quelquefois, la petite note suivante, qui peut

La science en était réduite en France à ces résultats vagues ou équivoques, lorsque dans le cours de l'été 1839 les physiologistes, alors fort partagés sur cette question, assistèrent à une péripétie des plus étranges. M. L***, à cette époque, trouva dans l'amphithéâtre de M. Magendie un chien à qui l'on

intéresser à plus d'un titre, et que je dépose ici tout entière sans en rien retrancher :

« En votre qualité de physiologiste éminent, j'ai désiré qu'à l'occasion des discussions qui se sont si inutilement prolongées jusqu'à ce jour, vous prissiez connaissance d'un article sur le même sujet et que j'ai inséré au 1er volume de ma Clinique chirurgicale à la suite des plaies de la tête, et comme une application d'un *télégraphe électrique* imaginé par le célèbre Sœmmerring.

» Dans ce court mémoire publié depuis plus de trente ans (dans le *Bulletin de la Société médicale d'Émulation*), je crois avoir devancé le système de Ch. Bell et plusieurs autres systèmes établis depuis lui par un grand nombre d'auteurs; et j'ai la conviction que mon système est le seul vrai : une longue expérience aux Invalides, dans les hôpitaux militaires et dans les camps, me l'a toujours montré tel.

» Si vous voulez parcourir le premier paragraphe de ce volume, je me persuade que vous resterez également convaincu...

» Ensuite lorsque vous désirerez quelques renseignements sur l'état physique des Invalides, j'aurai grand plaisir à vous les donner. Vous trouverez toujours en moi le dévouement et la sincérité.

» 18 mai 1839.

Baron LARREY, D.-M. »

venait de couper toutes les racines postérieures des nerfs vertébraux ; il s'assura que les racines intérieures de ces nerfs, les seules qui fussent restées intactes, étaient devenues insensibles à tout contact, même à des contacts irritants. Du côté opposé, au contraire, là où les deux racines restaient entières, M. L*** crut voir que l'antérieure était un peu sensible ; car, dès qu'on la touchait, l'animal poussait un cri.

Pour M. L***, ce fait fut la preuve que la racine antérieure empruntait sa sensibilité, non de la moelle où elle s'attache, mais de la racine postérieure ou de son ganglion. M. Magendie alla plus loin après coup. Il coupa une racine antérieure, il la trouva insensible dans le bout qui tenait à la moelle, sensible à l'autre bout, celui qui tenait au ganglion. A son tour, M. Magendie tira de cette expérience la même conséquence que M. L*** ; il fit plus : il réclama pour lui et le fait et la conclusion, deux choses qu'eut grandement raison de lui disputer M. L***. Ensuite, dans ses leçons du Collége de France, M. Magendie commenta surabondamment cette prétendue découverte et lui consacra cent et quelques pages dans un livre scolaire publié sous ses auspices et à peu près sous sa dictée. Savez-vous maintenant ce qui est arrivé ? C'est que la nouvelle expérience qui inspirait tant d'enthousiasme et que revendiquaient élève et maître, s'est trouvée fausse pour tout le monde. M. L*** a depuis cette époque soumis à l'Institut des faits nouveaux et nombreux qui établissent qu'avant comme après la section la racine antérieure des nerfs vertébraux est insensible. Toute irritation mécanique, appliquée par M. L*** aux racines antérieures, n'a suscité en l'animal sacrifié ni cris ni souffrances manifestes. Quand, au contraire, le même auteur a voulu soumettre à l'action galvanique les deux sortes de racines, les postérieures et les antérieures, ces dernières ont seules répondu par des convulsions musculaires locales, les autres n'ont donné lieu qu'à de la douleur et à des cris; et si dans ce dernier cas il survenait des convulsions, elles étaient générales. On a raison de croire par conséquent que les racines antérieures ne président qu'aux mouvements, et que purement sensitif est le rôle des racines postérieures. Au reste cette conclusion semblait déjà ressortir des expériences de MM. Müller et Magendie, lesquels avaient expérimenté, le premier sur des grenouilles, et le second sur des chiens. Ces deux hommes habiles, le prussien comme le français, avaient soigneusement isolé à droite et à gauche les deux ordres de racines nerveuses qui, émanant des lombes, aboutissent aux nerfs destinés aux pattes de derrière. Ils avaient coupé d'un côté toutes les racines lombaires postérieures, de l'autre côté toutes les racines antérieures; et voici ce qu'il en était résulté : immobile, mais sensible, était restée la patte du côté dont les racines antérieures avaient seules été coupées; le résultat était inverse de l'autre côté, où les racines postérieures avaient seules été atteintes.

Non content d'avoir vérifié par le galvanisme ces curieux effets, M. L*** s'est servi du même procédé afin de déterminer très-précisément et sans aucune ambiguité, les propriétés des différents cordons ou faisceaux de la moelle épinière. Voici quel est le procédé de M. L***, qui a obtenu à cette occasion non-seulement l'assentiment de l'Institut, mais ses publics encouragements [1].

[1] M. L*** a répété ces expériences sur trente et quelques chiens dans l'espace de plusieurs semaines. J'ai été témoin dès 1840 de plusieurs de ces expériences, et MM. Flourens, Piorry, Blandin, Blainville, Cruveilhier, Gerdy, Ribes et plusieurs autres personnes compétentes y ont assisté comme nous. On les a généralement trouvées probantes, bien que toutes ne réussissent pas au même degré. Le seul défaut que j'y trouve, quant à moi, et qui me laisse encore certains scrupules, c'est que l'expérience n'a de résultats bien décisifs qu'autant qu'elle s'effectue sur un animal qui vient de mourir, ou, si l'animal vit encore, sur un tronçon de moelle épinière qu'on a séparé du reste. Alors, en effet, soit que l'animal soit déjà mort, soit que la moelle qu'on tourmente ait rompu toute communication avec l'encéphale, il n'y a plus de souffrances possibles. Il ne peut donc alors survenir de convulsions que de celles qui tiennent à l'excitabilité nerveuse, et·qui résultent soit de l'irritation des faisceaux antérieurs de la moelle épinière, soit du tiraillement ou de la galvanisation des racines nerveuses qui s'attachent à ces mêmes faisceaux antérieurs. De convulsions résultant des souffrances, il ne peut plus y en avoir, puisqu'il n'y a plus d'aboutissant

27.

Quand une fois la moelle épinière est à découvert
et dénudée de sa dure-mère, l'expérimentateur coupe
transversalement cette moelle de manière à en former deux tronçons, l'un desquels communique avec
l'encéphale, l'autre non.

Agissant d'abord sur le tronçon libre et séparé du
reste, M. L*** fait communiquer les deux pôles
d'une pile de vingt couples avec les deux cordons postérieurs de la moelle, ou simultanément, ou l'un après
l'autre. Dans les deux cas, il ne survient pas la moindre convulsion : il en est donc des cordons postérieurs
de la moelle comme des racines postérieures des nerfs
vertébraux ; les uns et les autres ont des propriétés
semblables, je veux dire qu'ils ne sont que sensibles.

Les cordons antérieurs du même tronçon se conduisent de leur côté absolument comme les racines
antérieures des nerfs vertébraux ou rachidiens : leur
galvanisation donne toujours lieu à de vives contractions. Le galvanisme appliqué aux cordons ou fais-

sensitif ; tandis qu'agissant sur un animal bien vivant et
dont la moelle ait toute son intégrité, on obtient des convulsions quel que soit le faisceau médullaire ou quelle que
soit la racine nerveuse que l'on agace : en arrière, c'est un
effet des souffrances et des réactions sensitives ; en avant,
c'est un effet de pure excitabilité imitant les ordres de la volonté, mais ne supposant pas cette volonté... Je dis que
j'ai scrupule de toute expérience physiologique qui s'effectue
dans d'autres conditions que celles de la nature et de la
vie !

ceaux latéraux suscite aussi des contractions, mais des contractions moindres que pour les cordons antérieurs.

Passons maintenant au tronçon supérieur de la moelle épinière, à celui qui communique sans interruption avec la moelle allongée et l'encéphale. Ici, comme de raison, les effets engendrés par le galvanisme sont fort différents. Agit-on, par exemple, sur les deux cordons postérieurs de cette moelle conservant ses connexions avec l'encéphale, alors il survient aussitôt de vives douleurs qui deviennent manifestes par des cris et par des convulsions générales. Mais ces convulsions, fort différentes de celles qu'occasionne l'irritation topique des cordons antérieurs dans le premier tronçon détaché, sont uniquement dues à la réaction de l'encéphale affecté par la douleur, ou, comme le dit M. Marshall Hall, à l'action reflexe des organes sensitifs sur les organes moteurs.

En galvanisant ensuite les cordons antérieurs de ce même tronçon continu, on n'observe, chose remarquable, ni douleur ni convulsions ; ce qui prouve, à n'en point douter, que le principe des mouvements se propage uniquement de haut en bas, et jamais de bas en haut.

Ainsi donc, les nerfs participent constamment des propriétés du point nerveux central où ils tiennent attachés et d'où ils semblent naître. En accord avec cette loi, les racines antérieures des nerfs de la moelle vertébrale sont insensibles comme la partie

antérieure de la moelle elle-même. Quand on les
irrite il en résulte, non des douleurs, mais des mouvements soudains ; les racines postérieures, au contraire, sont entièrement consacrées à la sensibilité :
les mouvements convulsifs universels qui surviennent
après qu'on les a irritées, sont une conséquence de la
douleur provenant de cette irritation. Ces spasmes
n'ont lieu qu'en vertu d'une réaction du centre sensitif, ou d'une *action reflexe.*

Chaque branche nerveuse ensuite, résultant de l'é-
gal concours et du juste mélange de ces deux racines
à propriétés si contrastantes, de là vient que ces
nerfs participent aux deux pouvoirs sensitif et moteur,
comme ils participent des deux sortes de racines originaires.

A l'époque où M. L*** répétait ses expériences,
on recevait au Val-de-Grâce un blessé qui en retraçait remarquablement les principaux résultats. Quelques mots sur ce malade et sa blessure serviront
comme de résumé à tout ce qui précède.

Homme encore robuste malgré ses cinquante-neuf
ans, un maréchal-des-logis de la garde municipale
de Paris fut frappé mortellement, le 21 octobre
1840, dans une émeute du carrefour de l'Odéon.
Au moment où ce sous-officier nommé Lafontaine
s'efforçait de dissiper un attroupement séditieux,
il reçut un coup violent au côté droit et postérieur
du cou. Mais, au lieu de tomber en avant et sur
le côté gauche, comme aurait dû le diriger l'impul-

sion du coup, cet homme s'affaissa du côté droit
et en arrière, et il ne put se relever de lui-même :
il avait le côté droit perclus[1]. On dut le transporter d'abord à la caserne de la rue de Tournon, et
ensuite à l'hôpital militaire du Val-de-Gràce, dernier
lieu où furent étudiés les effets de sa blessure et cette
blessure même. On vit que le coup avait porté au ni-
veau de la 6e vertèbre du cou, deux vertèbres au-
dessous du point d'où le nerf du diaphragme tire son
origine (aussi la respiration ne fut pas compromise),
et au-dessous de la naissance des premières branches
nerveuses qui concourent au plexus des nerfs du bras
(ce qui fit aussi que le bras droit fut moins perclus
que la jambe du même côté). Quand ce malheureux
blessé entra au Val-de-Gràce (le 23 octobre), la plaie
était déjà extérieurement cicatrisée, de sorte que cela
donnait aux accidents qui étaient survenus tout l'attrait, mais toute l'obscurité d'un mystère qu'il s'a-
girait de pénétrer. Le malade n'accusait aucune
douleur, mais il n'était pas insensible à droite plutôt qu'à gauche : il éprouvait seulement un engourdissement paralytique au côté droit, au bras moins

---

[1] C'est qu'en effet pour la moelle épinière comme pour
l'allongée, il n'existe plus d'effet croisé; ce qui veut dire
que la paralysie survient du côté même de la blessure. Au
contraire, la paralysie survient du côté opposé des altérations matérielles, quand ce sont ou le cervelet, ou les lobes
cérébraux, ou les tubercules quadrijumeaux qui sont blessés
ou malades.

qu'à la jambe. De la paralysie à droite et point d'insensibilité : cela donna à penser que peut-être le faisceau médullaire antérieur du côté droit avait seul
été atteint. Il y avait quelques fourmillements dans
la main ; et cependant le bras et l'avant-bras continuaient d'agir, mais avec difficulté et faiblement : les
doigts restaient fléchis dans la main , mais sans presser
cette main ni pouvoir s'étendre. La sensibilité était
partout conservée ; et quoique le membre inférieur
droit fût totalement paralysé, immobile, il restait tout
aussi sensible que le reste du corps. Sans parler du
traitement, qui fut nécessairement anti-phlogistique,
je me borne à dire que bientôt il survint de la fièvre,
du désordre dans l'intelligence, et enfin dans la respiration. Le blessé mourut le 27 octobre, après six
jours de maladie.

L'ouverture du corps confirma tout ce que le judicieux diagnostic de M. Bégin avait eu jusqu'alors de conjectural. On vit, en disséquant le cou, qu'un fragment
de lame de couteau, dont le dos était tourné à gauche,
avait brisé de haut en bas et d'arrière en avant le
segment transversal droit de la 6e vertèbre du cou.
Et, quand une fois on eut ouvert le canal vertébral
en procédant d'avant en arrière , on constata que le
biseau non coupant de cette lame de couteau avait
divisé tout le faisceau antérieur de la moelle épinière,
et ce faisceau tout seul, à partir du point d'origine de
la racine postérieure du nerf cervical correspondant ;
cette racine même se trouvait totalement épargnée,

ainsi que le faisceau médullaire postérieur, d'où elle provient. Ce fait curieux , aussi bien observé qu'attentivement décrit, prouve que dans l'homme, comme pour les animaux déjà fort éloignés de l'homme , le faisceau antérieur de la moelle épinière sert aux mouvements, sans prendre aucune part aux actes de sensibilité. Inutile donc d'insister là-dessus davantage.

Je dirai seulement qu'il n'est pas rare de voir la sensibilité survivre aux mouvements volontaires, et que la dissociation inverse est moins fréquente. Le mouvement instantané ou arbitraire est moins tenace et souvent moins durable que le pouvoir de sentir : à quoi cela tient-il ?

Ce curieux et important problème me préoccupa surtout à l'époque où mourut G. Cuvier, lui dont les derniers instants furent marqués par un désordre de cette espèce[1]. Le lendemain de l'ouverture solennelle d'un cours public sur les Révolutions de la terre, cet homme illustre s'aperçut que ses bras étaient paralysés, et que sa voix, si retentissante la veille , était devenue presque muette. Bien que ses membres continuassent d'être sensibles, ils n'obéissaient plus à sa volonté qu'avec une sorte de résistance et une paresseuse lenteur. On expliqua cette disparate, et lui-même en donna l'exemple, en admettant deux espèces de nerfs : des nerfs pour la sensibilité,

---

[1] J'ai relaté ce fait intéressant dès 1835 dans la consciencieuse et complète *Histoire de Cuvier* que j'ai composée pour le grand DICTIONNAIRE DE LA CONVERSATION.

et des nerfs consacrés à la volonté et aux mouvements.
Mais, s'il existe en réalité une telle distinction entre
quelques nerfs de la tête, les nerfs du tronc n'ont
rien d'analogue : donc cette explication est fautive.
A la vérité, chaque nerf de l'échine a une racine pour
sentir et une racine pour vaquer aux mouvements ;
mais ces deux racines originaires sont tellement mêlées dans le nerf même, que les deux pouvoirs moteur
et sensitif se trouvent inséparablement confondus
dans chacun des plus minces filets de chaque nerf.
La saine physiologie ne peut donc admettre l'explication dont j'ai parlé. Tout au plus aurait-on pu conjecturer qu'en Cuvier la racine antérieure des nerfs
vertébraux était altérée, ramollie, en partie détruite
ou rompue [1] ; mais rien, quand on ouvrit le corps,
ne parut propre à justifier cette supposition : aucun
désordre ostensible n'expliqua pourquoi les derniers
ordres d'une volonté si puissante n'avaient point reçu
d'accomplissement. Voici ma pensée à ce sujet.

Si un homme paralysé conserve encore quelque
sensibilité, même dans ceux de ses membres qui ont

[1] Le soir, après les devoirs et les travaux d'une journée
très-remplie, Cuvier avait l'habitude, toujours dangereuse
pour un homme de sa corpulence et de son âge, de lire, soit
sur un sofa, soit au lit, la tête lourdement appuyée sur une
de ses mains. Je dis que cela est dangereux à cause des distensions que peuvent ainsi éprouver, à la longue, soit la
moelle épinière, soit les fragiles et délicates racines des nerfs
qui s'attachent à elle.

cessé d'agir volontairement, c'est que la sensibilité est une faculté toute simple et pour ainsi dire passive et comme inerte. Il n'est besoin pour sentir ni d'un travail compliqué ni d'efforts suivis, tandis que de nombreuses conditions sont indispensables au succès de la volonté. Il faut sentir avec quelque vivacité, il faut vouloir avec énergie et dans un but prémédité, s'il n'est instinctif et comme machinal. Il faut que ce vouloir ait à ses ordres des membres obéissants, des nerfs intacts et attentifs, des muscles dispos et dociles : il faut même qu'il règne entre ces divers organes une assez parfaite intelligence pour qu'ils agissent de concert et avec unité. Or, cette œuvre de mouvement énergique et de translation arbitraire est trop compliquée pour qu'un cerveau déjà malade ou pour que des nerfs affaiblis, altérés, puissent encore l'accomplir. Ni le jeune enfant ni le moribond ne peuvent marcher, et pourtant ils ont de la sensibilité l'un et l'autre ! Dira-t-on que leur immobilité provient de ce qu'ils n'ont l'usage que des nerfs du sentiment? Non. Mais c'est qu'il existe entre sentir sans attention et agir selon le vouloir, une aussi grande différence qu'entre comprendre une idée simple et créer un système.

LETTRE XXI.

26 octobre 1829.

Les os, au nombre d'à peu près deux cents, dont est formé le squelette humain, sont mus en différents sens, les uns sur les autres, par plusieurs centaines de muscles : ce sont là les organes, les uns passifs et les autres actifs, de tous ces mouvements volontaires qui servent à nous déplacer, à nous défendre contre des agressions, à subvenir à des besoins, et à satisfaire ou des passions, ou des caprices de bien-être et de vanité.

Les différentes pièces du squelette sont enchaînées les unes aux autres par des ligaments, par des cartilages élastiques ou des capsules résistantes; mais à l'endroit des jointures mobiles, les pièces osseuses, simplement contiguës, ne se touchent que par des surfaces polies, humides et glissantes, qui en favorisent les mouvements. Outre cela, les parties molles qui recouvrent les os servent encore à les maintenir solidement dans des rapports plus parfaits.

Quant aux muscles, Camille, je me suis déjà appliqué à vous les faire connaître. Ce sont des masses de fibres rougeâtres, résistantes, ridées et plissées angulairement ; contractiles et irritables : du tissu cellulaire unit ces fibres entre elles ; des tendons solides ou des membranes fibreuses, nommées aponévroses, espèces de toiles blanches et fines, les terminent, et servent à les attacher aux pièces osseuses qu'elles sont destinées à mouvoir.

Quand ces muscles se contractent ou se raccourcissent (car c'est même chose), ils entraînent l'un des os auxquels ils tiennent attachés, vers un autre point du squelette qui offre plus de résistance ; et c'est ainsi que s'effectuent les différents mouvements : la marche, la course, le saut, le nager, les mouvements de lutte ou de préhension, l'action de soulever, de presser, de pousser ou d'attirer, etc.

Il n'y a pas jusqu'à l'action de se tenir debout, qui n'exige impérieusement la participation très-active des muscles, et de muscles fort nombreux. Si le tronc de l'homme était livré à lui-même, abandonné un seul instant à son propre poids, les divers fragments qui le composent s'infléchiraient incontinent les uns sur les autres ; et, tout équilibre cessant, le corps viendrait heurter le sol qui le soutient. La station bipède de l'homme ne peut donc long-temps subsister sans une suite d'efforts non interrompus ; et voilà pourquoi cette situation du corps, si elle est quelque temps prolongée, devient si fatigante, les mêmes muscles devant agir sans repos pour son maintien.

Croiriez-vous, Camille, que de graves philosophes avaient tiré de cette fatigue même où nous oblige la rectitude du tronc, la conséquence si déraisonnable qu'il n'est pas naturel à l'homme de marcher droit sur ses deux pieds, la tête élevée vers le ciel? Voyez, disaient-ils, ceux des animaux dont l'organisation est la plus semblable à la nôtre : tous marchent sur quatre pieds, la tête inclinée vers la terre, notre origine commune, notre commune nourrice et notre tombeau. Voyez même, ajoutaient-ils, voyez l'homme encore enfant et livré à ses instincts natifs et à sa faiblesse! il ne marche ou ne s'appuie que sur les quatre membres à la fois! On allait, dans la chaleur de la controverse, jusqu'à parler d'hommes sauvages qu'on aurait rencontrés dans les forêts, marchant à quatre pattes, le dos voûté et la tête basse, ainsi que les animaux quadrupèdes, leurs compagnons d'enfance et leurs champêtres précepteurs. Non, disaient nos philosophes, l'homme n'était pas prédestiné par sa structure à marcher droit sur ses deux pieds au prix de tant d'efforts et de fatigues! Il était né quadrupède, c'était là son état de nature; le reste n'est que l'effet d'orgueilleuses conventions et d'imitations sociales : hélas! comme tout se corrompt par le temps, comme tout se dégrade et dégénère!

Vous riez, Camille! vous vous moquez de ces paradoxes que j'ai baptisés du beau nom de philosophiques. Cependant je vous assure que j'ai bien peu chargé le tableau : je vous montrerai des arguments analogues dans de glorieux ouvrages. Mais vous vous défendrez, j'en suis convaincu, de ce séduisant et dangereux poison d'éloquence, dont de grands écrivains ont décoré ces oiseuses déclamations.

Vous pourrez remarquer par vous-même, pour peu que vous y portiez de l'attention, combien le pied de l'homme est favorablement disposé pour s'appuyer horizontalement sur le sol et supporter le corps, alors qu'il est dans sa rectitude; vous remarquerez aussi que le talon, qui est d'un si puissant secours dans la station bipède, resterait sans usage et même deviendrait nuisible dans la situation horizontale du tronc. J'ajoute que ce talon est un des caractères distinctifs de notre espèce, aussi bien que les muscles saillants des mollets qui le soulèvent, et que le prolongement du crâne en arrière, autre trait caractéristique de l'espèce humaine, ainsi que l'a démontré d'Aubenton, est une heureuse disposition qui donne efficacement prise aux muscles du cou, chargés de maintenir la tête droite et élevée. Si vous considérez, en outre, que l'articulation du bras avec l'épaule est trop mobile et trop faible pour supporter le poids du corps; que les avant-bras sont trop vacillants pour servir d'appui; la main trop faible, trop sensible et trop délicate pour toucher long-temps les inégalités du sol sans en souffrir; la tête trop pesante et trop versatile pour regarder la terre sans la heurter douloureusement; vous direz alors ce joli mot qui vous est familier : « Laissez là vos philosophes ! On dit qu'ils ont du génie, je les trouve souvent éloquents; mais on dirait qu'ils rêvent toujours. Ils traitent la nature comme

une énigme qu'on voudrait deviner sans l'avoir lue :
ils ferment les yeux pour penser plus profondément.
Tenez ! ce sont des curieux qui n'ont jamais voyagé
qu'en diligence. »

Je me garderai bien, Camille, de vous ennuyer
de la description minutieuse de toutes les contractions
partielles dont résultent les différents mouvements de
l'homme: Je dois cependant vous prévenir qu'il existe
peu de ces mouvements, si limités qu'on les suppose,
pourvu qu'ils aient quelque énergie, qui n'exigent
l'actif emploi ou le concours de la plupart des muscles soumis à la volonté. Pour peu qu'il y ait effort
dans le but projeté de surmonter quelque obstacle, la
poitrine devient immobile ; l'air s'y trouve exactement retenu, au moyen de la fermeture du larynx,
grâce à l'occlusion de la glotte ; et de la sorte, toutes
les contractions musculaires ont de l'efficacité. Il
était essentiel que les forces ne fussent pas dissi-
pées par les mouvements alternatifs et toujours si vacillants de la poitrine. Il ne fallait donc pas que l'air
pût sortir des poumons durant les grands efforts.
Cette merveilleuse corrélation, cette synergie si puissante, découverte et démontrée par moi il y a déjà
long-temps (1819), est maintenant admise par les
physiologistes et anatomistes les plus éclairés, et notamment par MM. Adelon, Serres, Müller, Bérard
aîné, Breschet, Dugès, Piorry; Bégin, Nonat, Lon-
get, Pétrequin, etc.

On retient ainsi la respiration lorsqu'on soulève,

qu'on pousse ou qu'on attire un fardeau ; on la retient pour ruer un projectile, pour grimper, lutter ; sauter ou nager. Cela est même si nécessaire, qu'on rend ces différents exercices à peu près impossibles en des animaux à qui l'on a ouvert la trachée-artère, ou paralysé la glotte en coupant les nerfs du larynx :

Tout grand Effort nécessite ainsi la rétention de l'air dans la poitrine, un parfait silence, la complète immobilité des côtes, et la contraction simultanée des muscles du ventre et du dos. Toutes ces choses sont entravées, et l'effort est inefficace, si la glotte ne peut se fermer ou si le larynx est maintenu béant par une fistule extérieure.

Il suffit souvent de faire parler un nageur, ou de le faire rire en le chatouillant, pour l'exposer à se noyer. J'ai souvent empêché différents quadrupèdes de nager en leur ouvrant largement la trachée-artère et en maintenant béante, au moyen d'une canule, cette ouverture artificielle.

Un pareil enchaînement synergique a lieu dans le vomissement, dans les efforts pour accoucher, tousser ou crier, et même, comme l'avait déjà empiriquement observé Winslow[1], dans l'acte si simple de

---

[1] V. Mémoire de Winslow dans les *Recueils de l'Académie des sciences*. De là le précepte donné par Winslow d'empêcher les malades de soulever la tête d'eux-mêmes, lorsque le ventre est douloureux, dans la fièvre puerpérale, la péritonite, etc. Il donne aussi le judicieux conseil de tenir la tête immobile et comme inerte, en même temps qu'on élève les

soulever la tête de dessus l'oreiller quand on est couché. La glotte alors est toujours pour le moins très-rétrécie. Il résulte de là, Camille, que les poumons sont comprimés et moins perméables au sang ; que ce fluide séjourne ou reflue dans les veines en même temps qu'il coule plus vite dans les artères ; que la face rougit ; que les vaisseaux s'engorgent. Il peut alors survenir et il survient quelquefois des ruptures, des hémorrhagies ; l'apoplexie, la mort même, peuvent en être le résultat, principalement lorsque l'agitation désordonnée du désespoir ou les palpitations de la colère ajoutent leurs effets à ceux de l'effort [1]. J'ai eu soin d'exposer ces divers effets dans la lettre XIIIe.

Il paraît même qu'on pourrait se donner volontairement la mort par de pareils efforts : c'est ainsi que beaucoup de Romains surtout paraissent se l'être donnée. On a dit qu'ils s'étouffaient en avalant leur langue ; mais la chose est impossible : la langue est si solidement attachée, qu'il est absurde de dire qu'on puisse l'avaler. Non ; ce genre de mort est dû à la vive compression des poumons entre les muscles du ventre fortement contractés, et la glotte maintenue rigoureusement fermée. Zénon mourut ainsi, Zeuxis de même. On trouve beaucoup d'exemples analogues dans l'Histoire

genoux en A, chaque fois qu'il est utile de palper le ventre et d'en explorer les viscères.

[1] Voir les Expériences relatées dans mes Mémoires sur la Respiration.

ancienne : j'ai fait moi-même des expériences très-probantes à ce sujet. Un grand nombre de morts subites dont on ignore la cause ou qu'on attribue sans motifs soit à l'emphysème des poumons (maladie dont l'existence même n'est pas bien prouvée), soit à la présence si souvent fictive de l'air dans le sang, n'ont pas d'autre cause que les violents efforts dont je viens de parler. L'Académie de médecine, tout récemment, a perdu deux grandes séances à déraisonner sur les causes de la mort subite pour n'avoir point envisagé la question dans son vrai jour.

Ici se présente une autre question assez importante pour qu'elle ait attiré les regards des législateurs et rendu nécessaire une loi spéciale : cette question concerne les Enfants-Travailleurs.

Un travail trop précoce et des fatigues disproportionnées avec l'énergie corporelle exercent l'influence la plus pernicieuse sur la complexion et la santé des jeunes gens et surtout des enfants, ainsi que l'ont constaté l'expérience de près d'un demi-siècle et l'enquête récente du gouvernement français. Je veux parler des travaux fatigants auxquels on condamne aujourd'hui, dans un grand nombre d'usines, de pauvres enfants qui ont à peine l'âge de raison. Afin d'enrichir quelques entrepreneurs insatiables, on arrache à ces malheureux leur jeune liberté, on les prive de jeux et de loisirs, on les traite enfin comme la vapeur : je veux dire qu'on les emprisonne pour ainsi dire hermétiquement, dans le but d'utiliser sans perte leurs forces disponibles. Pour un peu de pain qu'on leur distribue à heure fixe, comme à des dogues de basse-cour, qui, eux, du moins, jouissent à discrétion d'un air pur, du repos et du sommeil, on en fait des nains maladifs et imbéciles. On rétrécit de la sorte, non-seulement leur taille, en général trop exiguë pour qu'ils puissent figurer dans l'armée, mais leur existence même, comme aussi leur crâne et le champ de leur esprit, espèce de moyen terme entre le plus vulgaire discernement et l'idiotisme.

D'après plusieurs dénombrements qu'on a faits dans le but de constater l'influence d'un travail prématuré, on a vu que, pour obtenir 1,000 conscrits de vingt ans d'une taille requise et capables de résister aux fatigues de la vie militaire, il suffit d'en réformer 402 dans les contrées principalement agricoles, tandis que le nombre des réformés est de 993 contre 1,000 dans les départements principalement manufacturiers. Quelquefois même le nombre des inadmissibles pour raison de faiblesse corporelle, de taille insuffisante ou d'infirmités, est encore plus grand : c'est ainsi que, pour lever 1,000 conscrits valides, il est besoin d'en réformer 1,030 dans le département de la Marne, 1,200 dans le département de la Seine-Inférieure, 1,440 dans l'Eure, et jusqu'à 1,700 dans la ville de Rouen, jusqu'à 2,000 à Elbeuf; et, ce qu'on ne saurait apprendre sans en être effrayé, jusqu'à 5,000 (5 contre 1 !) dans la ville très-industrielle de Bolbec. Tels sont les résultats fournis

par les états de conscription militaire pour l'année
1839[1].

Si encore cette dégradation physique et cette espèce d'ilotisme bornait ses effets à la seule génération
actuelle, on pourrait s'en consoler par l'espoir d'amé-
liorations futures. Mais jugez quelle postérité devra
naître de ces automates nains et exténués, de ces ado-
lescents déjà invalides et quasi abrutis; puis essayons
d'augurer combien ce nouvel élément d'une civilisation avancée devra concourir à faire dégénérer l'espèce humaine dans les contrées industrieuses. Peut-
être cela ira-t-il jusqu'à changer les rapports politiques de peuple à peuple, et jusqu'à compromettre, ou
du moins jusqu'à troubler la sécurité universelle.
Certes, nos Vaucansons modernes, si prodigues en
fait de créations imprévues, auraient dû substituer
quelque nouvelle machine de leur invention à ces
malheureux enfants que la cupidité rabaisse au rôle
dynamique de grues, de crics et de poulies.

Je devrais peut-être vous parler ici, Camille, des
divers mouvements de la physionomie pour la manifestation des passions, des mouvements du larynx
pour la production de la voix, et de ceux de la langue
pour la parole; mais l'occasion de vous entretenir de
ces différents actes se présentera plus naturellement

----

[1] J'extrais ces documents de deux articles que j'ai insérés,
l'un dans *le Constitutionnel* du 7 mai 1840, et l'autre dans
la *Revue scientifique* de février 1841.

dans la Lettre suivante, et c'est alors que je la saisirai.
Vous connaissez déjà les mouvements du cœur pour la
circulation du sang, ceux de l'estomac et des intestins
pour la digestion ; je vous ai montré le cours du chyle
et du sang, le battement des artères et les mouvements alternatifs de la poitrine : inutile d'y revenir.

La vie n'est que mouvement : voilà ce qui m'a fait
dire dans ma *Physiologie médicale :* « Tout est
» mouvement dans les fonctions vitales ; tout, excepté
» la pensée et le sommeil. C'est par le mouvement
» que commence et que finit l'existence. La circula-
» tion du sang n'est qu'un grand mouvement ; et si le
» sang ne se mouvait, il n'y aurait ni sécrétion ni
» nutrition. Nous ne savons pas très-nettement com-
» ment se fait l'absorption vitale ; mais nous ne la
» pouvons concevoir sans mouvement, outre que nous
» savons que les fluides absorbés circulent. Sans mou-
» vement, point de respiration, point de voix, point
» de parole, point de digestion possibles. Les sensa-
» tions mêmes, ce sont les mouvements qui les diri-
» gent, comme à leur tour elles dirigent les mouve-
» ments. Enfin, outre que la volonté ne se manifeste
» que par des actes sensibles, la pensée même tient
» aux mouvements par les sensations qui l'éclairent et
» qui l'agrandissent ; aussi ne jugeons-nous principa-
» lement de la vie, dans les autres êtres, que par les
» mouvements que nous leur voyons accomplir. »
(Liv. V, ch. ij.)

Vous savez, Camille, que les muscles n'agissent,

ne se contractent, qu'autant qu'ils reçoivent des nerfs intacts et du sang rouge, du sang bien respiré : il leur faut des artères et des nerfs; sinon, privés par là de tout mouvement, ils tombent paralysés. La paralysie peut donc résulter non-seulement des lésions des nerfs et du cerveau, mais aussi de l'extrême faiblesse du cœur, ou des entraves que rencontrent les artères ou les veines destinées à des muscles. Les altérations de la moelle épinière ont deux manières d'engendrer des paralysies : premièrement en annulant l'action des nerfs qui proviennent et qui dépendent de cette moelle nerveuse, et secondement par le cœur, qui reçoit d'elle le principe de ses mouvements, et qui se meut plus faiblement si elle est malade. Vous vous apercevez, Camille, combien tout se tient et comme tout s'enchaîne dans les phénomènes de la vie; c'est à ce point que l'altération du plus simple rouage vital compromet souvent le jeu de toute la machine.

Sans contredit, il existe dans le cerveau, dans la moelle de l'épine, ainsi que dans les racines originaires des nerfs de cette moelle, des parties distinctes qui ne servent qu'aux mouvements, et d'autres parties qui ne servent qu'aux sensations, et quelques-unes même qu'à de certaines sensations. Ainsi, Camille, comme je l'ai déjà dit, dans les cordons postérieurs de la moelle vertébrale ou épinière paraît uniquement résider le pouvoir sensitif des membres et du tronc; mais ce pouvoir ne subsiste qu'autant que ces faisceaux communiquent avec l'encéphale

29

sans interruption et sans entraves, encore faut-il que l'encéphale même soit intact et pourvu de ses hémisphères. Les faisceaux antérieurs, au contraire, sont les seules parties qui aient une influence bien réelle sur les mouvements volontaires. Quant au pouvoir d'influencer les mouvements de la poitrine et du cœur, action spéciale dont on place le siége dans les parties latérales de la moelle, ce dernier pouvoir est le moins évident des trois. Les expériences de Le Gallois embrassaient la moelle épinière dans sa totalité.

Il y a dans le cerveau, ainsi que je l'ai dit, une partie d'où l'iris tire le principe de ses mouvements (les tubercules quadrijumeaux) ; une autre partie chargée d'assembler, de régulariser et d'équilibrer les mouvements volontaires (le cervelet) ; une autre qui régit les sensations (les hémisphères cérébraux). La respiration cesse, et bientôt la vie après elle, lorsque la moelle allongée se trouve compromise, blessée, malade ou détruite [1]. Enfin les lésions de la partie antérieure du cerveau produisent plus spécialement la paralysie des membres inférieurs ; tandis que les lésions de la partie postérieure de l'encéphale déterminent plutôt la paralysie des bras [2].

Il faut aussi que je vous fasse connaître un autre

[1] La science doit à M. Flourens, sur chacun de ces points, des expériences assurément fort controversables, quant aux résultats, mais cependant très-curieuses et dignes d'intérêt.

[2] Importante observation dont M. Serres est le principal auteur.

fait curieux : c'est l'action croisée de l'encéphale jusqu'à la protubérance annulaire, singulier mais constant effet dont j'ai précédemment indiqué les limites. Quand le côté droit de l'encéphale est malade, comprimé ou blessé, c'est le côté gauche du corps qui tombe paralysé ou qui devient insensible ; et, au contraire, c'est le côté droit, si le cerveau ou le cervelet sont altérés du côté gauche. Cette particularité mérite toute votre attention. Petit, studieux chirurgien de Namur, a été un des premiers à faire cette remarque capitale, mille fois plus essentielle dans sa simplicité que beaucoup de découvertes très-vantées.

On croyait autrefois que les nerfs étaient creux. Qu'est-ce que cela fait? direz-vous. Cela fait beaucoup, Camille : car on tirait de là la conséquence que des fluides circulaient dans ces prétendus canaux. On admettait deux fluides différents, formant un courant double : un pour les sensations, et l'autre pour les mouvements. On a même prétendu, tout récemment encore, que ce fluide ressemblait beaucoup au fluide électrique, et l'on a créé des hypothèses en conséquence, dans le vain espoir d'expliquer ainsi le phénomène inexplicable de la contraction musculaire, de même que l'exécution, rapide comme l'éclair, des commandements de la volonté.

On a été plus loin : on a pensé qu'on pourrait remplacer l'influence de certains nerfs par des courants d'électricité ; et même l'on ne désespérait pas de pouvoir rappeler ainsi à la vie des animaux dont la

mort serait très-récente. Mais les expériences solen-
nelles qu'on a tentées à cet effet, vers 1825, en pleine
Société Royale de Londres, ont dissipé pour toujours
d'aussi superbes illusions.

P. S. Si vous rapprochez, Camille, la date de
cette lettre de celle de la lettre suivante, vous y verrez deux grandes époques de ma vie passée, deux
souvenirs qui ne s'effaceront jamais de ma mémoire,
un jour de tristesse et de chagrins, et un autre jour
mille fois regretté.

LETTRE XXII.

SUR LA VOIX, LA PAROLE ET LES SIGNES.

29 octobre 1829.

Ce n'était point assez, pour des créatures sensibles, d'avoir des organes pour se mouvoir et une volonté pour chercher les choses nécessaires, pour choisir celles qui plaisent davantage, pour refuser ce qui répugne, ou fuir ce qui menace ou pourrait nuire; il leur fallait de plus une voix qui pût exprimer les désirs ou la crainte, le plaisir ou la douleur, la haine ou l'amour : l'homme seul a par surcroît reçu le don de la parole, pour exprimer ses pensées et la prodigieuse diversité de ses passions et de ses vouloirs.

Mais la voix, comment se produit-elle?

Vous savez qu'à chaque instant il entre de l'air dans les poumons pour la respiration, et que cet air est ensuite chassé de la poitrine après un court séjour. Je ne me souviens plus si je vous ai fait connaître les conduits que cet air traverse en entrant et en sortant : c'est d'abord la trachée-artère, long tube composé de demi-anneaux cartilagineux, unis entre eux et complétés en arrière par une toile fibreuse et résistante. Le larynx, qui termine par en haut cette trachée, est une sorte de boîte sonore, composée de cinq cartilages mus les uns sur les autres par neuf muscles distincts. La partie supérieure du larynx présente d'avant en arrière une fente triangulaire et mobile, qu'on nomme la glotte; c'est là que l'air produit la voix, lors de sa sortie des poumons. La glotte est formée de deux replis en grande partie membraneux, séparés l'un de l'autre par une petite excavation ; et ces replis, mus et influencés par de petits muscles qu'ils recouvrent, ont été nommés *cordes vocales.*

La voix se produit à la glotte à peu près comme le sifflement se produit aux lèvres. Cette petite ouverture se rétrécit lorsque la voix devient aiguë ; elle s'élargit, au contraire, pour rendre des sons graves.

On a cru voir en cette glotte un instrument à vent, à cordes, à anche, etc. Mais le fait est que l'instrument de la voix ne ressemble à aucun de nos instruments de musique, pas plus que la voix ne ressemble à aucun autre son artificiellement produit. Je dois vous dire, cependant, que M. Biot, après le père Mersenne et Euler, a fait le rapprochement le plus raisonnable, en disant que le larynx rendait des sons à peu près à la manière d'un tuyau d'orgue. En effet, le larynx s'abaisse vers la poitrine et raccourcit la portion vibrante du canal aérien, lorsqu'on veut produire des sons graves; il s'élève, au contraire, et le vrai tube aérien s'allonge, lorsque la voix devient aiguë. Les parties situées au-dessus du larynx ont aussi beaucoup d'influence sur le caractère de la voix et son intensité. Ferrein (en 1742) feignit d'ignorer que les ligaments

de la glotte n'ont ni la consistance, ni le libre isolement, ni la sécheresse et l'élasticité nécessaires à des
cordes vibrantes et sonores; il ne vit dans le larynx
qu'un instrument à cordes, et ce fut au violon qu'il
le compara plus spécialement, et avec un tel luxe de
prétendues analogies, que tout le monde alors lui ap-
plaudit, au moins parmi ses collègues de l'Académie
des sciences. Suivant Ferrein, les ligaments de la
glotte seraient les cordes du violon, et ce fut lui qui
le premier, en conséquence de sa théorie analogique,
les appela *cordes vocales,* nom qu'elles ont inva-
riablement conservé et que personne ne leur conteste, surtout depuis qu'on sait qu'il est immérité.
Toujours d'après Ferrein, le courant d'air expiré
fait l'office d'archet; les cartilages arythénoïdes, à
raison de leur mobilité, sont l'équivalent des chevil-
les tournantes; et le cartilage thyroïde, moins vacillant et plus solide, est le point fixe où s'attachent les
cordes. Il n'y avait donc que le chevalet du violon
qui dépareillât les analogies de Ferrein, dont néanmoins la théorie est depuis long-temps abandonnée.
M. Cuvier, d'accord en cela avec Aristote et Galien,
a cru voir dans l'organe vocal une sorte de flûte;
M. Magendie, un instrument à anche comme le haut-
bois; M. Savart, une sorte d'appeau (petit instrument court et à double ouverture, ordinairement
métallique, dont les chasseurs font usage pour appeler les oiseaux en imitant leur voix); M. Despiney
ne voit dans le larynx qu'une espèce de trom-

bone-; Dodart, et tout récemment MM. Diday et Pétrequin, le comparent au cor de chasse; mais, comme le dit avec vérité M. Colombat, le larynx est un instrument *sui generis* qui ne peut être comparé qu'à lui-même.

La voix se perd lorsqu'il y a une fistule béante au larynx, au-dessous de la glotte. La section des nerfs laryngés la supprime également. L'anévrisme de l'aorte, par qui le nerf récurrent gauche est comprimé [1]; la phthisie pulmonaire, alors qu'il y a ca-

[1] J'ai raconté dans la *Revue médicale* en 1822 ou 1824 l'histoire d'un malade (le concierge de l'hôpital de la Charité) qui, atteint d'un anévrisme de l'aorte, avait complétement perdu la voix, par suite de la distension dilacérante du nerf récurrent ou laryngé inférieur du côté gauche, lequel nerf, embrassant la crosse de l'aorte et formant une anse autour d'elle, se trouve distendu et tiraillé chaque fois que la partie recourbée de cette grosse artère est le siége d'une tumeur anévrismale. Lorsque l'anévrisme atteint l'artère sous-clavière droite, c'est le nerf récurrent droit qui ressent les effets de la distension, et le résultat en est le même, quant à l'aphonie, ainsi que je l'ai prévu et dit expressément dans mon Mémoire de 1824. Cette observation, alors nouvelle, a été plusieurs fois confirmée dans ces derniers temps; et même M. Cruveilhier, qui est coutumier du fait, se la fût appropriée malgré sa médiocre importance, si le docteur Piorry, avec sa loyauté ordinaire, n'en eût rappelé le premier auteur. Je suis loin d'en faire un crime au docteur Cruveilhier, praticien évidemment trop occupé soit pour recueillir à lui seul les documents nécessaires à la confection des ouvrages qui portent son nom, soit pour revoir et corriger lesdits ouvrages

verne tuberculeuse ; les lésions de la moelle épinière, les inflammations et gonflements excessifs du ventre, toutes ces altérations ou maladies affaiblissent la voix. Le canard mâle n'a presque pas de voix, à cause d'une dilatation de la trachée-artère où l'air expiré s'engouffre.

Je vous ai dit, Camille, que la voix résulte de la vibration, à la glotte, de l'air qui s'évade avec rapidité des poumons : par conséquent, les animaux privés de poumons n'ont pas de voix. Les poissons sont dans ce dernier cas, aussi bien que tous les animaux qui respirent comme eux par des ouïes : tous ces êtres sont silencieux. Les bruits que produisent certains insectes proviennent tout simplement des frôlements de leurs ailes, et quelquefois aussi de certaines plaques vibratiles placées au-dessous d'elles. Les battements nocturnes du psoque, qui ressemblent au bruit alternatif d'une montre, sont produits par les

avec le soin religieux et la sévère impartialité que comporte toute composition scientifique quand on la destine à faire autorité au delà de l'école où l'on professe. M. Cruveilhier a coutume de citer collectivement la Société anatomique, manière adroite et irrésistible de fonder ses droits personnels. Comme c'est par lui qu'a été instituée cette société, il doit naturellement participer à tout ce qui s'y fait, comme membre, comme président, et surtout comme fondateur. Ensuite, sa qualité d'historien éclectique doit encore ajouter, sinon à ses droits de propriété, du moins à son pouvoir d'assimilation. Il est heureux qu'Harvey ait pris les devants sur la Société anatomique, car M. Cruveilhier courrait le risque d'avoir découvert la Circulation du sang.

percussions que ce petit animal exécute avec sa tête, surtout dans le temps des amours ; et c'est à cause de ces bruits sinistres que cet insecte a été surnommé l'*horloge de la mort.* Vous ne sauriez croire combien ce monotone et singulier langage d'un petit être presque imperceptible inspire d'anxiété et de terreur à de certains malades.

L'âne et les singes hurleurs n'ont une voix si criarde, qu'à cause des excavations profondes qui sont sur-ajoutées à leur glotte : l'air vibre plus fortement dans ces espèces de cavernes membraneuses qu'entourent et rendent sonores des cartilages résistants.

Les oiseaux ont presque tous deux larynx ; de sorte qu'ils continuent souvent de crier après qu'on leur a coupé la tête et une portion du cou. M. Cuvier a fait à ce sujet des expériences, comme il s'en faisait jadis d'analogues, bien que sans objet scientifique, dans les cirques romains.

La parole, Camille, n'est autre que la voix articulée. La langue, le voile du palais et les lèvres, par leurs mouvements très-diversifiés, sont les principaux organes de la parole : les fosses nasales y participent aussi beaucoup. Je dois vous dire, néanmoins, qu'on a vu parler des personnes à qui il ne restait que quelques vestiges de langue. M. L. de Jussieu en a cité un curieux exemple. Vous savez d'ailleurs que les voyelles sont des sons vierges qui n'ont besoin d'aucune articulation : leur prononciation n'a besoin d'aucun mouvement de la part de la langue.

Mais la parole suppose avant tout la pensée. Beaucoup d'animaux organisés pour parler aussi favorablement que nous, néanmoins n'articulent d'eux-mêmes aucun son, et répètent tout au plus, et machinalement, ce qu'ils ont entendu. Ce n'est pas la voix, ce ne sont pas les organes de la parole qui manquent au chat, au singe et au chien. S'ils ne parlent pas, c'est qu'ils n'ont rien à dire.

Vous savez, Camille, que rien ne différencie plus les hommes entre eux que la voix et la parole. La femme a généralement la voix plus flûtée, plus agréable et plus douce que l'homme; cela vient de ce qu'elle a la glotte plus étroite et de ce qu'elle s'observe davantage. Les enfants surtout ont la voix très-aiguë, car leur glotte est très-étroite; c'est même ce qui rend les maux de gorge et le croup si dangereux dans le premier âge.

La voix est plus douce dans les capitales; c'est un effet de la civilisation, de la faiblesse corporelle, et du désir de plaire. Elle est plus forte chez les peuples de la campagne, principalement dans les lieux peu fertiles, à cause de l'éloignement des habitations. Elle est plus forte aussi chez les sourds, chez les marins, chez les personnes dont les occupations sont bruyantes, ou qui voyagent habituellement. On parle haut, comme à des sourds, à des étrangers dont on craint de n'être point compris [1].

[1] Voir l'article *Parole* que j'ai inséré autrefois dans l'ENCYCLOPÉDIE MÉTHODIQUE.

En général, la force et le volume de la voix sont proportionnés à l'énergie corporelle. Cette observation a été faite dès l'antiquité : Homère, pour inspirer de ses héros une idée surhumaine, les doue quelquefois d'une voix assourdissante. Stentor crie plus fort que cinquante hommes ; et l'énergique voix de Minerve couvre les murmures et les clameurs d'une armée de dix mille soldats. Homère a voulu enseigner par là combien la puissance de la voix est indispensable aux généraux et aux grands orateurs.

Mais c'est surtout la parole qui diffère, non-seulement de peuple à peuple, selon l'idiome ou à cause du climat, non-seulement par la différence des professions ou de l'éducation, non-seulement par l'âge, les tempéraments et les passions, mais encore entre personnes de sexe différent. «.... Jusqu'à la pu-
» berté la parole de l'homme est en tout comme celle
» de la femme. Mais, à cet âge, celle de l'homme
» devient plus énergique et plus mordante. La femme
» conserve long-temps dans son langage la douceur et
» l'indécision si gracieuse du jeune âge : elle réduit
» en système tout ce que le doux parler de l'enfance
» a d'aimable. Ajoutez que la voix de la femme, in-
» finiment plus facile, a plus de moelleux que celle
» de l'homme. Observons aussi, pour nous en féli-
» citer, que la femme, en conséquence, parle da-
» vantage. Il semble pour elle que ce soit là un in-
» strument de musique, dont elle se plaise à tirer des
» sons mélodieux, qui retentissent au cœur et qui

» l'émeuvent.... La femme parle souvent pour par-
» ler : elle parle à peu près comme on chante : c'est
» le besoin d'un cœur trop plein de détails ingénieux
» qui l'inspire. Toutes les femmes parlent bien , sans
» maîtres d'élocution et d'éloquence : c'est l'amour,
» c'est la coquetterie, c'est la nature qui leur donnent
» tour à tour des leçons de bien dire. Sûres d'être ap-
» plaudies, maîtres de leur sujet plus qu'un orateur
» consommé, elles narrent avec une abondance, avec
» un charme inexprimables. Libres d'enchaîner l'at-
» tention et de commander le silence, un simple
» coup d'œil est leur exorde, et leur péroraison un
» sourire [1]. »

Si ce tableau offre quelques détails agréables, ne
vous en prenez qu'à vous, Camille : quand je l'ai
composé, je jouissais déjà du plaisir de vous entendre.

Deux mots encore sur le Chant, Camille. Le chant
n'est absolument que la voix modulée, embellie et
cadencée. Pour chanter juste, il est indispensable que
l'oreille apprécie les sons avec justesse et précision :
l'irrégularité choquante de la voix provient surtout de
la fausseté de l'ouïe, tout comme le mutisme résulte
quelquefois d'une surdité native. La fausseté de la
voix peut aussi dépendre de l'inégalité des deux
moitiés gauche et droite du larynx, de l'irrégularité
des cordes vocales, ou de l'inégale puissance des muscles de la glotte.

[1] J. BOURDON, *Physiologie médicale*, t. II, liv. v, p. 697.

Plusieurs oiseaux continuent de chanter juste, alors qu'on les a rendus sourds. J'en ai fait l'expérience. Vous pourrez aussi vous assurer, Camille, combien ceux mêmes qui chantent le plus agréablement ressemblent à de vraies machines harmonieuses. S'il vous arrive, vous promenant aux champs, dans une forêt, par une belle soirée du printemps, de troubler les jolies chansons d'un rossignol et de faire enfuir cet oiseau loin de vous, bientôt vous l'entendrez, non recommencer, mais continuer ses charmantes roulades, là même où vous l'aviez interrompu, et dérouler machinalement sa gamme comme une vielle organisée, sans transitions, sans répétitions, sans variantes, n'omettant rien et n'ajoutant jamais ; en un mot, sans nulle conscience de ses mélodieux accents.

Une autre circonstance difficile à étudier et dont l'appréciation demande quelque subtilité, est le mécanisme des cris : cris de douleur, de joie, d'effroi ou d'amour, qui tous ont des intonations fort distinctes. Complément énergique de la parole, le cri est l'expression explosive des plus subits mouvements de l'âme, sensation de plaisir, surprise ou souffrance : c'est la voix de l'instinct, le langage natif et spontané des passions. Il est en conséquence moins hypocrite que les gestes, moins mensonger que la parole. Aussi Montaigne disait-il des cris : « qu'ils évaporent les secrets de l'âme. » Il importe donc au philosophe autant qu'au naturaliste de savoir discerner les cris de diverses natures, puisqu'ils sont toujours les mêmes

en chaque espèce d'animal dans des conjonctures dé-
terminées. Uniquement d'après les cris, le médecin
peut reconnaître une maladie ou une souffrance re-
médiable, le moraliste une passion, le philanthrope
une infortune ou un chagrin dont le retour peut être
conjuré. Le cri est une voix inarticulée qui, comme
la voix même, se produit à la glotte pendant l'expiration, mais qui se compose presque toujours de
deux sons très-distincts, distancés souvent d'une
quinte ou d'une octave. Le premier de ces sons, plus
grave que les autres, appartient à la voix de poitrine
ou du premier registre; et le second au deuxième
registre, c'est-à-dire à la voix de fausset [1]. Le doc-

[1] Les musiciens, comme on sait, distinguent plusieurs espèces de voix, auxquelles ils donnent le nom de registres; et
à chaque registre ils assignent exactement des limites peu
variables, tant ils ont donné de soin à cette étude spéciale,
qui n'intéresse que le plaisir. Ils admettent donc une voix de
poitrine, une voix de fausset ou de la gorge (*faucet*), une
voix de tête, une voix de contre-basse, et c'est, je pense, à
peu près tout. Ils admettent aussi deux timbres principaux :
le timbre clair ou voix blanche, et le timbre sombre ou voix
mixte, autrement encore la *voix sombrée*. Dans la voix blanche ou de timbre clair, quel que soit le registre, le larynx
s'élève vers le menton, et la glotte se rétrécit à mesure que
la voix prend plus d'élévation; alors aussi les muscles externes du larynx prenant leur point fixe à la mâchoire inférieure, il y a nécessité pour le chanteur de renverser la
tête en arrière proportionnément à l'acuité de la voix;
et cette attitude, s'il s'agit d'acteurs, peut préjudicier à l'illusion de la scène. Au contraire, dans le timbre sombre,

teur Colombat, en musicien ingénieux qui apporte à sa spécialité le tribut de toutes ses connaissances, s'est appliqué à noter approximativement les diverses intonations et les doubles sons quasi-simultanés de tous les cris, comme on note l'air d'une romance ou un récitatif d'opéra.

Par exemple, le cri qui résulte de l'application du feu, d'un moxa, peut être représenté par l'*ut* au-dessous des lignes, et par le *mi* sur la première ligne. Le cri des opérés, très rapide à son début, pourrait être rendu par une triple croche de l'octave du médium qui serait à peu près le *sol*, suivant M. Colombat, et presque en

dans ce qu'on appelle la voix mixte ou sombrée, le larynx demeure à peu près fixe et immobile, quel que soit le ton de la voix ; et la tête, au lieu de s'incliner en arrière, s'infléchit plutôt en avant, ce qui donne à la voix plus d'ampleur, à la pose de l'acteur plus de noblesse, et plus de vraisemblance à son jeu. Personne n'a présenté ce genre et ce mécanisme de voix à un degré aussi notoire et avec autant d'éclat que les acteurs Duprez et Ivanoff.

Plusieurs auteurs, dans ces derniers temps, ont traité de tous ces points délicats avec beaucoup d'étendue et quelquefois avec profondeur. De ce nombre et à leur tête nous citerons MM.. Bennati, Colombat, Garcia, Diday et Pétrequin (de Lyon). Ces deux derniers, plus particulièrement, ont composé en communauté un mémoire très-savant sur la voix sombrée et sur son mécanisme physiologique. Je me plairais à emprunter de ce dernier travail, encore manuscrit, quelques notions curieuses, si l'Académie ne nous avait chargés, M. Gerdy et moi, de lui en rendre compte.

même temps par un son aigu et prolongé, équivalant
à une blanche de l'octave du fausset qui donnerait le
sol au-dessus des lignes. Le cri de l'accouchement
serait représenté par l'*ut* sous la portée, et par le *ré*
aigu du fausset. La toux bruyante de la coqueluche,
toujours selon M. Colombat, se compose de l'*ut* au-
dessous de la première ligne, et du *sol* sur la seconde.
Il ajoute que vraisemblablement l'expression de
quinte de toux vient de ce qu'on a observé que certaines toux étaient composées de deux sons laissant
entre eux l'intervalle d'une *quinte* musicale. M. Colombat note beaucoup d'autres cris, tels que le vagissement du nouveau-né, les cris de joie, les cris
d'effroi, etc.

Si l'intonation des cris plaintifs peut quelquefois
servir aux médecins et aux chirurgiens opérateurs,
l'appréciation notée des plaintes morales peut également offrir de l'intérêt, non-seulement pour les physiologistes qui analysent et interprètent tous les faits
de la vie, mais encore pour les compositeurs de musique dramatique, et surtout pour les acteurs. Un
musicien qui se représente fidèlement l'échelle diatonique des accents de l'âme émue, parvient plus aisément à composer une harmonie imitative des sentiments réels; et le comédien, avec de telles notions et
de tels souvenirs, reproduira d'une manière plus saisissante, en les adaptant à des situations feintes, les
inflexions de voix des personnages au caractère desquels il s'identifie. C'est à cette aptitude pour l'imi-

tation abstraite, faculté pour ainsi dire instinctive dans les grands acteurs, que Talma dut ses succès incomparables, et mademoiselle Mars tout un demi-siècle d'applaudissements.

Ainsi donc, on peut jusqu'à un certain point dresser l'échelle diatonique et des cris de la douleur et de l'accent diversifié des passions. On pourrait composer de cette manière une espèce de concert avec des cris d'hommes diversement affectés, ou même (avec encore plus de bizarrerie) en transformant en orgues vivantes différents animaux qu'on aurait le secret de faire crier au commandement et selon le besoin de l'orchestre. Don Christoval nous a laissé l'histoire d'un concert de ce genre qu'on donnait à Bruxelles en 1549, la veille de l'Assomption, en l'honneur d'un prince de Castille du nom de Philippe. Un parfait musicien, déguisé en ours, touchait un orgue à chaque touche duquel était solidement attachée la queue d'un chat miaulant; et comme tous ces chats étaient différents de taille et d'âge, il résultait de tous ces cris des sons extrêmement diversifiés que l'habile musicien savait allier et faire concorder jusqu'à l'illusion.

P. S. Je viens de vous parler de la voix et de la parole, ces principaux interprètes de nos pensées, de nos désirs et de nos passions. Je devrais maintenant vous parler du secours que nos sentiments empruntent des diverses expressions de la physionomie, des gestes de la tête et des membres, et de ces innombrables Signes qui, bien qu'inarticulés et muets, ne laissent pas que d'être plus éloquents que tous nos discours.

Ce n'est pas à vous, Camille, que j'aurai la prétention d'apprendre combien la concentration des traits peint sûrement la tristesse, la douleur ou l'abattement ; combien le froncement des lèvres, le mouvement des épaules et la contraction des sourcils expriment de dédain : il ne faut qu'avoir eu un seul jour le spectacle du monde pour savoir tout ce qui se peut lire d'amour dans des yeux scintillants et troublés, dans de soudains frissonnements et d'indiscrets soupirs ; tout ce que supposent de force et de volonté des yeux arrêtés sur un visage qui se trouble à leur aspect et s'émeut de leur pouvoir, ou profondément fixés sur d'autres yeux qui se baissent et se voilent avec soumission ; je ne vous ferai connaître ni l'expression souriante de l'approbation et de l'assentiment, ni les applaudissements de l'admiration, ni l'air courroucé de la haine, ni le ton dédaigneux de la fierté, ni les expressions gracieuses de la bonté ou de la bienveillance ; l'inclinaison de tête qui absout ou affirme, non plus que l'oscillation contradictoire, qui dément ou condamne : enfin la crainte comme l'espérance, la haine comme l'amour, l'admiration comme le mépris, la tristesse, le découragement, le désespoir, la joie et l'enthousiasme, la vengeance et la gratitude, les sentiments qui émeuvent, les passions qui tourmentent, et les profondes pensées qui se sont emparées de l'esprit ; en un mot, toutes les situations violentes de l'âme se divulguent clairement en nous par d'infaillibles signes, même sans le secours vulgaire de la voix et de la parole.

C'est à Lavater que l'on est principalement redevable de cet art conjectural qui apprend aux gens de réflexion et d'esprit à augurer d'un homme d'après sa physionomie. Je vous ai dit quelques mots sur Gall et sa doctrine si fameuse. Il y aurait injustice à traiter le célèbre et vertueux Lavater avec moins de faveur que Gall. Né en Suisse il y a environ un siècle (en 1741), il sembla prédestiné par son imagination, son excessive sensibilité et son enthousiasme, à l'existence la plus tourmentée. Ecclésiastique convaincu et poète sentimental, il passa sa vie à voyager, à prêcher, à rimer, à composer des sermons, des cantiques sacrés et des chansons patriotiques, à aimer, mais surtout à deviner, à croire et à converser. Causeur aussi chaleureux que Diderot et non moins paradoxal, presque aussi attachant narrateur que Lesage et Jacques Delille, aussi verbeux que Richardson, il sut joindre à l'exaltation de Jean-Jacques Rousseau, à la mysticité de Klopstock et à la pieuse ferveur de Fénelon, ses auteurs favoris, la science équivoque et les superstitions d'Albert-le-Grand et d'Agrippa de Nettesheim. Pas de mystère qui ne captivât sa curiosité, pas de miracle, si controversable que le rendît sa nouveauté, qui n'eût l'humble acquiescement de son esprit : toute erreur avait son assentiment, tout bril-

lant paradoxe sa sympathie. Il avait une émotion
pour tout sentiment, pour chaque passion une complaisance, pour les jeunes libertés un vif élan. Quoique consciencieusement orthodoxe et naïvement chrétien, sa malheureuse nature le jetait sans cesse dans
quelque puérile absurdité, si bien qu'on le persécuta
comme hérétique uniquement parce qu'il s'était montré trop dévot et peut-être trop crédule. Il eut beau
composer plus de cent trente mauvais volumes où dut
s'épancher son mysticisme et le trop plein de ses bizarreries, il fit néanmoins autant de folies que s'il
n'en eût jamais écrit. Il s'éprenait si aveuglément
pour le merveilleux, et les charlatans comme les fri-
pons le trouvèrent toujours si accessible et si confiant,
qu'il crut aux sorciers presque autant qu'aux pro-
phètes, et aux jongleries de Mesmer et de Cagliostro
non moins qu'aux saintes Écritures.

Aussi, que de combats, que de controverses, d'in-
jures et de calomnies! Lavater eut tant à souffrir de
ses contradicteurs et quelquefois même de ses amis;
il avait éprouvé, jeune encore, tant de mécomptes,
tant d'injustices et de perfidies, que l'idée lui prit
d'apprendre à augurer des hommes d'après leur physionomie, et de puiser dans l'analyse des traits de la
figure quelques précieuses révélations sur des défauts
de caractère et quelques préservatifs contre les tra-
hisons. Telle fut l'origine de ce grand et bel ouvrage,
l'*Essai de Physiognomonie*; dont le premier volume parut en 1775. Comme Lavater a rempli ce grand

Traité des observations et des souvenirs de toute sa vie,
regrets, repentirs, désillusionnements et déceptions,
il n'est pas un village en Europe où sa science et son
nom ne soient chaque jour allégués à l'appui d'un
pressentiment ou d'un horoscope. Plus heureux et
moins tourmenté, Lavater eût eu moins de sagacité
et surtout moins de renom. Aux philosophes il faut
deux choses : beaucoup de constance et de génie, et
quelques années d'adversité.

LETTRE XXIII.

SUR LE SOMMEIL.

31 octobre 1829.

Que puis-je vous dire au sujet du sommeil, que vous ne sachiez, Camille, presque aussi bien que moi? C'est d'ailleurs un thème si rebattu, si ingrat et si ennuyeux ! Pour peu que la monotonie du discours se joigne au pouvoir déjà si contagieux des mêmes impressions, il y a là de quoi assoupir tout un auditoire.

Nous passons à dormir un grand tiers de nos jours : le besoin de sommeil est aussi pressant toutes les vingt-quatre heures que le besoin d'air vingt fois par minute. Et puisque nous perdons alors jusqu'au sentiment de l'existence, on ne conçoit guère quel genre de jouissance quelques personnes trouvent à dormir : alors il n'y a que les songes qui nous rappellent à la réalité. Il faut avoir des jours bien arides ou bien malheureux, pour attribuer au sommeil des nuits un des grands biens de la vie.

Le sommeil est la suspension des sens et des mouvements volontaires. Camille, remarquez cette singularité : ce sont les organes les plus immatériels, quant à leurs actes, ce sont les instruments de l'intelligence qui ont le plus de propension au repos. Ce qui devrait être le plus infatigable par sa nature est précisément ce qui a le plus besoin de relâche : ce dont nous croyons, par de justes motifs, la durée éternelle, ne saurait aller vingt-quatre heures sans s'interrompre. J'avoue que cela m'a toujours causé de l'étonnement.

Vous le voyez, il y a en nous des fonctions qui s'interrompent, des organes qui discontinuent d'agir par le fait du sommeil. Vous jugez d'après cela que nos organes n'ont pas tous le même degré de fatigue, d'usure et de vieillesse : puisque le sommeil embrasse à peu près le tiers de la vie , il est clair que dans un homme qui vit quatre-vingt-dix ans, il y a une partie des organes qui n'ont véritablement agi qu'environ soixante ans. Voilà pourquoi les poumons et le cœur, à qui le sommeil même ne donne aucun relâche, sont les plus maladifs de tous nos organes.

Vous connaissez les préludes du sommeil : ces langueurs, cette faiblesse paresseuse, cet abattement des forces, cette mollesse et cet embarras des pensées qui précèdent l'assoupissement. On bâille, on détire les membres, on s'allanguit; la mémoire se perd on balbutie des expressions incohérentes, les idées n'ont plus ni suite ni justesse. Remarquez que les approches du sommeil sont analogues à celles de la mort, dont le sommeil est véritablement l'image assez ressemblante [1]. Nous éprouvons périodiquement toutes

____

[1] ... quid est somnus, gelidæ nisi mortis imago?

les vingt-quatre heures, après les travaux et les fatigues du jour, une sorte de vieillesse et d'agonie passagère, sorte d'apprentissage à l'abandon définitif de
la jeunesse, puis de la vie. Enfin les yeux se ferment,
c'est-à-dire que les paupières abaissées les recouvrent
et les protégent; nous cessons de sentir, nous perdons connaissance. Voilà le sommeil.

Peut-être, Camille, avez-vous parfois essayé d'observer les progrès du sommeil : ce serait une chose
curieuse que d'assister à cette résolution successive
des sens et de toutes les facultés de l'âme. Mais vous
avez dû éprouver que c'est un spectacle qu'on perd
de vue à mesure qu'on approche du dénoùment.
Singulière chose ! nous ne pouvons pas plus nous voir
endormir que nous voir mourir : nous perdons par
degrés insensibles, et le sentiment de notre être, et
l'attention qui observe, et la conscience qui juge et
qui apprécie; nous ne faisons plus que rêvasser dans
les derniers instants qui précèdent l'assoupissement.
Nous ne pouvons que prévoir l'heure du sommeil
comme l'instant de la mort : l'attention et la pensée
sont déjà loin quand vient la convulsion finale. Je ne
connais rien, si ce n'est l'agonie, qui retrace dans
l'esprit de plus attristantes images que la vue d'un
homme qui s'endort.

Un phénomène bien remarquable, c'est l'espèce de
soubresaut, de tressaillement ou de convulsion qu'on
éprouve au moment de l'assoupissement. Cela même
devient une cause de réveil subit, toutes les fois que

le corps est dans une fausse position, ou que quelque partie est courbaturée ou douloureuse. Voilà même ce qui empêche les goutteux de dormir : le soubresaut du sommeil commençant les réveille incontinent.

A partir de cette convulsion, les membres se courbent et se fléchissent, absolument comme dans le fœtus ou dans un homme qui a cessé de vivre. C'est alors que nous lâchons les corps que nos mains tenaient serrés. Là est le motif des conseils d'Aristote à Alexandre, afin de lui apprendre à prolonger ses veilles.

Je ne sais, Camille, si vous aurez fait attention à la position que garde une personne endormie. D'ordinaire nous nous inclinons sur un des côtés; et comme le foie et le pylore sont à droite et que le cœur sans cesse palpitant est à gauche, c'est le plus souvent sur le côté droit que nous dormons. Cette situation du corps empêche le foie de comprimer l'estomac, elle facilite le cours des aliments, de l'estomac dans l'intestin, et permet aux mouvements du cœur une liberté plus entière. Mais comme la pesanteur, ainsi que je vous l'ai dit, a beaucoup d'influence sur le cours du sang, de là résulte que les vaisseaux du côté droit sont presque toujours le plus engorgés. De là, plus d'inflammations, plus d'engorgements et de fluxions à droite, plus d'hémorrhagies, plus d'apoplexies de ce même côté droit; plus de paralysies, en conséquence, du côté opposé : car les paralysies ont toujours lieu à l'opposite de l'apoplexie, en raison de l'entre-croisement des fibres de l'encéphale et de l'effet croisé de ses actes invisibles.

On se couche cependant sur le dos, lorsqu'il y a beaucoup de faiblesse, ou de la fièvre : le cœur alors battant plus fort, ce n'est pas trop de deux poumons pour aérer un sang plus abondant, plus rapide.

Toutefois, Camille, c'est ordinairement à droite que notre corps s'incline durant le sommeil ; et il résulte de là que le poumon gauche agit plus que le poumon droit, et qu'en conséquence il est presque toujours le plus usé, le plus souvent tuberculeux, le plus disposé à la phthisie, le plus altéré dans cette affreuse maladie qui dévore plus d'un quart de la population sédentaire et nécessiteuse des villes capitales.

Voilà quel est l'état des fonctions durant le sommeil : la respiration est plus profonde, plus bruyante, et cela même seconde la circulation, que l'inactivité des muscles laisserait languir ; le cœur bat plus lentement, mais les pulsations en sont plus fortes ; le pouls est plus plein. La chaleur des organes n'est pas plus élevée, mais l'immobilité du corps assoupi, au milieu d'un air non renouvelé, empêche la dissémination de cette chaleur ; d'ailleurs le poids des couvertures la rend plus abondante et nuit à son émission. Un corps qui ne serait pas plus vêtu dans le sommeil que durant la veille serait bientôt incommodé par le froid : ceux de nos soldats qui se laissaient aller au sommeil lors de la désastreuse retraite de Moscow, gelaient incontinent.

La transpiration de la peau est plus abondante durant le sommeil, à raison de l'épaisseur des couvertures et parce que l'air qui entoure le corps n'est point renouvelé ; d'ailleurs nous dormons habituellement à l'heure du jour où la digestion s'achève, et où le cœur bat avec plus de force et de vivacité. Les urines alors sont plus rares et plus concentrées, à cause de l'absorption des parties aqueuses ; et de là vient que l'abus du repos, du sommeil et du lit dispose aux calculs de la vessie.

Que vous dirai-je encore ? Comme rien n'énerve autant les muscles que la chaleur quand elle est excessive, les digestions sont alors plus lentes mais par compensation plus parfaites ; les aliments séjournent plus long-temps dans l'estomac et dans l'intestin, devenus plus paresseux ; plus de bile, plus de sucs gastriques les imbibent : l'absorption aussi est plus puissante. Un corps assoupi se nourrit donc mieux pour toutes ces raisons : il perd peu et il gagne davantage. A cause de cela le sommeil préserve de la faim ; il faut que la diète soit bien abusive pour qu'un malade au lit en maudisse les excès.

Rien ne favorise l'embonpoint et ne perpétue la fraîcheur de la jeunesse autant qu'un sommeil calme et prolongé. Dites à celles de vos amies qui craignent de devenir trop replètes, trop *obèses*, comme disait le facétieux Brillat-Savarin, dites-leur, Camille, de dormir moins, de marcher davantage, de danser quelquefois, et de préférer constamment le café et le thé, à doses même élevées, au chocolat trop succulent pour elles. Dites-leur aussi de troubler un peu cette profonde tranquillité, cette lourde indolence où languissent leurs nerfs : rien n'amaigrit comme les troubles du cœur et ses divines émotions. Les hommes de génie sont tous maigres, non moins que ceux qui vivent préoccupés de poignants chagrins, de vives passions ou de regrets. Il n'y a pas jusqu'à l'espérance qui n'amaigrisse, par les émotions et les troubles qu'elle suscite en nous. D'ailleurs l'espérance est la marque certaine qu'il manque quelque chose d'essentiel au bonheur.

Mais je m'aperçois que tout cela m'a jeté bien loin du sommeil. J'avouerai, Camille, que je me complais beaucoup à rêver, pourvu que vous m'apparaissiez dans mes songes. Je dois ajouter que par la force des choses, il en est souvent ainsi : car nos songes ont toujours quelques secrets rapports avec nos vœux, nos affections ou nos espérances. Le tissu de nos rêves est rarement tout à fait chimérique ; il s'y mêle toujours quelque réalité, quelque image véritable. Mais nous rêvons surtout des objets absents qui manquent à notre bonheur, sans eux impossible. Que n'est-ce ici le lieu de vous raconter plusieurs de mes plus jolis songes ! Je suis sûr que vous diriez : « Quand on rêve aussi bien, on devrait dormir toujours. ».... Mais revenons à notre objet.

Après une durée de cinq à huit heures, il est rare que le sommeil ne s'interrompe pas de lui-même.

Tantôt c'est un bruit inaccoutumé, une odeur saisissante, une vive lumière, un mal-aise ou une douleur, qui fait cesser tout à coup l'assoupissement; d'autres fois ce sont les illusions dont les songes ont préoccupé l'esprit, qui rappellent soudainement à la réalité. — Le sommeil avait débuté par une expiration subite, et c'est une profonde inspiration qui le termine. Le réveil est l'image de la vie commençante, comme l'assoupissement ressemble à la mort. On exécute alors des demi-bâillements, des pandiculations, des efforts à glotte fermée, et cela débarrasse instinctivement les poumons du sang trop abondant qui les opprime.

Remarquez, Camille, que les sens et la pensée ne reprennent pas aussitôt leur plein exercice et leur entière lucidité. Le sommeil a son crépuscule comme le jour commençant, sa convalescence comme les maladies. Les premières heures du réveil ressemblent à une sorte d'enfance.

Je vous ai dit que le besoin de dormir est irrésistible : rien n'en saurait délivrer. Napoléon dormait sur le champ glorieux d'Austerlitz, comme le grand Condé la veille de Rocroy. On a vu des criminels s'assoupir profondément le matin même de l'exécution, dont ils savaient l'heure précise, et des soldats s'endormir sur des affûts de canons vomissant sans relâche et avec fracas des boulets et de la mitraille. « C'est donc avec raison que le Sommeil se vante, » dans l'Iliade, d'approcher de tous les hommes et » même des dieux, excepté le seul Jupiter. Et les

» Romains agissaient en profonds barbares lorsque,
» destinant à Persée un supplice terrible, ils l'empê-
» chèrent de dormir. Après celle de Régulus, à qui
» furent arrachées les paupières, voilà peut-être la
» mort la plus cruelle dont l'histoire ait gardé le sou-
» venir. » (*Physiologie médicale,* t. II, liv. VI.)

Que je vous cite, Camille, un autre exemple plus
récent, une autre preuve irrécusable de l'extrême ascendant du sommeil. Vous avez entendu parler de
l'*Astrolabe* et de son mémorable voyage autour du
monde, à la recherche du capitaine Lapeyrouse. Vous
savez quel éclat a jeté parmi nous cette lointaine expédition. Déjà, à diverses reprises, je vous en ai
moi-même entretenue. Je connais particulièrement
plusieurs officiers de cet équipage, commandé par
l'infortuné Dumont-d'Urville, et voici ce que l'un
d'eux, un des plus connus, M. Paul Gaimard, homme
d'esprit, célèbre par d'autres voyages, médecin distingué et naturaliste plein de mérite, me racontait
dernièrement :

« Nous étions, me dit-il, dans le détroit si dangereux de Tougatabou. Des rescifs nous y menaçaient
de toutes parts. J'avais travaillé tout le jour avec mes
compagnons à conjurer un naufrage que tout nous
faisait craindre. D'ailleurs la vue du péril m'avait
ému, tourmenté ; et, ma foi ! le soir une fois arrivé,
me sentant énervé par la fatigue, je cédai au besoin
de sommeil qui m'accablait. Je dormais donc profondément, sans songer à rien de pénible ou d'inquiétant,

quand soudain l'on vint me prévenir que le vaisseau
était près de périr, que le naufrage paraissait certain. — Vite? disait-on, faites vos dispositions, vos
apprêts. Nous prendrons un canot, et franchirons
à force de rames et de constance tous ces affreux
rescifs. Vite! voilà la mort, prenons la fuite : j'en-
tends les mots de détresse de l'équipage; le capitaine
nous appelle ! — Eh bien ! le croirez-vous? disait
Gaimard, de si amicales et si terribles exhortations
agirent moins sur moi que le sommeil. Je changeai
tranquillement de côté, je ne pensai plus ni aux
rescifs, ni au gros temps, ni au naufrage regardé
comme inévitable : je me remis à dormir du sommeil
d'Ulysse, heureusement échoué dans l'île de Nau-
sicaa. Et quand, dix heures après, je m'éveillai, nous
étions en pleine mer, délivrés de toute crainte, déjà
loin des rescifs et des dangers, et les chants d'allé-
gresse des matelots avaient succédé aux cris de désespoir de tout l'équipage ! »

Vous le voyez, Camille, ce ne sont pas les grands
périls pour la vie qui bannissent le sommeil de nos
paupières ; ce sont plutôt les chagrins du cœur. Que
de fois déjà je l'ai éprouvé !

LETTRE XXIV.

20 septembre 1842.

Maintenant, Camille, que j'ai pris soin de vous exposer un grand nombre de faits réels et de vérités utiles, sans doute vous me pardonnerez de vous entretenir d'une supposition chimérique et déjà fort ancienne, qu'une inconcevable crédulité accrédite encore dans un certain monde où l'amour du merveilleux est alimenté par le désœuvrement : je veux parler du Magnétisme animal.

Grâce au magnétisme, on peut assister chaque soir dans plusieurs salons de Paris, et même dans quelques mansardes, à des scènes surprenantes. On devine là avec précision, pourvu que l'auditoire se montre confiant et poli, l'âge des assistants, leur rang dans le monde, leur caractère et leurs goûts, leurs espérances, leurs desseins les plus cachés ; et jusqu'à leurs maladies, qu'il ne tient qu'à eux de guérir en quelques séances, aux plus modestes conditions. Et tant de secrets merveilleux, c'est une personne apparemment endormie, une jeune et jolie personne presque toujours, qui les a pénétrés et qui les révèle, à demi-voix ou tout bas, avec une grande discrétion et d'un ton plein de décence. Qu'on essaie donc de contredire effrontément une femme qui dort ou qui paraît dormir, une jeune fille de seize à dix-huit ans, dont la main frémit en frôlant la nôtre, et dont le seul regard séduirait, si ce n'était le malencontreux bandeau qui, par un excès de prudence, voile ses yeux, outre l'assoupissement qui les tient fermés! Un tel procédé, il faut le dire, ne serait pas français. Il est vrai que le magnétisme lui-même n'est pas d'origine française.

Il est né en Allemagne, aux lieux mêmes d'où nous sont venus depuis lui la crânologie, l'homœopathie et l'hydrothérapie; c'est-à-dire l'art de juger des hommes d'après les protubérances du crâne, l'art de guérir les malades et tous les malades avec des globules impondérables ou avec de l'eau toute simple, et de préférence avec de l'eau du Danube ou de la Seine, ainsi que cela se pratique aujourd'hui à Græffenberg, de même qu'aux Thernes, aux portes de Paris. Ainsi Mesmer était allemand, comme Gall, comme Spurzheim et Hahnemann. Le naïf et inculte Priessnitz, au nom de qui tant d'autres ignorants très-habiles font semblant de médicamenter les malades avec de l'eau claire et froide, Priessnitz aussi est un compatriote de Mesmer. Enfin la plupart des rêveries et des jongleries nous viennent du Nord, et plus particulièrement de l'Allemagne, où germent aussi, comme par compensation, beaucoup d'heureuses découvertes. Notre tort, à nous, et l'un des plus reprochables, est d'accueillir avec enthousiasme des systèmes étrangers qui mériteraient à peine une froide hospitalité, puis de les répandre avec nos modes et nos romans par tout l'univers, où l'estampille française les accrédite aussitôt. S'il existait sur nos frontières, pour les idées chimériques d'outre-France, une douane aussi efficacement zélée, aussi vigilante que celle qui surveille les marchandises pour déjouer la contrebande, sans doute un grand nombre d'erreurs méritant prohibition demeureraient éternellement sans conséquence : la France est en effet le seul pays de la terre qui puisse les rendre dangereuses en leur donnant cours et célébrité. Sans le fol empressement de Paris, le magnétisme serait oublié depuis long-temps, comme tant d'autres erreurs anciennes, regardées maintenant comme fabuleuses.

Toujours est-il que le magnétisme animal fut importé en France en 1778 ; et, fort heureusement pour Mesmer, Voltaire mourut cette année-là. Je dis fort heureusement pour lui, car dix ans plus tôt Voltaire eût enseveli Mesmer et son système dans les flots de ce ridicule irrésistible, aux atteintes duquel le grand nom même de Maupertuis avait dû succomber. Mais ce qui paraîtra surprenant, c'est que ce Mesmer avait étudié la médecine, assez du moins, non pour la connaître, mais pour soutenir avec impudence, dans je ne sais quelle université allemande, aussi débonnaire que celle de Liége ou celle d'Orange, une thèse concernant l'*influence des astres sur l'homme malade.* Inutile d'ajouter que Mesmer ignorait l'astronomie comme la médecine, il l'a surabondamment prouvé ; mais en alliant ces deux ignorances, il lui vint à la pensée que l'admission d'un fluide universel quelconque suffirait à l'explication vague de tous les phénomènes du monde ; et il parla de ce fluide supposé comme si l'existence en était irréfragable, quoique ni lui ni nul autre n'en ait pu démontrer la réalité, soit comme substance, soit comme agent.

« Il existe, disait Mesmer sans précision ni clarté, » une influence naturelle entre les corps célestes, la » terre et les corps animés.

» Un Fluide universellement répandu, partout » et toujours continu, de manière à ne souffrir » aucune interruption et à ne laisser aucun vide ; » fluide d'une subtilité incomparable et qui de sa » nature est susceptible de recevoir, de propager » et communiquer toutes les impressions du mou- » vement : tel est le moyen et l'agent de cette in- » fluence universelle.

» De cette action réciproque, soumise à des lois » encore inconnues, proviennent des effets alterna- » tifs qui peuvent être considérés comme un flux et » reflux dont différentes causes font varier la sphère.

» Le corps animal, poursuivait Mesmer, ressent les » effets alternatifs de ce fluide universel, qui affecte » immédiatement les nerfs en s'infiltrant dans leur » substance. Mais c'est particulièrement dans le corps » humain qu'il se manifeste de pareils effets, suppo-

» sant des propriétés analogues à celles de l'aimant. On
» y voit en effet, comme pour l'aimant, des pôles di-
» vers et opposés, qui peuvent être changés, renfor-
» cés ou détruits, communiqués : on peut même y
» observer le phénomène de l'inclinaison. Or, si je
» donne à ce fluide universel le nom de *magné-
» tisme animal*, c'est précisément parce qu'il com-
» munique au corps humain des propriétés analogues
» à celles de l'aimant, en le rendant influençable
» non-seulement par les corps célestes, mais par les
» autres corps qui l'entourent et l'approchent.

» L'action du magnétisme animal peut être commu-
» niquée à divers corps animés ou inanimés avec une
» énergie variable, la susceptibilité magnétique de ces
» corps variant beaucoup de l'un à l'autre. Elle peut
» se propager à distance sans intermédiaire; les glaces
» réfléchissent cette action (Mesmer ne dit pas que le
» fluide lui-même puisse être réfléchi) et elles en aug-
» mentent l'intensité. Le son la communique, l'aug-
» mente et la propage. »

Avant que Mesmer eût quitté l'Allemagne, ses
idées sur le fluide universel étaient encore plus exagérées, puisqu'il prétendait l'assimiler absolument à
l'électricité. Pour développer ce fluide, il avait recours
à des plaques métalliques, à des armures. Il en em-
plissait ensuite des flacons, il en imprégnait toute substance : il tenait, pour ainsi dire, magasin de fluide
magnétique et d'objets magnétisés. Sa faute, et il eut
sujet de la regretter, fut d'envoyer de ces objets à di-

verses académies allemandes, qui s'en montrèrent si peu édifiées que plusieurs d'entre elles, en particulier l'Académie des sciences de Berlin, se moquèrent ouvertement de ses expériences après lui avoir donné un public démenti. — Le professeur Hell, habile physicien allemand, alla jusqu'à se formaliser des prétentions qu'affichait Mesmer à imiter par des simagrées les réels effets de l'aimant. De là provint une dispute scandaleuse à l'occasion de laquelle Mesmer quitta Vienne, où d'ailleurs on l'accusait d'avoir attiré et gardé chez lui, en charte privée, une toute jeune fille de dix-sept ans, quasi-aveugle, et sans doute très-crédule, sous le prétexte de remettre ses yeux à leur véritable place en la magnétisant.

Une fois à Paris, et déjà passé maître dans l'art de se produire, il s'occupa avant tout de ce qui pouvait attirer sur lui l'attention publique et exciter la curiosité. Il se logea dans un des beaux hôtels de la place Vendôme, à l'hôtel Bouret, là justement où un ancien procureur du roi donna, après 1830, des séances électriques fort courues : Mesmer eut bientôt maison nombreuse, chevaux, voiture, salons fréquentés, table ouverte, livrée, laquais et prôneurs. Il s'annonça d'abord comme disposant à son gré de la santé et de la guérison des malades en faisant intervenir le fluide universel. Lui, mettre un prix à ses cures ? fi donc ! Mesmer ne traitait les malades que par condescendance, sur recommandation et par humanité pure. Les maladies vulgaires, il les dédaignait comme d'une guérison trop facile. Il lui fallait des maux dangereux, qui déjà se fussent montrés réfractaires à plus d'un traitement, et que l'élite de la faculté eût déclarés incurables. Étranger, sachant mal le français, cavalier bien fait de sa personne et plein d'une mâle effronterie, et de plus musicien habile, à qui plusieurs instruments étaient familiers, Mesmer enthousiasma la foule par son langage à peine intelligible, par un aplomb imperturbable et l'aisance de ses manières, par l'ambiguïté germanique de ses discours et l'exagération de ses promesses, par son luxe déjà grand et d'une source incertaine; mais il l'émerveilla surtout par la suavité des sons de l'harmonica, instrument alors peu connu qu'il savait toucher dans la perfection, aucune étude sérieuse ne l'ayant distrait de cette brillante frivolité. Tout le Paris aristocratique d'alors courut à ses concerts, même les plus grands personnages et les femmes les plus recherchées. On trouvait dans les salons de Mesmer une liberté si large, tant d'évanouissements et de convulsions, et des femmes si parfaitement détachées de toute sérieuse occupation et de toute famille, que le sans-gêne et l'engouement des Parisiens eurent promptement mis à la mode les séances magnétiques et musicales de la place Vendôme.

Quant au traitement magnétique en lui-même, voici, d'après Lavoisier, Franklin, Bailly et six autres commissaires que Louis XVI désigna à cette époque pour examiner le magnétisme et les cures de

Mesmer; voici, dis-je, en quoi il consistait principalement, et quels en étaient les appareils.

Au milieu d'une très-vaste salle, on voyait une
caisse circulaire ou cuve toute en bois de chêne, élevée ou profonde d'un pied et demi; voilà ce qu'on
appelait le *baquet* de Mesmer : le diamètre en était
ordinairement de quatre à cinq pieds. Le dessus de
cette caisse (car ce baquet eût perdu de son merveilleux s'il n'eût pas été fermé) ; ce dessus de caisse,
couvercle à deux battants, était percé d'un certain
nombre de trous d'où sortaient des branches de
fer coudées et mobiles. Chaque malade tenait dans
ses mains une de ces tringles de fer, qui d'autres
fois était dirigée vers les organes douloureux. Les
malades eux - mêmes , placés sur plusieurs rangs
concentriques autour du baquet, se trouvaient unis
les uns aux autres au moyen d'une corde qui,
attachée à l'anneau central du couvercle, s'enrou-
lait ensuite, soit autour du corps, soit à l'entour des
seules parties souffrantes, qu'elle étreignait doucement. Quelquefois même, outre cette jonction générale provenant d'un lien commun, on leur faisait
former une seconde chaîne par l'enlacement des
mains , c'est-à dire que la personne de droite appliquait fermement le pouce entre le pouce et l'index
de son voisin de gauche , vers cet endroit de la main
que l'on nomme *souris*. On assure que les malades
se.touchaient en même temps par les pieds, les genoux et les coudes. L'impression reçue à gauche par

l'attouchement se transmettait aussitôt à droite, et ainsi de suite, de l'un à l'autre à la ronde. Pour augmenter les effets du magnétisme par l'émotion que produit l'harmonie, un clavecin toujours en jeu occupait un des coins du salon, et très-souvent les sons de l'harmonica et les voix mélodieuses de chanteurs invisibles joignaient leurs douces vibrations aux accords de ce piano-forte, comme on disait alors. Quelle que fût la diversité des instruments, et il s'en trouvait là de tous les genres, l'orchestre de Mesmer exécutait presque toujours des symphonies en ré mineur. Le magnétiseur chargé de diriger la cérémonie, et ordinairement c'était Mesmer en personne, avait toujours en main une baguette longue de dix à douze pouces, non point pour diriger l'orchestre (bien qu'il l'accompagnât du geste et de la voix), mais pour solliciter l'énergie du fluide universel, et afin de rappeler à l'ordre, en les touchant du bout de cette baguette, les retardataires, les rieurs, les incrédules et toutes les classes d'insoumis. Le célèbre Berthollet, qui s'était aventuré parmi les premiers néophytes de Mesmer, eut beaucoup à souffrir de ces avertissements à la baguette; sa susceptibilité s'en émut plus d'une fois jusqu'à la colère, et peut-être dut-il à cette circonstance de quitter avec éclat cet antre du mensonge, après avoir dit dès lors à Mesmer, et face à face, ce que de nos jours tout le monde pense de lui.

Voilà pour les baquets simples ou dits *à sec*. Mais il y avait originairement chez Mesmer, peu de temps

après son arrivée à Paris, des baquets plus compliqués. On mettait dans ceux-ci de l'eau, de la limaille
de fer et du verre pilé, toutes choses fort insignifiantes ; et au fond même de ces cuves, et de manière à
ce que l'eau les recouvrît entièrement, plusieurs lits
de bouteilles remplies d'eau magnétisée, bouchées
hermétiquement, puis artistement stratifiées par
rayons convergents et divergents, afin, sans doute,
qu'il y en eût pour tous les tempéraments et tous les
goûts. Quand on avait ainsi empilé plusieurs lits de
bouteilles, la cuve était dite à haute pression ; mot
merveilleusement trouvé pour l'époque, où la vraie
vapeur n'était pas encore employée comme puissance.

Mesmer, au reste, n'institua ses baquets que du
jour où il y eut affluence de malades ou de croyants.
Ne pouvant plus magnétiser tout ce monde individuellement, bien que secondé par des élèves et des
valets experts autant que zélés, il s'imagina de magnétiser collectivement plusieurs malades au moyen
des baquets, sorte de piscines magnétiques. Vraisemblablement, analogue fut l'origine ou le motif
des piscines thermales, dans lesquelles plusieurs
personnes se baignent ensemble, s'entre-encoura-
gent, se tiennent compagnie et s'entre-influencent [1].
Mais comme cet habile homme voulait que chaque baquet lui rapportât tous les jours au moins

[1] Voir le *Guide aux Eaux minérales* de la France et de
l'Allemagne, etc., par Isid. Bourdon. 2ᵉ édition, 1837. Paris,
Fortin et Masson.

dix louis d'or, on n'était jamais certain de trouver utilement place aux séances du soir qu'autant qu'on avait loué d'avance un baquet pour sa société et ses amis, à peu près comme on retient d'avance une loge de théâtre où d'Opéra. A cela, d'ailleurs, se trouvait attaché un autre avantage : c'était de choisir chacun à sa guise ses partenaires et ses vis-à-vis, comme pour une partie de wisth ou pour un quadrille ; et cette circonstance, on doit bien le penser, n'était point indifférente aux effets magnétiques. Quand on avait ainsi retenu ses places, on allait voir ses amis à qui l'on disait : Serez-vous des nôtres ce soir? *j'ai mon baquet.*

A ces séances on voyait affluer les gens nerveux et souffrants, les goutteux, et divers malades aux douleurs desquels on ne croyait que par déférence. A l'égard des maladies ou des infirmités dont la vue aurait pu répugner ou faire compassion, on les excluait rigoureusement du lieu des réunions. Les loupes, les plaies et les dartres, la phthisie pulmonaire, les difformités, la paralysie et toutes les affections graves que suit la maigreur, étaient sans pardon bannies de chez Mesmer. Il en était de même de toute autre maladie bien évidente; mais les affections réputées nerveuses, et surtout les vapeurs, avaient leurs grandes entrées.

Quand vingt ou trente de ces prétendus malades se trouvaient alignés sur deux ou plusieurs rangs autour d'un baquet magnétique, là, doublement enchaînés les uns aux autres par la corde commune et par un mutuel enlacement des doigts, on supposait, et eux-mêmes ils s'imaginaient, les pauvres fous, qu'ils recevaient ainsi une grande abondance de fluide universel. D'abord ils croyaient en recevoir de cette petite baguette de fer que le magnétiseur dirigeant faisait manœuvrer en cadence; il en provenait aussi, suivant eux, des sons que le piano-forte, les voix agréables et divers instruments de musique faisaient retentir jusqu'à leur tympan, comme aussi des tiges de fer et des bouteilles stratifiées du baquet, et de cette longue corde enroulée qui établissait entre eux tous comme une sorte d'union générale et de solidarité. On croit rêver lorsqu'on lit ou qu'on relate de pareilles bizarreries; et cependant c'est la vérité même, encore l'affaiblissons-nous un peu dans l'espoir d'en atténuer le ridicule excessif. Grande, on doit le concevoir, fut la stupéfaction de Franklin, de l'astronome Bailly, de Lavoisier, de d'Arcet l'ancien, de Guillotin, médecin philosophe de ce temps-là, et des quatre autres commissaires, quand on les rendit témoins de ces extravagances. Toutefois, hommes graves et rigoureux jusqu'au bout, et par-dessus tout esclaves du devoir, ces savants célèbres eurent la constance d'éprouver si les baquets n'étaient pas effectivement ou aimantés ou électriques. A cet effet ils se servirent avec un soin minutieux de l'électromètre, comme aussi d'une aiguille non aimantée; après quoi ils affirmèrent, aussi sérieusement que cela leur fut possible, que les baquets ne contenaient en réalité rien d'électrique ni d'aimanté. Le docteur Deslon, chaud partisan et substitut zélé de Mesmer, se montra très-étonné de ce résultat négatif qu'énonçaient devant lui les commissaires du roi. — Cependant, disait sérieusement Deslon, nos baquets renferment de la limaille de fer, du verre pilé!—Raison de plus, lui répondaient avec simplicité Bailly et Franklin, qui en même temps jetaient sur Deslon un de ces regards philosophiques où il entre d'ordinaire beaucoup moins de moquerie que de pitié.

Cependant il y avait encore, chez Mesmer et chez Deslon, d'autres moyens de magnétisme. « Les malades, dit l'illustre Bailly dans son rapport mémorable, étaient aussi magnétisés directement au moyen des doigts promenés devant le visage, derrière ou sur la tête, ou sur les parties souffrantes, toujours en observant la distinction des pôles; de même on agissait souvent par le regard et en les fixant; mais ils étaient surtout magnétisés par les applications des mains et par la pression des doigts sur les hypocondres et sur les régions du bas-ventre; application souvent continuée pendant long-temps, *quelquefois pendant plusieurs heures.* »

Parmi les malades ou les amateurs qui se soumettaient à ce traitement étrange, il s'en trouvait qui conservaient leur tranquillité naturelle et qui n'éprouvaient rien. D'autres étaient agacés, irrités; certains toussaient, crachaient avec violence et quel-

quefois jusqu'au sang ; d'autres éprouvaient quelque
douleur ou se plaignaient d'une chaleur incommode
qui allait jusqu'à la sueur ; mais le plus grand nombre
se montraient agités et tourmentés par des convulsion, convulsions effrayantes, promptes à se propager
par l'imitation, et qu'on aurait pu croire contagieu-
ses, comme celles que Boerhaave guérissait dans l'hôpital de Leyde par la seule appréhension d'un fer rouge
qu'il agitait dans ses mains. Parmi ces convulsions du
magnétisme, il s'en trouvait qui duraient des heures
entières, avec tressaillements, cris perçants et pleurs
ou rires immodérés, suffocations et soubresauts,
comme dans le tétanos ou l'hystérie, dernière affection qui sans doute joignait souvent ses réalités aux
simagrées scandaleuses d'un manége plein d'impos-
tures.

Lorsque le délire venait ajouter le désordre moral
à ces contorsions elles-mêmes si désordonnées et si
ridicules, l'accès atteignant son plus haut paroxisme,
Mesmer donnait le nom de crise à cet état d'exaspération délirante, au moment de laquelle il faisait introduire ou transporter les patients dans une grande
et belle pièce, à eux seuls destinée, et qu'on appelait la Salle des Crises. C'était un vaste local dont le
parquet était partout matelassé de coussins moelleux
et dont les murailles mêmes étaient soigneusement
revêtues d'une épaisse couche de ouate ; en sorte
que les malades, une fois là transportés, si éperdus
ou si furieux qu'ils fussent, pouvaient s'ébattre et ex-

travaguer en toute sécurité sans craindre ni contusions ni fractures. On doit bien deviner qu'ils usaient amplement du privilége. « Au milieu de cette foule palpitante et de ces femmes, la plupart délacées, dit un auteur moderne, Mesmer se promenait vêtu d'un habit lilas, étendant sur les moins souffrants une baguette magique, s'arrêtant devant les plus agités, enfonçant ses regards dans leurs yeux, tenant leurs mains appliquées dans les siennes, ayant le soin que les pouces et les doigts majeurs des quatre mains se trouvassent dans une exacte correspondance, afin de *se mettre en rapport* (comme cela se dit encore aujourd'hui). Tantôt il opérait par un mouvement très-démonstratif, mais à distance, avec les mains ouvertes et les doigts écartés, autrement dit à *grand courant ;* tantôt il croisait et décroisait les bras avec une vélocité singulière, à peu près à la façon d'un paysan qui pour réchauffer ses doigts se frappe énergiquement la poitrine. C'était là ce que Mesmer appelait les *passes en définitive.* »

« Rien n'est plus étonnant, disait le savant Bailly, que le spectacle de ces convulsions. Quand on ne l'a point vu, on ne peut s'en faire une idée; et, en le voyant, on est également surpris et du repos profond d'une partie de ces malades, et de l'agitation qui anime les autres, des accidents variés qui se répètent, des sympathies qui s'établissent; on voit des malades se chercher exclusivement, et, en se précipitant les uns vers les autres, se sourire, se parler avec affection et adoucir mutuellement leurs crises. Tous sont soumis à celui qui magnétise ; ils ont beau être dans un assoupissement apparent , la voix, un regard , un signe les en retire... Le moindre bruit imprévu , dit encore Bailly, leur cause des tressaillements ; et l'on a remarqué que le changement de ton et de mesure dans les airs joués sur le piano-forte influait sur les malades : un mouvement plus vif les agitait davantage et renouvelait leurs convulsions. »

A entendre ses partisans , Mesmer guérissait tous ses malades. Le fait est qu'il eut le hasard de paraître guérir le premier malade, un riche baron , que lui avaient recommandé de grands personnages de Versailles. Cette cure eut un immense retentissement, non-seulement parmi les gens de cour, mais à Paris et dans tout le royaume. Il est vrai que le magnétisme fut ensuite moins heureux. Mesmer traita successivement la duchesse de Chaulnes, le célèbre Court de Gébelin , madame Poissonnier, femme du médecin qui plus tard fit un rapport académique sur le magnétisme; il traita aussi une dame Leblanc, le docteur Busson, médecin convaincu jusqu'à l'absurde, ainsi que le somnambulisme en compte encore de nos jours. D'abord distraits par des sueurs extraordinaires, ces malades commençaient par se trouver mieux , du moins ils le croyaient. Bientôt le bruit de leur guérison se répandait comme de lui-même dans Paris; mais, en réalité, tous ces malheureux moururent en très-peu de temps. La marquise de Fleury, quant à elle, avait la vue un peu faible, les yeux malades, quand elle se confia à Mesmer, lui si habile, comme je l'ai dit, à remettre les yeux *à leur place;* néanmoins, après quelques semaines et grâce à Mesmer, la marquise devint totalement aveugle.

Tous ces insuccès, quel qu'en fût le nombre, loin d'y préjudicier, accroissaient encore, si j'ose le dire, la vogue de Mesmer. Les malades, en effet, obéissent tous à leur insu à un secret instinct qui les pousse vers ceux des médecins qui perdent le plus de malades, parce qu'on ne perd réellement beaucoup de malades qu'à la condition qu'on est très-occupé et très-célèbre. S'il était dans nos habitudes, comme je ne sais quel peuple, d'inscrire sur la tombe des morts le nom de leurs derniers médecins, on verrait les étrangers qui affluent journellement à Paris consulter par préférence ceux de ces docteurs dont ils auraient trouvé les noms le plus de fois gravés sur les mausolées du Père Lachaise.

Mais ce qui menaça de discréditer Mesmer ce fut l'excès d'une ambition que servit mal son impudence naturelle. Non content d'avoir pour partisans les plus crédules de la cour et les plus ignorants de la ville, il ambitionna l'assentiment de la Faculté de médecine et des Académies de Paris. Ce fut là qu'il éprouva une déconvenue, ainsi qu'il est advenu plus récemment à l'auteur problématique du remède connu sous le nom de Médecine-Leroy. Le prétendu Leroy envoya sa médecine au ministre compétent, qui la

transmit officiellement à l'Académie de médecine,
dont on sollicitait l'approbation. Suivant l'auteur,
sa médecine n° 1 contenait 12 grains d'émétique
par bouteille. L'Académie, qui suspectait, non sans
raison, la véracité du médicastre, fit acheter la
trop célèbre panacée dans l'officine même de l'inventeur; et au lieu de 12 grains de tartre stibié
par fiole, on en trouva 72! Cette découverte fut
dès le lendemain publiée avec philanthropie, sinon
charitablement, par les cent voix de la presse, cette
Renommée des temps modernes; et, à partir de
ce jour, le célèbre breuvage fut délaissé pour je ne
sais quel nouveau poison, escorté d'un prospectus
mensonger, sans autre garantie que les attestations
et les signatures de quelques praticiens plus ou
moins célèbres, à qui la cupidité a fait perdre toute
pudeur.

Mesmer s'adressant à l'Académie des sciences et à
la Société royale de médecine, n'avait garde de demander à ces corps savants d'apprécier ses expériences et de juger après examen ce qu'il nommait sa découverte; il voulait seulement qu'on prît connaissance
de cette découverte et qu'on s'initiât à ses idées,
prétendant qu'on devait les introduire d'emblée,
comme faits acquis et démontrés, dans le domaine des
sciences incontestables. Les deux compagnies savantes
lui demandèrent ses preuves. Mesmer envoya ou produisit des attestations ampoulées, des certificats sans
valeur, et fit sonner fort haut la liste illustre de ses

malades et de ses adhérents ; il y joignit en outre sa parole d'honneur d'Allemand banni. On lui renvoya sans beaucoup de façons ses dépêches, qu'on n'avait point ouvertes ; on ne garda que sa parole d'honneur comme objet de peu de conséquence ; mais on insista quant aux expériences, quant aux faits : on voulait le voir opérer, et on le menaçait d'un examen impartial, lui qui jusqu'alors n'avait eu affaire qu'avec des enthousiastes ! Mesmer crut voir en cela une marque de défiance, et non-seulement il s'en montra blessé, mais il s'en courrouça, et il voua dès ce jour sa haine à la France, qui refusait avec insolence de se laisser magnétiser en masse. Un autre grief, et de tous le plus sensible, lui vint de la Faculté de médecine, qui rejeta collectivement (et sans examen préalable, ce qui était peu philosophique) les principes de sa doctrine qu'il avait formulés tout exprès pour cette Faculté, en 27 propositions presque aphoristiques. Cette désapprobation toute préventive lui fut signifiée le 18 septembre 1778, et un 18 septembre, quelques années plus tard, Mesmer quittait la France pour toujours et allait s'ensevelir, lui et ses trésors, certainement dans l'oubli, mais on ne sait où.

Si grand que fût son amour-propre, la cupidité pourtant le maîtrisait. Mesmer avait prémédité de partir de France, mais il n'en voulait sortir qu'avec des richesses. Ne pouvant donc obtenir des corps constitués l'approbation sans laquelle il lui serait sans doute interdit d'exercer le magnétisme, qu'on répu-

tait comme un remède nouveau, et dont la Société
royale de médecine était le seul juge requis, Mesmer
s'adressa au gouvernement et à la cour, qu'il menaçait de quitter la France s'il n'était aussitôt, non-seulement autorisé, mais récompensé et honoré avec la
munificence digne d'une grande nation et d'un grand
roi. Le ministre d'alors, M. de Maurepas, en cela
sans doute influencé par de plus puissants que lui, et
certains disent par la reine, manda sans retard à
Mesmer « que le gouvernement, suffisamment instruit
de la réalité de ses cures, le dispensait de tout examen ; et que de plus on lui accordait, pour reconnaître ses services et afin de le fixer en France, vingt
mille francs de rentes viagères et dix mille francs
par an pour frais d'emplacement. » Trop habile à exciter l'enthousiasme pour jamais le ressentir, Mesmer
ne se montra que médiocrement satisfait des propositions du ministre. Les rentes viagères et annuelles
il les refusa, apparemment comme peu dignes de
lui et du gouvernement ; et d'ailleurs, ne projetant,
comme je l'ai dit, qu'une courte résidence à Paris,
il prévoyait bien (sans parler de la révolution, que
personne alors ne prévoyait), que les rentes viagères
de M. de Maurepas le suivraient difficilement dans sa
retraite ou dans ses voyages, outre l'instabilité inhérente à tous les ministères et à tous les gouvernements. Il aurait donc préféré, il n'en fit point
mystère, quatre à cinq cent mille francs d'argent.
Mais une autre tentation très-vive, qu'il ressentit

jusqu'au tourment, c'était la tentation d'avoir une terre et d'habiter un château avoisinant la capitale, les deux choses réunies n'eussent-elles coûté qu'un peu moins d'un million. Mesmer s'était promptement aperçu, dès qu'il eut mis le pied en France, que la qualité de propriétaire est une de celles qui concilient le plus de considération, et qui dispensent le plus sûrement du soin laborieux d'avoir souvent raison; et il espérait qu'une fois à l'abri d'un château, le magnétisme ne recevrait plus d'affronts ni de cuisants démentis. Toutefois argent liquide, terre et château lui furent également refusés.

Resté libre de ses mouvements, Mesmer réalisa des sommes énormes. Ses trois baquets productifs (il y en avait un quatrième pour les pauvres) lui rapportaient annuellement près de cent mille francs. Ensuite les deux cents membres réunis par lui en Société maçonnique de l'Harmonie, tous novices aspirant à la maîtrise en fait de magnétisme, à raison de cent louis d'or par personne, l'enrichirent à eux seuls de près d'un demi-million, avec lesquelles sommes Mesmer se constitua prudemment de belles rentes viagères, plus splendides et surtout mieux assurées que celles dont M. de Maurepas lui avait fait l'offre. Sans parler du fameux Almanach magnétique, imprimé à la façon du *Bonhomme-Richard* de Franklin, et dont il répandit dans toute l'Europe une quantité incroyable d'exemplaires. Il disait ensuite d'un air naturel à Franklin : « Des hommes comme nous, monsieur, sont bien forcés de faire des almanachs ! » Mesmer s'autorisait de cette vaine analogie pour s'égaler à Franklin, assurément ami sincère de l'égalité, mais peu partisan de celle qui n'aurait eu qu'un almanach pour tout fondement.

Quand on le vit millionnaire ce fut à qui l'imiterait et le seconderait, lui dont le zèle s'était déjà attiédi ; il comptait quelques partisans et quelques disciples à la Faculté même, qui s'était montrée son ennemie la plus implacable. Le docteur Deslon, médecin distingué attaché au comte d'Artois, depuis Charles X, devint le confident, l'ami, le suppléant, l'intermédiaire dévoué et le continuateur de Mesmer. Un autre membre de la Faculté, le docteur Jumelin, fut aussi son imitateur aux risques et périls de sa réputation. Deslon, par décence, avait répudié la Salle des crises ; Jumelin, lui, magnétisa sans baquet, seulement par des *passes*, à peu près comme on fait aujourd'hui. Il y eut plusieurs autres médecins ou charlatans qui s'ingérèrent de magnétiser, et chacun apporta son procédé, sa doctrine, ce qui fit schisme parmi les fidèles, dont les clameurs parvinrent jusqu'au roi. Ce fut alors que le gouvernement se vit comme obligé de déférer le magnétisme animal aux deux corps savants qui originairement avaient dû s'abstenir de tout jugement, alors qu'un libre et complet examen leur était refusé.

J'ai déjà cité l'excellent rapport que le célèbre Bailly rédigea à cette occasion au nom de ses collègues de l'Académie des sciences. Ce savant jugement, dont les considérants sont si remarquables[1], a pour conclusion « que *rien ne prouve l'existence du fluide magnétique animal, et que ce fluide sans existence est par conséquent sans utilité.* » Les illustres commissaires ajoutent encore, et d'une voix toujours unanime, « que les violents effets que l'on observe au traitement public appartiennent à l'attouchement, à l'imagination mise en action, et à cette imitation machinale qui nous porte malgré nous à répéter ce qui frappe nos sens, etc., etc.; qu'enfin tout traitement public où les moyens du magnétisme seront employés ne peut avoir à la longue que des effets funestes. » Suivent les neuf signatures de B. Franklin, de Lavoisier, de Guillotin, de Bailly, etc.

Les commissaires ne dirent point toute leur pensée dans ce rapport destiné au public. Ils résolurent en conséquence qu'un autre rapport, qui demeurerait secret et confidentiel, serait rédigé pour le roi seul : le même Bailly fut chargé de l'écrire. Dans ce dernier et très-curieux document il n'est question que des mœurs; et je ne saurais dire combien il s'attache d'intérêt à entendre des hommes graves tels que Bailly, Franklin, etc., parler de décence et plaider

---

[1] Voir à ce sujet : *Histoire académique du magnétisme animal, accompagnée de notes et de remarques critiques,* par MM. C. Burdin jeune et Fréd. Dubois (d'Amiens); ouvrage estimable qui a pour défaut principal d'avoir été composé trop vite et de renfermer beaucoup d'inutiles répétitions.

pour la pudeur. Ils faisaient plus que d'articuler des craintes; ils signalaient des dangers réels et des infractions déjà accomplies. Après avoir remarqué que ce sont principalement les femmes qui se font magnétiser, et que ce sont toujours des hommes qui les magnétisent, les commissaires décrivent les procédés, les attouchements et les *passes* des magnétiseurs, n'ayant garde d'omettre que la plupart de ces femmes ne sont pas réellement malades, et que leurs sens, sinon leurs charmes, *sont tout entiers...* On voit la femme, dit Bailly, baisser la tête quand on la magnétise, porter la main au front et aux yeux pour les couvrir, si déjà ils ne se sont fermés comme d'eux-mêmes. « Sa pudeur habituelle veille à son insu, et lui inspire le soin de se cacher. » Observation pleine, de sagacité, qui mérita d'être remarquée dès 1784, et qui n'est pas moins vraie de nos jours, bien que les magnétiseurs d'à présent remplacent la main ou les paupières par un bandeau.

« Le traitement magnétique, continuait Bailly, au nom de ses collègues comme au sien, ne peut être que dangereux pour les mœurs. En se proposant de guérir des malades qui demandent un long traitement, on excite des émotions agréables et chères, des émotions que l'on regrette, que l'on cherche à retrouver, parce qu'elles ont un charme naturel et que physiquement elles contribuent au bonheur; mais moralement elles n'en sont pas moins condamnables, et elles sont d'autant plus dangereuses qu'il

est plus facile d'en prendre la douce habitude...
Exposées à ce danger, les femmes fortes et irrépro-
chables s'en éloignent ; les faibles peuvent y perdre
leurs mœurs et *leur santé*[1]. »

Après l'Académie des sciences, et presqu'en même
temps qu'elle, la Société royale de médecine fut aussi
consultée par un des ministres d'alors, M. de Bre-
teuil, et elle proclama à son tour que le magnétisme
animal, sans aucune réalité comme fluide, consiste
à provoquer des convulsions avec art, ou plutôt par
artifice. Cette Compagnie se fût exprimée avec plus
de justesse en disant : que le magnétisme est l'art de
paraître provoquer des convulsions, puis qu'il venait
d'être prouvé par les commissaires de l'Académie des

[1] Le savant Bailly a soin de remarquer que le docteur Deslon, disciple de Mesmer, et alors, comme je l'ai dit, médecin
en titre du comte d'Artois, n'ignorait pas ce danger, et que le
lieutenant général de police lui fit quelques questions à cet
égard en présence des commissaires, dans une assemblée qui
fut tenue chez Deslon même, le 9 mai 1784. M. Lenoir dit au
docteur : « Je vous demande, monsieur, en qualité de Lieutenant général de police, si, lorsqu'une femme est magnétisée ou en crise (un préfet de police dirait aujourd'hui *ou
en état de somnambulisme*), il ne serait pas facile d'en abuser ? » M. Deslon répondit affirmativement. Il y en a bien
d'autres qui répondraient à cela affirmativement, en s'autorisant de ce qu'ils ont ouï ou vu, à commencer par l'ancien
directeur de la Salpêtrière, s'il existe encore, et s'il a pu
conserver toute sa mémoire au milieu d'une population qui l'a
perdue.

sciences, comme en convient Bailly, que les *premières convulsions* sont ordinairement simulées ou feintes; après quoi d'autres convulsions surviennent par imitation et, pour ainsi dire, par une contagion visuelle.

Peu remarquable par la dialectique et quant au style, le Rapport de la Société royale de médecine eut pour auteurs et pour signataires MM. Andry et Caille, que j'ai connus, M. Mauduyt, zélé partisan de l'électricité, et enfin M. Poissonnier, dont la femme venait de mourir entre les mains de Mesmer, qui avait promis de la guérir. Ce dernier docteur ne fut nommé commissaire, puis rapporteur, qu'au refus et après le désistement de M. A. L. de Jussieu, l'illustre botaniste, auteur de la Méthode naturelle, qui s'isola de ses collègues et fit un Rapport particulier, document incontestablement supérieur, malgré son apparente ambiguité, au travail de la commission officielle.

Quoi qu'on puisse dire, il y avait entre Jussieu et ses collègues une réelle dissidence. Comme eux il niait l'existence du fluide magnétique; mais en cela différant d'eux, il croyait à des effets de magnétisme et il y crut fermement jusqu'à la fin de sa vie, ce qui rendit plus intimes et plus sympathiques ses constants rapports avec M. Deleuse, l'éloquent propagateur du magnétisme de Puységur. Cette bonne harmonie entre deux croyants alla même, par un échange de procédés bienveillants, jusqu'à faire de

Deleuse un vrai botaniste (en cela Deleuse se montra politique et reconnaissant), et de Jussieu l'attacha utilement au Jardin des Plantes (en quoi de Jussieu se montrait généreux).

J'ai dit que M. de Jussieu, tout en niant le magnétisme comme fluide, admettait cependant comme réels les effets magnétiques... Il croit, par exemple, qu'un viscère malade ressent une impression vive et comme une chaleur brûlante lorsqu'un magnétiseur promène un doigt immédiatement sur ce viscère et vis-à-vis de lui, et même quand ce doigt *s'éloigne* de ce viscère ou de cette glande *en ligne horizontale...* Il croit que les effets sont plus prononcés lorsqu'on agit sur le creux de l'estomac ou l'épigastre, que quand on agit sur le dos, effectivement moins sensible que le creux de l'estomac. Mais on peut voir qu'il fut surtout flatté et déçu par une malade qui sembla éprouver un tremblement ou frisson général, alors qu'il « posait la main droite sur la tête de cette personne, et la main gauche sur ses pieds. » — Enfin, Jussieu croyait certainement à des effets réels de ce genre ; seulement, au lieu d'attribuer ces effets au fluide universel de Mesmer, il les expliquait à peu près en physicien « par la chaleur animale qui est, dit-il, dans les corps, qui émane d'eux continuellement, qui se porte assez loin, et peut passer d'un corps dans un autre. »

Voilà où en était le magnétisme de Mesmer en 1784: l'Académie des sciences et la Société royale de médecine l'avaient publiquement condamné; M. de Jussieu lui-même n'y croyait un peu qu'avec timidité et en faisant schisme avec Mesmer et Deslon. Ceci se passait au mois d'août. Cinq mois auparavant, et comme s'il eût prévu le funeste résultat de cette enquête académique, le marquis de Puységur rajeunissait le magnétisme par des découvertes inespérées. Jeune, riche, brillant, titré, portant un beau nom et l'uniforme de colonel d'artillerie, Puységur se trouvait au nombre des deux cents désœuvrés, sociétaires de l'Harmonie, qui avaient payé individuellement de cent louis d'or l'explication des vingt-sept propositions de Mesmer et leur initiation personnelle à la science des crises.

Puységur, une fois initié, va chercher le calme et le recueillement à sa terre de Buzancy (près de Soissons), où le bruit de son pouvoir magnétique l'avait sans doute précédé. Mais cette puissance presque magique et chèrement achetée, il s'agissait de l'éprouver, et l'on croira aisément que, parmi les vassaux du marquis et surtout parmi ses vassales, ce fut à qui se hasarderait avec dévouement. Sous n'importe quel prétexte, celle-ci pour un mal de dents ou une migraine, celui-là pour un point de côté ou un frisson contestables, chacun voulut être le client d'un médecin grand seigneur qui n'imposait la diète à personne, et qui, ne s'adressant qu'aux sens, ne prescrivait nul remède. Loin de là, pour mieux encourager l'appétit de ses magnétisés, Puységur les défrayait généreusement : il tenait en effet table ouverte, table circulaire, dressée sous de frais ombrages, et autour de laquelle venaient *faire la chaîne* des estomacs affamés. Sans doute, inspirés par la reconnaissance, les magnétisés de Puységur ne voulurent point lui donner le spectacle d'effrayantes convulsions. Ils étaient d'ailleurs trop inexpérimentés et trop naïfs pour imiter les spasmes et les vapeurs du grand monde d'alors, maux attristants, dont la mode et la contagion n'avait pu transpirer si loin de Paris.

Au lieu donc d'offrir à ses yeux des convulsions et des grimaces, les paysans de Buzancy s'endormirent (soit par complaisance et politesse pour un hôte si généreux, soit par la fatigue ou après boire) ; et telle fut l'origine du somnambulisme magnétique, que Deleuze, par sa vive conviction et ses ouvrages, et surtout Hoffmann, par ses spirituelles railleries, ont depuis rendu si célèbre dans toute l'Europe.

Puységur avait répudié tout d'abord les baquets de Mesmer. Il magnétisait en personne et par des *passes*, comme le docteur Jumelin en avait dès lors donné l'exemple, et ainsi que cela se pratique universellement aujourd'hui. Cependant, comme le marquis, bien qu'aidé de son frère (qui maintenant réside à Tours), n'aurait pu suffire à magnétiser tous ceux qui recouraient à son ministère et à son *office*, il imagina de magnétiser par précaution un gigantesque ormeau du village ; après quoi cet arbre vénéré, devenu le remplaçant et l'acolyte de Puy-

ségur, put magnétiser à son tour, en quelque sorte
par procuration, à la manière des baquets délaissés
de Mesmer. Les malades et les non malades, et c'é-
tait là le côté miraculeux, tombaient endormis, magnétisés, somnambules, uniquement pour avoir dansé
quelques rondes ou s'être assis en cercle et les mains
unies, à l'abri de cet arbre merveilleux et touffu.
Le marquis, dans l'origine, usait aussi de la baguette
de Mesmer et de sa corde d'universel enchaînement ;
plus tard il en dédaigna l'emploi.

Puységur porta si loin les progrès de ce qu'il nommait un art, que déjà il créait à souhait des *magné-
tisés-médecins*, espèce de fous qui se targuaient de
voir nettement, une fois endormis, quel était l'état
de leurs propres organes ou des organes d'autres malades qu'on livrait à leur examen, et qu'on exposait
même à l'effet périlleux de leurs conseils et de leurs
ordonnances. Dans ce genre, le marquis eut promptement découvert et distingué un garçon de ferme
nommé Victor, et une jeune maréchale de village,
plus attachée au magnétisme et au marquis qu'à sa
patrie et à sa famille. M. de Puységur eut hâte de
conduire l'un et l'autre à Paris, où ils eurent un grand
succès. Cependant nous devons le dire, car on ne le
devinerait pas, M. de Puységur, toujours homme honorable, était la première dupe de ces ridicules fo-
ies ; au lieu d'en retirer un lucre quelconque [1], il les

[1] Ce n'est pas à M. de Puységur qu'il serait arrivé d'envoyer

payait très chèrement au double prix de sa fortune et de sa carrière : il compromit l'une, et l'autre resta inachevée. Singulière chose que l'esprit humain ! négliger et perdre de magnifiques réalités pour une déception misérable ; oublier sa gloire transmise, ses légitimes espérances, ses possessions et sa dignité, pour briguer le faux renom d'un quasi-faiseur de miracles, et cela à l'époque la plus frondeuse et la plus sceptique de l'histoire, à la veille de 1789 !

Voilà, Camille, tout ce que vous aurez aujourd'hui sur le magnétisme. Je ne vous parlerai ni des écrits du vénérable M. Deleuze ; ni des expériences que MM. Georget et Rostan firent à la Salpêtrière, et dans lesquelles le jeune docteur Georget, près de mourir, crut trouver un motif de conversion finale vers d'anciennes croyances ; ni des expériences trop long-temps tolérées à l'Hôtel-Dieu de Paris sur une fille Sanson, qui avait trouvé un moyen infaillible de vomir le sang à volonté et après prédiction ; ni des opérations de MM. J. Cloquet et Oudet sur des malades que le somnambulisme avait rendus impassibles ou imposteurs ; ni des expériences qui furent faites à l'Académie de Médecine, rue de Poitiers, alors que l'on vit dix hommes graves et dignes de respect s'assembler vingt fois et plus,

à domicile des billets de convocation ainsi conçus : « ... La séance de ce soir sera de 10 fr. par personne : les membres de l'Institut et de l'Académie seront bien attrapés ! »

afin d'écouter une jeune fille de 18 ans , qui ne parlait que par intermédiaire ou interprète, comme les oracles d'autrefois. Je ne vous entretiendrai pas davantage des nombreux prétendants au prix fondé par M. Burdin pour le premier magnétisé venu *qui lirait sans voir*, c'est-à-dire sans le secours des yeux. Ne regrettez pas trop l'histoire de mademoiselle Pigeaire, dont on a déjà trop parlé pour son bonheur. Ce sont là des sujets trop rapprochés de nous. J'ai toujours pensé qu'il était respectable de s'abstenir de toute histoire contemporaine qui , pour être véridique, devrait forcément ressembler à un libelle ou du moins à un pamphlet.

Si donc je m'abstiens ainsi, tel en est le vrai motif. Peut-être, dans un avenir plus ou moins éloigné, me montrerai-je moins discret, moins circonspect ; mais ce ne sera qu'avec d'extrêmes précautions et après y avoir mûrement songé. Les partisans du magnétisme, dont il faut faire deux classes, sont ou trop convaincus , ou trop intéressés à maintenir l'illusion, pour s'entendre critiquer sans chagrin ou sans courroux. C'est qu'ici en effet la simple vérité ressemble à un outrage.

P. S. Le 5 septembre 1837, dans l'espoir de donner fin à beaucoup de dissentiments , M. le docteur Burdin jeune proposa à l'Académie de Médecine une somme de 3,000 francs, qui serait donnée en prix *à telle personne en qui serait reconnue la faculté de lire sans le secours des yeux et de la lumière, sans l'auxiliaire possible du toucher, comme pour les aveugles-nés;* et ce médecin offrit de déposer cette somme, provenant de ses deniers, chez tel notaire qu'on voudrait désigner.

La proposition de l'honorable M. Burdin fut acceptée par l'Académie, qui investit en conséquence sept de ses membres d'une commission rogatoire. Il se présenta presque aussitôt six à huit prétendants à ce PRIX-BURDIN, savoir :

1° M. Biermann, médecin de la cour de Hanovre ;

2° M. Hublier, médecin de l'hôpital de Provins, le même dont la défense officieuse et dévouée a depuis abrégé les jours du docteur Frappart ;

3° Le docteur Bergeron, de Brou (Eure-et-Loir);

4° M. Ricard, magnétiseur, mais non médecin, à Bordeaux ;

5° Le docteur Pigeaire, de Montpellier, qui se recommandait, outre son mérite personnel, par un procès-verbal très-approbatif de M. Lordat, doyen, et la principale lumière de la Faculté de Montpellier ;

6° Le docteur Despine père, médecin-inspecteur, s'il faut le dire, des Eaux d'Aix en-Savoie.

Ce dernier concurrent envoya à l'Académie une lettre-programme dont le but paraissait être de lutter de ridicule avec les scènes les plus bouffonnes de Molière. En cela, M. Despine dépassa tous ses rivaux, même M. Ricard, lui même compétiteur très-

34.

redoutable. Pour ce qui regarde M. Pigeaire, ce médecin écrivit qu'on pourrait rendre sa fille momentanément aveugle, puisqu'elle lirait par le bout des doigts. — Eh bien ! observait M. Burdin, privons-la de toute lumière ! Les doigts n'en ont certainement nul besoin. — Mais M. Pigeaire répondit avec esprit que les doigts de sa fille voyaient en réalité, absolument comme les yeux, puisque c'étaient des yeux transportés. Il est donc besoin, concluait-il, que les objets soient éclairés. — Sur cet argument de toute-puissance, la lumière fut concédée... Quand on lira sans prévention de pareilles choses dans cent ans, on croira très-sensément que ce sont des fables inventées à plaisir, et que sans doute on a calomnieusement attribué à une docte académie les étranges rêveries de quelque cellule de la Salpêtrière ou de Vanves.

FIN DES LETTRES.

DICTIONNAIRE PHYSIOLOGIQUE,

ABDOMEN ou ventre. Le haut du ventre s'appelle épigastre ;
l'hypogastre en est la partie inférieure, et l'on nomme région
ombilicale la partie mitoyenne.— Chacune de ces trois régions
en lesquelles on a coutume de diviser l'abdomen elle-même a
été divisée en trois autres parties ; ce qui fait en tout neuf
régions. Il est plus facile de diviser que d'inventer. Les côtés
de l'épigastre ont reçu le nom d'hypochondres, parce qu'en
effet ces régions sont abritées par les cartilages complé-
mentaires des côtes inférieures. La rate à gauche et le foie à
droite occupent les deux hypochondres ; et, comme ces deux
organes sont sujets à s'engorger et à devenir douloureux quand
les digestions sont mauvaises ou difficiles, les individus qui
éprouvent de telles souffrances, gens ordinairement moroses,
ombrageux, investigateurs et susceptibles, ont reçu le nom
d'hypochondriaques ou même d'hypochondres, par métonymie.
On a nommé flancs les deux côtés de la région mitoyenne du
ventre. Là se trouvent les parties ascendantes et descendantes
du colon. Le flanc droit est le plus souvent douloureux Enfin
les parties latérales de l'hypogastre, ou bas-ventre, portent le
nom d'îles (sans doute comme les parties les plus élevées d'une
cavité qu'on envisageait jadis comme une sorte de mer ou de
lac, — manière de voir que semble du moins justifier l'hydropisie ascite). — Dans le ventre se trouvent renfermés les principaux organes digestifs : l'estomac et les intestins, le foie, la
rate et le pancréas, les rep'is du péritoine, c'est-à-dire les épi-
ploons à graisse et le mésentère rempli de glandes : enfin les
organes urinaires et reproducteurs. — A force d'observer et
grâce à son esprit réfléchi, le docteur Laugier est parvenu à
discerner presque à la première vue quel organe renferme une
hernie du ventre, quand toutefois il n'est pas encore survenu
de péritonite. Ne contient-elle qu'une portion de l'épiploon,
alors tout le ventre reste souple et sans ballonnement. C'est le
contraire alors que c'est une anse d'intestin qui est sortie, déjà
compromise ou étranglée. Si c'est une portion du gros intestin,
le colon ou le cœcum, le ventre se gonfle en ballon, universellement et également, tout le conduit intestinal se trouvant
alors intercepté ; mais il n'y a *ballonnement* qu'en haut, vers
l'épigastre et un peu au-dessous, si c'est l'intestin grêle qui fait

hernie : en sorte que le ventre est cylindrique dans le premier cas , et comme hémisphérique dans le dernier. Et quant aux inductions pratiques, il est d'autant plus urgent d'opérer que le gonflement, plus circonscrit, est plus rapproché du diaphragme. M. Laugier a judicieusement rendu scientifique un présage qu'avait entrevu la routine , mais sans le comprendre ni le féconder.

ABSORPTION. Ce mot désigne l'action de pomper, d'aspirer les substances fluides ou solides du dedans ou du dehors. — Il s'effectue incessamment diverses absorptions à toutes nos surfaces et dans le parenchyme même de nos organes. Il y a dans l'intestin absorption du chyle après digestion, absorption d'air dans les bronches pulmonaires dans l'acte de la respiration , absorption soit d'air ou d'eau , soit de gaz infects ou nuisibles, soit de principes ou alimentair s, ou délétères, ou médicamenteux , à la surface de la peau et des membranes. C'est ainsi que Fodéré a frappé de mort des animaux en leur injectant de l'hydrogène sulfuré dans l'intestin ou dans le péritoine , et que Chaussier en a asphyxié d'autres en leur plongeant le corps dans le même gaz , bien qu'il n'en pénétrât aucun atome dans la poitrine : de l'air parfaitement pur continuait de pourvoir aux besoins de la respiration.—Il y a absorption de la graisse dans le tissu cellulaire adipeux, alors que le corps maigrit ; absorption directe et visible des larmes par les points lacrymaux, au bord libre des paupières , sans quoi ce liquide salé coulerait sur les joues au lieu d'être versé dans les narines ; absorption de sérosité dans les six cavités que tapissent des membranes séreuses, de même que dans les articulations et les gaines à tendons que la synovie rend glissantes, et sans cette absorption il surviendrait des hydropisies. Il y a absorption dans l'œil pour la rénovation journalière et la juste pondération de ses humeurs, absorption qui peut aller jusqu'à faire disparaître et les dépôts opaques de l'humeur aqueuse, et même entièrement le cristallin s'il a été préalablement déplacé et déchiré, lui et sa membrane. — Il y a absorption dans les réservoirs d'humeurs sécrétées, par exemple dans la vessie et la poche biliaire, ce qui rend plus concentrées et moins aqueuses les urines et la bile. Le lait seul fait exception à cette règle : il devient plus aqueux en séjournant dans les mamelles. Il y a absorption dans le centre des os longs chez les enfants, de même qu'après des fractures déjà consolidées, sans quoi ces os resteraient pleins et sans cavité médullaire ; absorption du sang dans le placenta par les vaisseaux originaires du cordon ombilical , puisqu'il est avéré que les vaisseaux du fœtus ne s'abouchent ni ne s'anastomosent avec ceux de la mère ; absorption dans le tissu même de la peau , sans quoi l'inoculation de la variole et du vaccin resterait sans effet et la morsure des animaux venimeux sans danger. Il se fait aussi une

absorption dans le parenchyme des organes, puisqu'on voit disparaître des abcès, des dépôts, des infiltrations de sang ou de
diverses matières, et jusqu'à des indurations; et d'ailleurs la
coloration des os en rouge par la garance, des organes en
jaune par la bile dans l'ictère, finit, au bout de quelques semaines, par ne plus laisser de traces. On sait aussi que plusieurs organes existants dans le fœtus disparaissent avec l'âge
(le thymus ou ris), et ils ne disparaissent ainsi que par le fait
de l'absorption. Cette absorption interne et cachée s'exerce
quelquefois non-seulement au sein des organes, mais sur
leur tissu même : c'est ainsi que les os du fœtus, d'abord
cartilagineux et partout compactes, se percent de trous de
transmission ou de vastes sinus (particulièrement ceux de la
face); c'est ainsi que les organes s'atrophient autrement encore
que par la privation des liquides dont ils sont naturellement
abreuvés ; ainsi, que des ulcères se creusent, que des glandes
se fondent et que des squirrhes mêmes se guérissent. — L'é-
tude attentive des maladies et l'expérience physiologique ont
aussi fait découvrir quelques cas curieux d'absorption. On s'est
assuré, par exemple, qu'un calcul vésical introduit dans le
tissu cellulaire, s'atténue sensiblement après quelque séjour,
mieux encore que les eaux alcalines, fussent-elles de Vichy ou
de Contrexeville, ne le dissolvent ou ne l'amoindrissent dans la
vessie. De l'arsenic que M. Orfila a quelquefois placé sous la peau
d'un animal, entre cuir et chair, comme on dit, dans un sachet,
a partiellement disparu en quelques heures ou en quelques jours
par l'absorption vitale, et a de la sorte occasionné un empoi-
sonnement souvent mortel. On sait qu'on a de même em-
poisonné des malades atteints de cancers de la face pour avoir
recouvert de trop larges ulcères avec de la pâte arsénicale de
frère Côme, et qu'on a causé la mort à quelques animaux en
plaçant sur la cornée transparente ou même sur les parois
d'un vaisseau quelques faibles doses d'acide prussique pur ou
d'upas-tieuté.

La médecine et la chirurgie n'ont pas manqué de mettre à
profit ces notions de physiologie concernant l'absorption, soit
pour redoubler de prudence en quelques conjonctures péril-
leuses, soit pour éprouver de nouvelles méthodes de traitement. C'est ainsi qu'on a tenté de nourrir avec des lavages et
des bains de lait ou de bouillon des individus qui ne pouvaient
rien prendre autrement. On a pratiqué des voies semblables
pour administrer à de certains malades des médicaments qui
leur étaient nécessaires, mais qu'ils n'auraient pu avaler. On
a de la sorte coupé des fièvres d'accès en faisant prendre des
bains de kinine ou de quinquina, purgé des malades en leur
appliquant sur la peau des médicaments purgatifs, occasionné
des éruptions ressemblantes au vaccin au moyen d'une pom-
made émétisée, fait dilater la pupille en appliquant sur l'œil
de l'extrait de belladone, et guéri de certains maux par des

frictions médicamenteuses qui ne franchissaient point ostensiblement l'épiderme. J'ai vu un petit ramoneur qui avait été pris d'une salivation abondante uniquement pour avoir ramoné la cheminée d'un doreur sur métaux suivant l'ancien procédé; et pourtant cet enfant ne respirait pendant son opération qu'à travers une éponge humide. On a même fondé sur de pareils faits une nouvelle méthode thérapeutique qui a pris le nom d'*endermique*, comme qui dirait médication par l'entremise de la peau. Le moderne et fréquent usage des bains composés et des fumigations s'autorise aussi des mêmes principes. On soumet ainsi à l'action du soufre, du mercure, du camphre, des sels d'or, de l'iode, etc., des malades qui ne pourraient prendre intérieurement de pareilles substances, soit à raison d'une répugnance invincible, soit à cause de l'irritation de l'estomac ou de son intolérance. Qu'on ne croie pas que ces applications topiques n'aient que des effets incertains; elles agissent aussi efficacement que les breuvages correspondants. Une femme de Mussy-sur-Seine, à qui je conseillais, en 1832, des bains de mains (des manuluves) dans du vin rouge étendu, espérant par là relever ses forces après une attaque de choléra déjà maîtrisée et quasi guérie, tomba ivre, comme si elle eût bu le liquide en question, à la manière de ces gourmets-jurés qui s'enivrent sans avoir rien avalé des liquides qu'ils dégustent.

Il est hors de doute aujourd'hui que les veines et les vaisseaux lymphatiques absorbent, comme au reste à peu près tous les tissus. Mais ces vaisseaux, mais ces tissus absorbent-ils tous également et sans choix tous les fluides et tous les éléments, quelles qu'en soient la source et la nature? Cela ne paraît pas être. Il y a particulièrement pour chaque classe de vaisseaux absorbants certains fluides et certains principes au puisage desquels les ont prédestinés leur situation, leur porosité, leur capillarité, la densité de leurs parois ou de leur contenu (en raison des lois de l'endosmose posées par Dutrochet), et peut-être aussi une espèce d'attraction vitale, d'affinité élective ou d'aveugle préférence, qui, pour être cachée, n'en serait pas moins réelle. Il est certain, par exemple, qu'il est des fluides et des irritations qui provoquent plus spécialement les vaisseaux lymphatiques, ainsi qu'on peut en juger par le prompt engorgement des glandes associées à ces vaisseaux, engorgement qui succède à de certaines inoculations ou blessures. Ensuite beaucoup d'expériences, qui ont été tentées dans le but d'établir en quelles circonstances les veines absorbent et dans quels cas les lymphatiques cessent d'absorber, ne soutiendraient pas un examen rigoureux [1]. De ce qu'un organe a pu sup-

---

[1] Je regrette que les objections ici formulées s'appliquent même à la plus belle des expériences qu'on ait faites au sujet de l'absorption : je veux parler de l'expérience si plausible et si re-

pléer un autre organe absent ou hors d'action, ou bien de ce qu'il aura pu le seconder alors qu'il était insuffisant pour un surcroît de besogne, serait-il judicieux d'en inférer que ce suppléant ou cet auxiliaire éventuel est naturellement le fonctionnaire unique, ou du moins l'essentiel? Parce que des vaisseaux lymphatiques cesseront d'absorber quand on les aura isolés de tout vaisseau sanguin, cela prouve-t-il qu'ils n'absorbent point ordinairement ou qu'ils n'absorbent jamais? Le calibre en est si étroit! Sait-on si le contact de l'air, si le refroidissement provenant de ce contact ne suffit pas pour resserrer l'orifice de ces vaisseaux jusqu'à le rendre incapable d'absorber? De ce que les veines absorbent alors qu'on les a isolées des vaisseaux lymphatiques et qu'on a détruit ceux-ci, en conclurai-je que les veines absorbent toutes substances et qu'elles absorbent toujours? Je m'en garderai bien. On sait en effet que certains organes n'agissent que parce que d'autres organes se reposent ou ont été mis hors d'état d'agir... Toute bonne expérience de physiologie, toute expérience allégable et probante doit placer les organes dans les conditions de concours et de solidarité dont la vie normale requiert le maintien. Ces objections, après tout, ne sont pas nouvelles; je les ai faites dès 1828, et j'ai lieu de penser qu'elles seront entendues. J'ai cité, toutefois, dans ma Physiologie médicale un fait qui prouve irrésistiblement, non pas que les veines absorbent toujours, mais qu'elles absorbent quelquefois; non pas qu'elles absorbent tous les fluides, mais au moins certains fluides et certains principes au transport desquels elles se trouvent associées. Cette coopération des veines aux actes d'absorption se fonde sur différents motifs : soit sur l'insuffisance des vaisseaux lymphatiques; soit sur la porosité et la capillarité de leurs racines originaires; soit enfin sur ce que la densité du sang qu'elles renferment satisfait aux lois de l'endosmose quant à l'attraction vers les veines de fluides plus aqueux ou moins denses que le sang veineux. — Toujours est-il que l'absorption s'effectue avec d'autant plus d'énergie qu'il y a dans l'être qui absorbe plus de chaleur vitale et moins de sang, plus de fluides dissipés par les exhalations et moins de réparation nutritive, les poumons conservant d'ailleurs leur ampleur et leur liberté.

Il s'est rencontré des physiologistes qui ont fait dépendre toute absorption d'une sorte de succion qu'exerceraient soit les vaisseaux mêmes, à la manière de certains vers à ventouses; soit, et médiatement, l'aspiration intermittente et centrale des

marquable, dans laquelle le judicieux M. Ségalas empoisonna un animal par l'unique voie d'une anse d'intestin qui ne tenait plus au reste du corps que par une des veines du mésentère. S'il était une expérience capable de prouver que les veines absorbent, assurément ce serait celle de M. Ségalas. Et, cependant, j'indique ci-dessus en quoi elle est contestable.

poumons : cause à peu près illusoire, déjà attribuée à d'autres phénomènes, et que nous avons déjà combattue page 212. La preuve qu'il y a succion, disait-on en 1825, c'est qu'il suffit d'appliquer une ventouse sur une piqûre très-récente de vaccin pour annuler l'effet de cette inoculation , et pareillement sur une morsure venimeuse pour prévenir l'introduction analogue d'un venin dangereux. Mais nous vérifiâmes alors, au premier Dispensaire philanthropique , la fausseté de l'assertion , au moins quant au vaccin : non, il n'y a pas plus de succion pour l'absorption des animaux que pour celle des plantes. L'absorption provient principalement, dans les deux cas, d'une endosmose vitale et de la capillarité. Il y a de plus, quant aux plantes, le puissant effet de l'exhalation des feuilles, ainsi que l'ont prouvé Hales autrefois, et tout récemment M. Boucherie, ce dernier par les mémorables expériences où il abreuve des végétaux frais et feuillés, de gros arbres comme des plantes fragiles, de divers liquides qui les colorent, les conservent, les rendent durs ou flexibles. M. Nougarède a vainement tenté d'expliquer la circulation du sang par cette même influence d'exhalation, influence très-puissante, il est vrai, quant au cours de la sève végétale (p. 214), mais insignifiante en ce qui concerne la circulation du sang.

AGES : les différentes phases de la vie. Les principales divisions de la vie sont : l'enfance, divisée en deux périodes par l'époque du renouvellement des premières dents; la puberté, plus précoce chez les femmes, et surtout dans les villes capitales ; l'adolescence, qui a le même terme que la crue du corps ; la virilité, ou âge de la force ; enfin l'âge du déclin, la vieillesse, dont l'apparition date à peu près de la soixantaine; et la décrépitude, qui commence ordinairement vers soixante-dix ou quatre-vingts ans. Plusieurs personnes ont divisé la vie par périodes de sept, de neuf années, etc., suivant le but systématique qu'elles se proposaient.

ALIMENTS : substances susceptibles d'être digérées et servant à nourrir. L'homme se nourrit de toutes sortes d'aliments, fruits, végétaux, semences, chairs. Les substances animales sont d'une digestion plus laborieuse mais plus prompte que les végétales. Les médicaments diffèrent des aliments en ce qu'ils affectent l'estomac et les intestins sans en être eux-mêmes attaqués , sans être digérés. — On sait maintenant, d'après les observations directes et positives de MM. Gosse, Montègre, Lallemand, Dupuytren, W. Beaumont, etc., que les aliments les plus digestibles pour l'homme sont : la chair de veau, d'agneau et de volaille, les œufs frais à moitié cuits, le lait de vache, la plupart des poissons cuits à l'eau, sans autre assaisonnement que le sel et le persil; quelques poissons à l'huile ou frits; et parmi les végétaux : les très-jeunes asperges, le placenta des jeunes artichauts, la pulpe cuite des fruits à noyaux ou à pepins, le pain le lendemain de sa cuisson, mais surtout le pain salé, et principalement encore le pain blanc, et par-dessus tout le reste les biscottes; le riz, la gomme pure, les salsifis, les navets, les pommes de terre nouvelles, etc. — On sait de même qu'il faut ranger parmi les plus indigestes : la chair de porc et de sanglier, les œufs durs, les salades, les carottes, les assaisonnements au vinaigre, le pain chaud, la pâtisserie et les choux, les parties tendineuses des viandes, la graisse, le blanc d'œuf quand il est concret, les morilles, les champignons et les truffes, les noix, les amandes, les olives, le cacao, les raisins secs, et surtout les graines huileuses et ligneuses, sur lesquelles l'estomac agit si faiblement qu'elles germent sans difficulté a leur sortie de l'intestin. C'est même ainsi que certaines plantes se trouvent propagées d'un pays à l'autre. — En beaucoup de lieux, l'homme qui, sans possession, vit uniquement de son travail, obtient à peine pour salaire le prix du pain grossier qui le sustente, lui et les siens. Les deux tiers des habitants de la terre vivent ainsi d'un pain noir et mal fait ou de fécules moins sapides que ce pain et surtout moins salubres, sans vin pour arroser cette triste pitance, sans viandes ni mets d'aucune sorte. Et cependant c'est un principe assez généralement admis que l'homme et les animaux omnivores comme lui, c'est-à-dire le singe, l'ours et le chien, ne conservent la santé et longuement la vie qu'à la condition qu'ils ont une alimentation journalière non-seulement abondante, mais diversifiée. Une nourriture rigoureusement et constamment uniforme, le préjugé l'a ainsi décidé et l'expérience le prouve, compromettrait bientôt la santé. Des chiens qu'on nourrissait exclusivement d'œufs durs et de fromage depuis quelques semaines, ont été peu à peu amaigris, affaiblis; ils ont perdu leur poil et ont fini en peu de temps par succomber. Un autre animal, qui pourtant n'était pas de la classe des omnivores, mais du genre des solipèdes herbivores, n'a résisté que quinze jours au riz, tantôt sec et cru, tantôt humide et cuit, qui composait uniquement sa nourriture. On a de plus observé que, pour ceux de ces animaux en qui un tel régime, trop uniforme avait été enfin interrompu, c'était en vain qu'on leur prodiguait ultérieurement une nourriture saine et variée ; ils n'en continuaient pas moins de s'acheminer vers un entier dépérissement. Ils meurent comme s'ils n'avaient point changé de régime, et leur mort est presque aussi prompte. Parmi quelques observations curieuses qu'on a faites à ce même sujet, je crois devoir noter que le pain bis ou de munition a la propriété de nourrir long-temps le chien sans le faire dépérir, tandis que le pur pain blanc, donné isolément, comme le bis, ne tarde pas à amaigrir le même animal et à l'épuiser. Si vraiment le pain grossier a le don providentiel d'être plus salubre et plus confortatif que le pain blanc des citadins, il ne faudrait plus autant s'étonner s'il suffit à lui

seul pour réparer les fatigues et satisfaire la faim des plus né-
cessiteux; et d'ailleurs il n'est si grande détresse qui ne sache
mêler du sel et parfois un peu de beurre et quelques légumes
au pain sec et dur, qui ne le cuise et ne le ramollisse au feu
sous la forme variée de soupes et de potages, sans oublier que
quelques fruits, du poisson quelquefois, ou quelque gibier de
maraude ou de braconnerie, quelque liquide fermenté dû à
l'industrie ou à l'occasion, quelque extra provenant de la bien-
faisance, apportent une sorte de diversité aux repas du plus pauvre et sèment la consolation au cœur du plus malheureux.

AMNIOS : une des membranes qui environnent le fœtus dans le
sein maternel, et de toutes la plus interne et la plus rapprochée de lui. Elle est lisse, transparente et très-mince,
comme les membranes séreuses. Et même, M. Serres et
M. A. Thierry la regardent comme une vraie séreuse qui,
selon eux, se réfléchit sur la peau du fœtus, ainsi que la
plèvre se réfléchit sur les poumons. M. Serres va jusqu'à affirmer que l'embryon, dans les premiers mois de la grossesse, est en dehors de la membrane amnios et en partie
recouvert par elle. C'est de cette membrane amnios que provient, par exhalation, le fluide abondant dans lequel flotte le
fœtus. Cette membrane une fois rompue, l'utérus, moins distendu et moins rempli, revient sur lui-même et se contracte
pour se libérer entièrement, et l'expulsion de l'enfant devient
alors nécessaire et irrésistible.

APHONIE : perte de la voix. Cette infirmité provient ou des maladies
des poumons, de la phthisie principalement; ou de l'anévrysme
de l'aorte par la compression du nerf récurrent, qui contourne
la crosse de cette artère ; ou des ulcérations de la glotte, ou
des fistules ou dilatations de la trachée, ou de l'altération des
nerfs du larynx déterminant la paralysie de ses muscles. Les
animaux privés de poumons, comme les poissons, sont naturellement aphones ou privés de la voix.

ARACHNIDES : nom générique des araignées. Ces animaux re-
poussants diffèrent des insectes véritables en ce qu'ils n'ont ni
ailes ni trachées respiratoires, et qu'ils ne subissent point de
métamorphoses. Les arachnides respirent au moyen d'organes
qui ressemblent plutôt à des poumons qu'à des branchies.

ARACHNOÏDE : la plus fine des trois membranes qui enveloppent
l'encéphale, la mitoyenne de ces enveloppes, et si ténue, si
délicate, qu'on a cru devoir l'assimiler aux toiles d'araignée,
d'où vient son nom. Son inflammation, qui détermine du délire, est quelquefois annoncée par une douleur d'oreilles.

ARTÈRES : vaisseaux remplis d'un sang rouge. Toutes les vraies artères naissent de l'aorte, qui elle-même prend son embouchure
au ventricule gauche du cœur. Les artères ont toutes des battements ou pulsations ; et, comme ces pulsations proviennent

du sang mu par le cœur, on a coutume de juger de l'état du
cœur d'après les caractères du pouls. Il n'y a guère que deux
siècles que la circulation du sang est connue, et cependant il
y en a déjà plus de vingt qu'Hippocrate tâtait le pouls avec
une sorte de recueillement. De quelque côté qu'on se tourne,
on voit la science devancée par la routine, cachée sous le nom
décent d'empirisme.

ATTRACTION DE SOI POUR SOI : nouvelle expression inutilement
créée par M. Geoffroy Saint-Hilaire. En astronomie, en physique, cette locution (attraction de soi pour soi) paraît destinée à parodier cette magnifique loi des mondes que Newton
baptisait modestement d'un nom si simple, *attraction*. En
chimie c'est l'équivalent de l'affinité et de l'agrégation molé-
culaire ; en anatomie et en physiologie la même expression désigne, suivant M. Geoffroy, l'aptitude qu'ont à s'unir les
éléments organiques et les tissus analogues, les matériaux
homogènes. Même au moral cette locution aurait ses équivalents et trouverait de fréquentes applications : ainsi cet
amour-propre excessif rapportant tout à soi, cette vanité si
prompte à s'alarmer de la moindre piqûre, cet amour de la
vie qui engendre tant de lâches faiblesses et conseille tant de
soins tourmentants, cet intérêt personnel, cet égoïsme si mes-
quin qui concentre étroitement dans un individu tous les
événements et toutes les découvertes, enfin cette puérile
partialité qui ferme obstinément ses paupières sur tout mérite étranger à sa personne et à sa famille : que sont tant de
propensions malheureuses, si ce n'est le triste accomplissement
de l'*attraction de soi pour soi* ?

BAILLEMENT : est toujours accompagné de l'élévation du voile du
palais et de la contraction des muscles internes de l'oreille ;
d'où résulte une sorte de bruissement confus. Signe d'ennui,
de langueur et d'abattement; moyen propre à déguiser les vives émotions. On ne bâille involontairement ni dans les vives
agitations de l'âme ni pendant le règne des souffrances. Voilà
pourquoi l'on bâille quelquefois pour feindre l'indifférence et
dissimuler de réelles émotions.

BARBE : caractère distinctif de l'un des sexes, signe de virilité.
La barbe blanchit avant les cheveux chez les hommes adonnés à de durs travaux mal salariés, et livrés à des appétits grossiers; c'est le contraire chez les penseurs. — Sans doute il en
est de la barbe comme des cheveux, en qui M. Mandl a trouvé
un canal central, conduit microscopique qui s'oblitère quelques heures après la section de chaque cheveu. C'est ainsi pareillement qu'un os coupé ou fracturé perd temporairement
son canal central jusqu'à ce qu'ait fini de s'organiser le *cal*
réparateur. En cela nous trouvons la preuve que tout participe
à la vie dans un être organisé vivant, les cheveux comme les

os , et que tous les organes, jusqu'aux plus infimes, sont tra-
versés par des vaisseaux , et ces vaisseaux pénétrés par des
fluides qu'un même cœur y fait circuler. Qu'admirable est
la puissance qui surveille tout cela après l'avoir si savamment
édifié !

BÉGAIEMENT : prononciation suspensive et saccadée, provenant
ou d'une volonté molle et indécise , ou de la confusion des
pensées , ou de l'inégale et vicieuse action des muscles de la
langue , dont les deux moitiés sont ordinairement disparates,
sans aucune symétrie (Amussat). On a proposé de guérir cette
infirmité soit en soumettant les organes de la parole à une sorte
de gymnastique raisonnée, soit en fortifiant la volonté et l'attention par différents excitants , notamment par des doses extrêmes de café. On a aussi essayé plus récemment de la section
des muscles de la langue (Dieffenbach) ; mais ces essais, loin de
réussir, ont eu quelques dangers et même des catastrophes.

BILE : humeur produite et sécrétée par le foie. Ce liquide amer
est déposé dans une petite poche adossée au foie, et qu'on
nomme fiel ou vésicule biliaire ; il est ensuite versé sur les aliments , dans la cavité de l'intestin duodénum, par un conduit
nommé cholédoque. La bile est indispensable à la digestion ; le
chyle ne se forme et il ne se sépare nettement des aliments qu'a-
près que la bile s'y est mêlée. On devient jaune et l'intestin se
montre paresseux, la peau aride, lorsque le cours de la bile est
intercepté ou que la source en tarit. — La vésicule du fiel n'existe
point dans tous les animaux, même vertébrés : l'éléphant, le
cheval et les autres solipèdes , le cerf, le chameau, le rhino-
céros , l'aï, la baleine et les autres cétacés , le perroquet, le
coucou, l'autruche, le pigeon , la pintade, etc. , en sont dé-
pourvus. Un fait assez curieux, c'est que , si l'on étreint le
conduit cholédoque au point de l'obstruer, bientôt néanmoins
le cours de la bile se rétablit par la formation d'un nouveau
conduit ressemblant à l'autre , à peu près comme on voit se
compléter par un tissu analogue à lui-même le tendon trop
court , dur et roide , que les orthopédistes ont divisé quinze
ou dix-huit jours auparavant, en vue de guérir soit le pied-bot,
soit le torticolis, soit le strabisme, les fausses ankyloses , etc.

BIPHORES : mollusques transparents que MM. Quoy et Gaimard
surtout ont bien étudiés. Une colonne d'eau les traverse dans
toute leur longueur; et l'impulsion que cette eau a reçue quand
elle sort favorise la locomotion de ces animaux en sens contraire
de cette impulsion. Le cœur des Biphores offre cette curieuse
particularité, qu'il se contracte insolitement, tantôt par en
haut, tantôt par en bas. Après vingt ou trente pulsations dans
un sens, il en effectue un égal nombre dans le sens opposé.
Exemple presque unique jusqu'à présent d'une circulation aussi
bizarre.

Boissons : utiles à la digestion si elles sont prises à doses modérées, nuisibles par leur excès ou leurs qualités. L'entière privation des boissons produit l'amaigrissement rapide du corps,
surtout lorsque la nourriture est maigre ou végétale (Voir
p. 122).

Bosses ou proéminences du crâne. Il est avéré qu'on peut augurer de certaines facultés de l'esprit, de quelques propensions
morales portées à un haut degré, par certaines inégalités du
crâne, mais principalement du front. Ce genre d'étude est
l'objet de la *Crânioscopie*.

Bredouillement : confusion des sons articulés. On bredouille
ou par un défaut d'organisation, ou à cause de la confusion
des idées, ou par paresse, ou par crainte d'ennuyer des indifférents ou des oisifs par des discours trop longs et trop lents.
Souvent on ne parle si mal dans les capitales qu'afin de ménager la vanité de ceux qui écoutent.

Capillaires : vaisseaux si fins, si ténus, qu'ils égalent la finesse
des cheveux, si même ils ne l'excèdent. Ces canaux imperceptibles forment la limite terminale ou initiale des veines,
des artères et des vaisseaux absorbants ; et c'est presque uniquement par eux qu'est formée la trame ou le parenchyme
des organes. — M. Poiseuille croit avoir constaté dans ses
expériences microscopiques qu'une couche de sérum onctueux
et à peu près dépourvue de globules avoisine les parois des
vaisseaux capillaires ; particularité qui a pour conséquence
vraisemblable de maintenir intact le cours du sang en atténuant les effets de frottement qui le ralentiraient. J'ai déjà dit
que l'impulsion du cœur est la principale cause qui mène et
meut le sang dans les vaisseaux capillaires.

Carnivores : animaux ne se nourrissant que de chairs. Ces
êtres ont des mâchoires puissantes, une bouche et des griffes
propres à déchirer et à combattre. Leur estomac est étroit et
mince, et leurs intestins sont moins longs que ceux des Herbivores. Ils ont des mœurs farouches et cruelles.

Cartilages : os imparfaits. Il y a des cartilages très-flexibles,
comme ceux du nez et de l'oreille, qui ne s'ossifient jamais.
Les cartilages n'ont de vaisseaux rouges ou sanguins qu'au
moment où des sels osseux commencent à en pénétrer la
trame intime.

Cerveau : organe apparent de la pensée, dont le crâne compose
l'enveloppe osseuse et protectrice, et qui de plus est entouré
de trois membranes distinctes qu'on nomme *méninges*. Le cerveau est l'organe central des nerfs ; il est le moyen d'unité des
sensations, des sentiments, des volitions et des pensées. Lorsqu'il
est notablement endommagé ou malade, nous ne sentons plus
d'une manière distincte : nous ne nous remuons plus volontai

ment, ne pensons plus avec suite, justesse et lucidité. Le cerveau est l'instrument visible de l'âme. — Le volume du cerveau paraît ordinairement proportionné à l'étendue de l'intelligence, sinon à sa puissance et à son activité. Cela est particulièrement appréciable chez les tout jeunes gens. Les enfants imbéciles et ceux qui débutent dans la carrière du crime ont presque tous le crâne ou sensiblement déformé ou très-exigu. MM. Voisin et Belhomme ont peu outré les faits quant à cela. Il paraît également certain que le cerveau des vieillards diminue de volume quand viennent le déclin de l'esprit et la caducité. On peut noter, comme particularités curieuses, que le cerveau du fameux Dupuytren pesait 2 livres 14 onces ou 1,472 grammes, et celui de Cuvier 12 onces en sus ou 1,856 grammes. Le cerveau de Napoléon pesait encore plus que celui de Cuvier. Plusieurs locutions empruntées au langage commun, de même que quelques apologues, tendraient à prouver que cette ordinaire coïncidence d'un grand cerveau avec une intelligence remarquable est d'observation fort ancienne. Fr. Meckel avait cru observer en Allemagne que le cerveau des fous est généralement moins lourd que celui des gens sensés; mais sans doute cet anatomiste avait fait confusion des vrais fous avec les idiots, deux classes d'insensés fort contrastantes sous maints rapports. Toujours est-il que M. Leuret a constaté que le cerveau des aliénés est plus lourd que celui des gens raisonnables. Ce résultat toutefois pourrait provenir de cette inflammation qui, en France au moins, termine si fréquemment la vie des fous après les avoir rendus paralytiques. — MM. Ley et Foville ont pensé (1821) que la substance grise ou corticale du cerveau est spécialement affectée à l'exercice des facultés intellectuelles, tandis qu'en la matière blanche ou médullaire résiderait surtout, selon eux, le principe des mouvements arbitraires. M. Bayle neveu et M. Parchappe sont d'un avis opposé. On penche pour l'opinion de M. Foville lorsque, tenant compte de l'altération si évidemment envahissante de la pie-mère dans un grand nombre d'aliénations mentales, on envisage l'époque finale où les aliénés tombent en paralysie.

CERVELET : appendice important du cerveau, lequel serait destiné, selon quelques auteurs, à enchaîner, à coordonner et à symétriser les mouvements volontaires. Un animal dont le cervelet est blessé a des mouvements indécis et vacillants; il chancelle comme dans l'ivresse. Mais il faut remarquer qu'il est des reptiles qui n'ont point de cervelet (les grenouilles, par exemple), et dont la locomotion n'est point pour cela discordante. Suivant l'école de Gall, le cervelet serait l'organe de l'amour physique. C'est une hypothèse que ne justifie rien de réel, bien qu'on lui voie beaucoup de partisans et de défenseurs. — M. Foville voit dans le cervelet l'organe central de la sensibilité : autre hypothèse insoutenable.

CHALEUR VITALE. La température de l'homme est d'environ 1° 1/2 R. ; mais celle des oiseaux est plus élevée d'environ 3 a 4°. La chaleur vitale est toujours proportionnelle a l'étendue de la respiration. Tout le calorique de nos organes, à environ un cinquième près, paraît dû aux combinaisons chimiques de l'air avec le sang. La chaleur du fœtus n'est guère que de 28° R.; elle s'élève à près de 30° dans l'enfant qui respire bien. — A cause des transpirations pulmonaire et cutanée, qui dissipent en partie l'excédant de la chaleur acquise ou communiquée, le corps humain a quelquefois pu résister sans maladie ni dommage à une température sèche de 128° centigrades, c'est-à-dire déjà supérieure de plus d'un quart à celle de l'eau bouillante. — On a inventé dans ces derniers temps (MM. Breschet et Becquerel) un thermomètre de nouvelle espèce au moyen duquel peut être mesurée la température des organes même profonds; et, comme ce petit instrument fort commode est d'une grande sensibilité, — composé qu'il est de deux aiguilles ou sondes déliées, formées de deux métaux compensateurs dont l'extrémité aboutit à un galvanomètre, — il a servi à constater des influences et des variations qui non-seu'ement n'avaient point été prévues, mais dont plusieurs paraissaient invraisemblables ou passaient même pour impossibles. C'est ainsi qu'on a observé, la température générale du corps humain étant de 37° c. :

Que le cœur et le foie sont de 1° c. plus chauds que le cerveau;

Que la température de l'aisselle est naturellement d'environ 4° plus élevée que celle des pieds ;

Que le tissu charnu des muscles est de 1 ou de 2° plus chaud que le tissu cellulaire à graisse ;

Que la chaleur s'élève instantanément de 1° dans un muscle volontaire qui entre en action;

Que toute partie enflammée acquiert 2 ou 3° de chaleur excédante, quelle que soit d'ailleurs la sensation ou l'apparence;

Que toute compression circulaire d'un membre en fait notoirement baisser la température, effet que produisent également soit la compression isolée d'une artère, soit les progrès de l'âge et les maladies, soit enfin la saignée, la diète, l'emploi de la digitale et tout ce qui énerve le cœur;

Qu'enfin sous un même climat la chaleur est toujour accrue par l'inflammation et l'exercice , quel que soit le genre d'animal : — par la gestation et ses préludes, s'il s'agit d'un mammifère; — au temps du frai et par l'incubation, si c'est un ovipare; — par le rassemblement, ainsi qu'on le voit pour quelques insectes qui essaiment; — si c'est une graine, par la germination; — par la floraison quand c'est une plante. La fleur de l'*arum maculatum* ou pied de veau , lorsqu'el'e s'épanouit et au moment où le pollen fait explosion, a 10 à 11° c. de chaleur au-dessus de la température de l'air environnant, et cette chaleur décline ensuite jusqu'à disparaître à mesure que la fleur se flétrit et que les graines se forment.

La chaleur vitale n'est bien expresse qu'en ceux des animaux où de vrais poumons servent d'instruments et de théâtre à une respiration véritable. C'est ainsi qu'en proportion des organes et des actes respiratoires, il est des oiseaux dont la température propre s'élève à un peu plus de 35° R. ou 44° centigrades. Déjà la chaleur des oiseaux gallinacés, comme apprivoisés et moins énergiques, n'est plus que de 41 à 42° c.; et la chaleur du singe, lui dont les poumons, naturellement plus restreints, sont fréquemment tuberculeux sous le ciel de l'Europe, n'est que de 35° centig., ou 2° de moins que celle de l'homme, 4° de moins que celle du chien, les deux plus constants et plus utiles compagnons de l'homme. — Quant aux animaux dont la respiration, beaucoup moins effective et moins manifeste, ne s'accomplit qu'au moyen ou de branchies ou de trachées peu visibles, leur température dépasse à peine la température de l'atmosphère dans laquelle ils respirent et vivent. Il en est à peu près de même pour beaucoup de poissons et de reptiles, en particulier pour la carpe et pour la grenouille, dont la chaleur propre n'excède jamais de plus de 1° la température du milieu qu'elles habitent, air ou eau. Ces animaux n'ont même souvent que 1/2° de chaleur interne; encore faut-il, s'ils sont exposés à l'air, que cet air soit complétement saturé d'eau, sans quoi ils n'en égaleraient même pas la température. A la vérité, le savant chimiste M. Dumas a trouvé à Genève une grenouille qui, par extraordinaire, avait 9° c. de chaleur propre; mais cette grenouille sortait d'un liquide dont la température était de 75° c. Les insectes mêmes, eux pourtant si agiles et en qui la vie a tant de manifestations, n'excèdent jamais de beaucoup plus de 1/2° la température de l'air qui les environne. Il peut même arriver qu'ils aient moins de chaleur que de certaines plantes, principalement lorsque ces plantes sont des euphorbes ou des aroïdes, et surtout quand elles sont en fleurs; et si quelques insectes montrent une grande prédilection pour certains végétaux, il est permis de croire que c'est non-seulement dans le but instinctif de s'en nourrir, mais pour s'y réchauffer.

Pour ce qui est de la chaleur vitale des plantes, elle est très-réelle, bien que peu élevée. C'est même par cette chaleur intrinsèque des végétaux qu'on explique pourquoi la neige fond plus promptement sur les arbres que sur la terre. Elle varie assez communément depuis 1/12 jusqu'à 1/3° c. : M. Dutrochet s'en est assuré avec une grande exactitude. Cette chaleur disparaîtrait même entièrement, et les plantes deviendraient moins chaudes que l'air, si celui-ci, non saturé d'eau, pouvait encore vaporiser la sève végétale en raison de sa puissance absorbante et de sa chaleur. Sans cette vaporisation de la sève, la chaleur des plantes serait sans doute

plus élevée, à n'en conjecturer que par les combinaisons gazeuses qu'elles effectuent au moyen d'une sorte de respiration dont leurs feuilles vertes sont les principaux instruments. Une autre cause toujours persévérante les refroidit
encore : je veux parler des exhalations qui se font sans cesse
à leur surface, en oxygène durant le jour, en acide carbonique quand vient la nuit; opérations qui ne peuvent s'accomplir sans préjudice pour la chaleur vitale (A. Richard). La
plupart des animaux invertébrés, les vers, les mollusques et
même les crustacés, ont bien certainement moins de chaleur
vitale que certaines plantes.

Une remarque intéressante qui trouve ici sa place, et qui
s'autorise de faits déjà fort anciens, c'est que les plantes ont
comme nous leurs heures d'excitation et de paroxisme, c'est-
à-dire une époque du jour où leurs fonctions sont plus actives et leur chaleur plus élevée. Cette exubérance de vie,
quant aux végétaux, coïncide avec la plus vive lumière et
la plus haute température du jour. En général, pour chacun de nous, la vie va toujours en augmentant, au moral
comme au physique, à partir de dix ou onze heures du matin jusqu'à une ou deux heures après minuit. Entre ces
deux points extrêmes, si la veille n'est pas interrompue ni l'é-
nergie gaspillée, le pouls, la chaleur, la force corporelle et
même l'imagination et la pensée, tout s'accroît d'heure en
heure pour ensuite retomber et s'attiédir. Or il est évident
que les plantes mêmes participent de cet accès vital et quotidien que je viens de décrire. Leur température reste à son
maximum tant que la lumière n'a pas quitté l'horizon; la
nuit venue, leurs feuilles se fanent ou se ferment, leur chaleur
décline. Bien plus, même pour elles il existe comme une force
d'habitude. Si effectivement on les soustrait à l'influence du
jour, ce n'est qu'après trois fois vingt-quatre heures que cesse
entièrement cette singulière exaltation diurne.

Si l'on veut apprécier combien de soins a pris la nature
pour préserver chaque être vivant de la dispersion de sa chaleur intrinsèque, il suffit d'envisager comme elle a revêtu et
abrité le corps de chacun au moyen des tissus mauvais conduc-
teurs du calorique, tantôt d'un test comme osseux ou corné,
tantôt d'un épais épiderme, soit lisse, soit tout écailleux; tantôt
de plumes, de laine, de poils abondants et longs formant four-
rure, de mousse ou de duvet, de soie ou de fils cotonneux, d'une
enveloppe huileuse ou lardacée; et comment ensuite elle a su
rendre resplendissantes, blanches ou compactes, les surfaces
les plus exposées à se refroidir, soit par le contact de l'eau,
soit par le voisinage de la terre. — M. J. Guyot a fait de curieuses expériences sur l'influence thérapeutique et cicatrisante
de la chaleur artificielle.

CHANT : voix modulée. La justesse de la voix exige la justesse de

l'oreille et l'égalité parfaite des deux moitiés droite et gauche
du larynx. M. Bennati et M. Colombat ont fait de judicieuses
remarques sur les deux principaux registres de la voix, et ils ont
montré combien le voile du palais a d'influence sur ce qu'on
appelle la *voix de tête* ou du registre supérieur. M. Garcia et
MM. Diday et Pétrequin ont très-bien étudié la *voix sombrée*,
qui est celle de Duprez, et qu'on ne peut produire qu'en tenant
la tête droite et ferme, ou baissée. — On s'est montré si surpris
dans ces derniers temps du Russe Ivanoff, dont le chant peut
descendre jusqu'au *sol* de l'octave au-dessous des voix de basse
ordinaires, si émerveillé de l'acteur Duprez, principalement
pour son *ut* de poitrine de la quatrième octave, dans *Guillaume
Tell*, que les habiles en fait de science musicale ont composé dans ces derniers temps jusqu'à quatre ouvrages, seulement à Paris, dans l'unique but de rendre raison de tels phénomènes.

CHOROÏDE : membrane noire placée derrière la rétine, en dedans
de la sclérotique. La choroïde absorbe les rayons lumineux
après qu'ils ont traversé la rétine, qui est l'organe essentiel
de la vision. On avait cru autrefois que c'était la choroïde
même en qui résidait essentiellement la puissance visuelle ;
mais on rencontra un animal en qui la rétine se trouvait séparée de la choroïde par un corps glanduleux opaque, et dès ce
moment il fut démontré que la choroïde, quoique nécessaire à
la vue distincte, n'était pas l'organe essentiel de la vision.

CHYLE : fluide blanchâtre que l'intestin sépare des aliments après
que la bile s'y est mêlée. Cependant MM. Leuret et Lassaigne
ont prouvé qu'il se forme du chyle dès la cavité de l'estomac.
Le chyle est un véritable extrait de la nourriture et l'aliment
par excellence. C'est par lui que se renouvelle le sang, avec lequel le chyle se mêle et se confond. C'est en faisant allusion au
chyle, qui est l'aliment essentiel, qu'on a coutume de dire qu'*il
n'y a qu'un aliment, bien qu'il y ait plusieurs aliments*. Toutefois les qualités du chyle diffèrent selon la nature des substances dont on se nourrit. Le chyle végétal n'est pas le même
que le chyle provenant d'une nourriture tout animale.

CHYME : nom donné aux aliments déjà digérés, ramollis, macérés et à demi fluidifiés dans l'estomac. Un bon chyle suppose
un chyme parfait : les intestins et la bile n'achèvent bien la
digestion qu'autant que l'estomac l'a convenablement commencée.

CIRCULATION DE LA LYMPHE ET DU CHYLE. La lymphe et le chyle
paraissent surtout circuler par la force inhérente à la capillarité des vaisseaux ; mais à cette force, proprement physique,
il faut ajouter et les valvules auxiliaires dont est garni l'intérieur des vaisseaux, et la force d'endosmose du sang veineux,
lui auquel se mêlent le chyle et la lymphe, moins denses que

lui ; et l'aspiration pulmonaire., qui attire vers la poitrine le
fluide hétérogène dont les veines sont remplies. L'impulsion
universelle du cœur est encore plus puissante que cette aspiration centrale, dont le diaphragme est le principal agent.
Ainsi la circulation du chyle et de la lymphe débute sous
l'empire de la capillarité des vaisseaux, première cause entièrement physique, qui se trouve secondée par les valvules in-
tern s des vaisseaux lactés et lymphatiques et par la pression
mutuelle des organes. Ensuite l'endosmose veineuse et peut-
être aussi quelques anastomoses sanguines, au moyen desquelles intervient l'impulsion centrale du cœur, continuent
cette circulation, qu'achèvent enfin et l'aspiration du diaphragme (le vide des poumons) et l'action du ventricule gauche du cœur, en tant que l'impulsion de ce ventricule s'étend
jusqu'aux veines, je veux dire jusqu'à l'oreillette droite du
cœur.

La lymphe et le chyle, bien que franchissant environ deux
pouces par seconde, n'ont point de moteur spécial, point de
cœur, ni dans les mammifères ni chez les oiseaux ; mais, dans
quelques reptiles dont le corps est fort allongé et le sang
froid, en particulier chez les serpents et quelques batraciens,
la lymphe est mue par de petits cœurs musculeux, autres que
le vrai cœur commis à la circulation du sang. Ces cœurs accessoires sont contractiles et à mouvements alternatifs, comme
le cœur dévolu au cours du sang. Plusieurs anatomistes italiens et allemands ont vu de pareils cœurs en plusieurs serpents et dans quelques lézards.

CIRCULATION DU SANG : cours non interrompu du sang par tous
ses vaisseaux. Pour que les profanes comprissent plus aisément
la circulation du sang, il serait peut-être nécessaire de la diviser artificiellement en différentes phases, comme il suit :

1° Passage du sang de l'oreillette droite dans le ventricule
   droit ;
2° Du ventricule droit dans l'artère pulmonaire ;
3° De l'artère pulmonaire dans les vaisseaux capillaires veineux du poumon ou dans son parenchyme ;
4° Des capillaires veineux des poumons dans les capillaires
   rouges ou artériels ;
5° Des capillaires rouges des poumons dans les veines pulmonaires (vaisseaux veineux à cause de leur structure,
   mais artérie's, à n'envisager que la nature du sang qui
   les remplit) ;
6° Des veines pulmonaires dans l'oreillette gauche ;
7° De l'oreillette gauche dans le ventricule gauche ;
8° Du ventricule gauche dans l'aorte et dans toutes les artères du corps, dont le sang distend les parois ;
9° De l'aorte et des autres artères, qui réagissent sur le
   sang, dans les capillaires artériels ;

10° Des capillaires artériels dans les capillaires veineux ou noirs ;

11° Des capillaires veineux dans toutes les veines du corps;

12° Des différentes veines des organes dans les deux veines caves , où elles aboutissent toutes ;

13° Des deux veines caves et des veines propres du cœur dans l'oreillette droite , laquelle oreillette reçoit ainsi le sang veineux par trois bouches, dont deux sont garnies de valvules.

Quant aux agents actifs de la circulation et à leurs auxiliaires, voici comment on peut caractériser leur office respectif :

Les deux oreillettes du cœur transmettent respectivement à leur ventricule le sang qu'elles ont reçu : la droite, des veines caves; et la gauche, des veines pulmonaires.

Les deux ventricules donnent au sang l'impulsion en vertu de laquelle il se répand dans tous les organes en passant par l'aorte (telle est la tâche du ventricule gauche); et dans le tissu des poumons , suivant le canal de l'artère pulmonaire (c'est l'œuvre du ventricule droit).

Ce mouvement d'impulsion est secondé :

Par le déploiement des deux ordres de valvules sigmoïdes, qui préservent l'un et l'autre ventricule contre la rétrogradation de la colonne de sang qui vient d'en sortir;

Par le retour soudain des parois artérielles sur le sang, qui les a d'abord écartées et distendues : ce qui ajoute à l'impulsion première , loin de l'affaiblir;

Par l'enduit onctueux qui lubrifie l'intérieur des vaisseaux , et qui annule à très-peu près le ralentissement qu'eût occasionné le frôlement du sang contre leurs parois ;

Par la constante continuité du fluide déjà circulant, qui remplit toujours et partout les vaisseaux;

Par la contraction des muscles qui environnent les vaisseaux, et plus particulièrement les vaisseaux capillaires et les veines;

Par les valvules des veines, lesquelles valvules soulagent les parois de ces vaisseaux de tout le poids de la colonne de sang qu'elles supportent;

Par l'aspiration des poumons, qui attire le sang des veines vers la poitrine chaque fois que le diaphragme contracté agrandit le champ respiratoire , à la manière d'un piston ;

Par la concentration successive des veines, qui réduit finalement à deux gros troncs les innombrables canaux en lesquels le sang provenant du cœur s'était disséminé ;

Par la pression réciproque et persévérante des organes contigus aux vaisseaux. Quand , par l'effet de l'âge ou des excès, vient à diminuer cette résistance des organes,

et dès que le ventre s'évase, bientôt alors on voit languir
la circulation, les veines s'élargir visiblement et la graisse
s'amasser de toutes parts. Cette première infraction à
l'harmonie circulatoire est le signe assuré d'une vieillesse
commençante.

CŒUR : c'est l'organe moteur du sang et le principal agent de
la circulation. Le cœur est situé au-dessus du diaphragme, au
bas et en devant de la poitrine ; d'ailleurs il est facile d'apprécier sa situation à l'extérieur uniquement d'après ses mouvements, ses bruits et ses palpitations. Il est composé de quatre
cavités, deux à gauche, et deux à plus minces parois à droite.
Ces dernières sont remplies d'un sang noir qu'elles envoient
aux poumons, qui le rougissent et le respirent ; les cavités
gauches sont pleines du sang redevenu rouge en traversant
les poumons. Les cavités droites reçoivent le sang noir ou
veineux qui revient de tous les organes par les veines caves ;
les cavités gauches lancent avec rapidité dans l'aorte et ses
innombrables ramifications le sang rouge ou artériel qu'ont dés-
hydrogéné et décarbonisé les poumons par l'intervention de
l'oxygène. A gauche comme à droite il y a une oreillette qui
reçoit le sang rouge ou noir, et un ventricule qui lui donne l'impulsion ou vers tous les organes (le gauche), ou seulement vers
les poumons (le droit). Le cœur, ainsi que l'a prouvé Legallois,
discontinue de se mouvoir dès que la moelle épinière est détruite. C'est un des premiers organes qu'on voie agir chez le
fœtus ; il est de même un des derniers à mourir. On a vu le
cœur battre dans un embryon de trente jours.— Le cœur ne se
dilate jamais activement. On a pris pour un indice de dilatation le gonflement qui provient de la contraction même.— Le
poids moyen du cœur, d'après le docteur anglais Glendinning,
est de 9 onces chez l'homme adulte et de 8 onces chez la
femme. Mais, tandis que le poids du cœur va toujours en augmentant chez l'homme à mesure qu'il vieillit, le cœur de la
femme perd peu à peu de son poids à partir de l'époque où
elle cesse d'avoir en elle du sang disponible pour deux êtres.
Une autre remarque essentielle, c'est que le cœur d'une femme
mère, quoi qu'il puisse arriver, reste persévéramment plus
gros que celui de la femme qui n'a jamais conçu, et que le
volume de tous les organes et de leurs vaisseaux se trouve ordinairement accru, après la maternité, dans la même proportion que le cœur.

CŒUR (BRUITS DU). J'ai assez parlé des bruits du cœur soit de l'a-
dulte, soit du fœtus, pour n'y plus revenir ; mais on me communique sur ce sujet un Mémoire intéressant de M. Hoefft, médecin de la Maternité de Saint-Pétersbourg, duquel travail j'extrais
ce qui va suivre. Quand Kergaradec eut découvert les bruits du
cœur du fœtus, il obtint aussitôt l'assentiment de notre cé-

lèbre accoucheur M. Paul Dubois ; et néanmoins Dugès, tout expert qu'il était sur une telle matière, nia ce fait curieux et récusa la découverte. M. Hoefft, justement frappé de cette singulière discordance entre praticiens expérimentés, s'est appliqué à préciser, ainsi que l'avait déjà fait par d'autres moyens Paul Dubois, dans quelles circonstances ce bruit peut être entendu. A cet effet le médecin russe a renfermé dans un petit bocal hermétiquement bouché une montre entourée de coton. C'est l'image assez ressemblante, quant au bruit, d'un fœtus dans le sein maternel. Ensuite M. Hoefft place ce premier bocal dans un vase plus grand, qu'on entoure de linge et qu'on remplit d'eau. Le petit bocal une fois placé dans l'autre vase et dirigé tantôt vers le centre de ce vase et tantôt tout près de ses parois, l'observateur, pendant tout cela, écoute attentivement le tic-tac de la montre, persuadé qu'il est que cette montre représente ainsi assez parfaitement les différentes situations du cœur du nouvel être, alors qu'il nage et vague dans les eaux de l'amnios. Or voici ce que M. Hoefft a observé : très-distinctement s'entend le mouvement de la montre quand elle avoisine les parois du grand vase, tandis que ce bruit alternatif devient indistinct ou même tout à fait insensible dès que la montre vient à en occuper le centre. Également, le tic-tac devenait indiscernable lorsqu'on renversait ce vase en travers, au lieu de le maintenir debout sur sa base. Ces diverses expériences, comme on voit, rendent suffisamment compte des dissentiments qui s'élevèrent dans l'origine entre M. Kergaradec et Dugès. — J'ajoute ici une observation qui me semble avoir quelque importance : c'est que, dans le cours du huitième et du neuvième mois de la gestation, si les bruits du cœur de l'enfant sont constamment appréciables et s'ils se font entendre dans une région élevée de l'abdomen, comme à mi-hauteur du flanc, cela est le présage à peu près certain que l'enfant a la tête en haut, et qu'il présentera les pieds ou le siége quand viendra l'heure de l'accouchement. (Voir p. 161 et 162).

Convulsion : mouvement involontaire et désordonné, si la convulsion n'est pas feinte. Des convulsions surviennent dans l'évanouissement, dans les inflammations du cerveau et des méninges, dans le délire, quelquefois dans l'apoplexie, et presque toujours au moment de la mort. Elles attestent ordinairement l'absence de tout sentiment et de tout vouloir : loin de prouver que l'on souffre, elles dénotent presque toujours qu'on a cessé de sentir. Il y a une sorte de convulsion, un tressaillement, à l'instant où le sommeil s'accomplit. (Voir p. 305 et 306.)

Cordes vocales : parties essentielles de la glotte, ainsi dénommées par Ferrein en conséquence de son système. Ce sont là les organes véritables de la voix, surtout les cordes inférieures. L'ulcération des cordes vocales produit l'aphonie. (Voir art. GLOTTE et VOIX.)

CORDON OMBILICAL : c'est le lien intermédiaire à la mère et au fœtus. Ce cordon s'étend du placenta à l'ombilic ou nombril. — En accouchant une jeune femme il y a quelques années, un médecin de Paris crut voir que celle-ci manifestait de la douleur au moment où, par confusion d'organes et par erreur, il exerçait des tractions et des pincements sur quelques parties de l'enfant mâle qui naissait. Ce médecin ne manqua pas d'inférer de ce fait insolite que probablement des nerfs qui suivent le cordon attachent l'enfant à sa mère, puisque cette mère a conscience des blessures qui n'atteignent que l'enfant. Si en effet l'union nerveuse des deux êtres était avérée, si le fait que je viens de citer était incontestable, on conçoit qu'il serait aisé d'expliquer comment les vives impressions d'une mère durant sa grossesse peuvent rejaillir sur l'enfant qu'elle porte au dedans d'elle-même : on n'éprouverait plus le même embarras pour rattacher aux désirs des mères, à des caprices passagers, à des passions, les singuliers signes de naissance qu'apportent sur eux certains nouveau-nés. Mais telle est notre ignorance sur tant de curieux phénomènes qu'elle autorise malheureusement les conjectures les plus déraisonnables. Ce qui n'est point douteux, c'est qu'il n'existe aucun nerf visible dans le cordon ombilical ; jamais la ligature de ce cordon, ainsi que l'attestent M. Capuron, M. P. Dubois, M. Velpeau, etc., n'occasionne de douleur à aucun des deux êtres qu'il unissait l'un à l'autre depuis neuf mois. Jamais les pressions ou les tractions exercées sur l'enfant ne sont senties par la mère ; et d'ailleurs jamais les maladies du fœtus (car le fœtus est réellement sujet à beaucoup de maladies avant la naissance) ne sont douloureusement perçues par la mère, et presque jamais la mère ne les partage. Encore tout récemment n'a-t-on pas cité l'exemple d'un fœtus qui avait eu la petite-vérole dans le sein maternel sans que la mère en eût ni rien partagé ni rien ressenti ! Nous pensons donc bien fermement que l'observation ci-dessus n'est qu'une illusion. Il suffit d'une première erreur des sens ou de l'esprit pour engendrer beaucoup d'autres erreurs ; car le faux a des conséquences encore plus fécondes que le vrai.

CORPS VITRÉ : humeur demi-fluide de l'œil, placée derrière le cristallin et au-devant de la rétine. L'opacité du corps vitré a reçu le nom de *glaucome*. La vision serait impossible là où manquerait le corps vitré. Aussi regarde-t-on comme funeste toute opération de cataracte par extraction dans laquelle le corps vitré a suivi le cristallin.

CORNÉE TRANSPARENTE : membrane diaphane du devant de l'œil. C'est d'abord sur elle que tombent les rayons lumineux : elle leur livre passage tout en les condensant en raison double de sa convexité et de la densité de son tissu. (Voir MYOPIE.)

CRANE : boîte osseuse renfermant l'encéphale. Un vaste crâne atteste l'existence d'un grand cerveau, et peut faire présager une intelligence vaste ou élevée. Il est rare qu'un crâne difforme, exigu, ou presque conique, ne soit pas l'indice d'une intelligence obtuse ou d'une complète imbécillité. Un crâne qui n'a pas au delà de dix-sept pouces de circonférence appartient nécessairement à un idiot. — On professait il y a vingt ans au Jardin des Plantes de Paris que les singes de Bornéo et quelques orangs-outangs n'étaient qu'une race d'hommes dégénérés (telle était à peu près l'opinion de M. E. Geoffroy), ou, comme le pensait insolitement le célèbre Lamarck, d'*hommes encore imparfaits et inachevés*. Un savant belge, M. Dumortier, a depuis lors pu comparer seize têtes de pongos, et cela lui a permis d'apprécier à leur juste valeur ces vues bizarres de parité ou de perfectibilité si injurieuses pour l'espèce humaine. M. Dumortier s'est d'abord assuré que plusieurs singes regardés jusqu'alors comme des espèces distinctes appartiennent réellement à la même espèce, l'âge apportant dans le pelage de l'animal et dans la configuration de sa tête des différences presque incroyables, tant elles sont énormes. Le crâne du pongo finit par prendre en vieillissant des proéminences si excessives et si nouvelles, et cela en change tellement l'économie, le volume et la forme, qu'un disciple mal éclairé de Gall serait fort exposé à reconnaître dans un pongo adulte des aptitudes transcendantes tout à fait en désaccord avec la stupidité du personnage. On ne trouverait dans aucun autre animal des ossifications aussi hautaines pour une cervelle si humble. Il est vrai que ce singe, à l'époque de sa vie où il acquiert ces crêtes osseuses, perd le caractère essentiel qui le rapprochait un peu de l'espèce humaine. L'horizontalité du trou occipital, caractère que d'Aubenton regardait avec raison comme un des traits distinctifs de l'homme, parce qu'effectivement il donne à l'homme, de même que la saillie du talon, la faculté de marcher sur les deux pieds, la tête relevée vers le ciel ; cette horizontalité est temporaire : l'ouverture postérieure du crâne, qui s'adapte au canal vertébral, finit chez le pongo par incliner beaucoup en arrière ; ce qui force l'animal à marcher à quatre pattes, comme les autres animaux, lui si supérieurement organisé dans sa jeunesse. Voilà comme tout dégénère. — M. Foville prétend (1841) que l'imbécillité et l'idiotisme sont fréquemment occasionnés, surtout dans quelques contrées de la Normandie, par ces petits bonnets très-étroitement serrés dont on enveloppe le crâne des jeunes enfants.

CRANIOSCOPIE : art créé par le docteur Gall, et qui consiste à juger des facultés intellectuelles et des aptitudes morales uniquement d'après la disposition extérieure de la tête, ou plutôt du crâne : c'est ce que l'on nomme dans le monde l'art des *bosses*.

Cet art a du vrai, quoiqu'il soit convenu d'en plaisanter. —
Avec les ignorants et les gens du monde Gall ne parlait guère
que des proéminences du crâne, expression savante que les
profanes et les railleurs traduisaient à leur usage par le mot
vulgaire que je viens de prononcer; mais avec les anatomistes
de profession et les vrais savants Gall ne se montrait qu'a-
natomiste, et il se targuait surtout parmi eux de son talent
pour *déplisser* le cerveau en une membrane partout continue : il prétendait prouver par là comment un organe
cérébral procède d'un autre, et par quels liens et quels intermédiaires ces organes se tiennent tous attachés. C'est ainsi
que le docteur Gall, quand il eut, en 1812, communiqué et
déféré ses travaux à l'Institut, se rendit avec Spurzheim chez
Cuvier, au Jardin des Plantes, où, pour la première fois en
France, il déplissa un cerveau en présence de Cuvier, de
Larrey, de Chaussier, de M. Ribes et de quelques autres
personnes. Son préambule, à la fois historique et dogmatique,
fut admiré. Le commencement de son opération parut aussi
très-remarquable; mais M. Ribes nous a affirmé qu'elle fut
indignement terminée par Spurzheim, qui, plus métaphysicien
qu'anatomiste, déchira de tous côtés la substance médullaire
de l'encéphale sous le prétexte d'en effectuer le déplissement.
M. Cuvier néanmoins témoigna très-honorablement des découvertes anatomiques de Gall dans le rapport qu'il fit quelques
mois après devant l'Académie des sciences. Mais je dois ajouter
que ce rapport ne faisait nullement mention des présages crâ-
nioscopiques de Gall. Quelque flatteurs qu'ils fussent pour
son amour-propre, lui dont la tête était si volumineuse,
Cuvier ne croyait point à de tels augures, et il dédaignait même
d'en parler. (Voir Lettre XIX.)

CRISTALLIN : corps lenticulaire naturellement transparent, placé
au centre de l'œil, et par qui les rayons lumineux sont réfrac-
tés et condensés. La *cataracte* provient de l'opacité du cristallin. On guérit cette maladie et l'on rend la vue plus nette en
extrayant le cristallin devenu opaque, ou bien en le déplaçant
de l'axe visuel, et le déchirant, lui et sa capsule, de manière
à le faire disparaître par l'absorption des vaisseaux.

CRUOR : c'est la partie colorante du sang. C'est un mot cruellement barbare et mal trouvé.

CRUSTACÉS ou COQUILLAGES : animaux sans vertèbres, mais à test
solide; respirant, ainsi que les Mollusques, au moyen de branchies, et munis de pattes pour se déplacer, à l'inverse des
animaux que je viens de nommer. Les crabes et les écrevisses
sont des crustacés.

DÉGLUTITION : on emploie ce mot pour exprimer l'action d'avaler
soit des aliments, soit des boissons, etc. Le pharynx, la langue
et le voile du palais sont les principaux agents de cet acte.

DIAPHRAGME : muscle placé horizontalement entre la poitrine et l'abdomen, instrument principal de la respiration. Lorsqu'il se contracte, il agrandit la poitrine aux dépens du ventre, et de là résultent l'expansion des poumons et l'introduction de l'air dans ses canaux, nommés bronches. Le diaphragme effectue une sorte de vide à la manière d'une pompe aspirante. Le double enfant monstrueux Rita - Christina n'avait qu'un seul diaphragme pour deux cœurs et quatre poumons : voilà pourquoi, l'un de ces êtres étant mort, l'autre expira aussitôt. J'ai prouvé que le diaphragme est passif dans les efforts, quel qu'en soit l'objet.

DIASTOLE. On dit que le cœur, que l'estomac ou les artères sont dans leur état de diastole alors que ces organes s'élargissent, s'évasent ou se dilatent. Diastole est l'opposé de systole. Mais, je l'ai déjà dit, ni les cavités du cœur ne se dilatent activement, ni l'estomac, ni les artères, ni les poumons. (Voir p. 100, 160, 197, etc.)

DIGESTION : préparation vitale des aliments qui les rend propres à nous nourrir ; résultat dû à l'action de l'estomac et des intestins, et de plus à l'intervention de la bile, de la salive et des sucs gastrique et pancréatique. — Il est plusieurs substances qui, mêlées avec les aliments, en facilitent et en accélèrent la digestion : par exemple, le sel marin ou sel ordinaire, même pour ce qui est des herbes dont se nourrissent les ruminants ; les épices, le vin, les liqueurs à petites doses, les pastilles de D'Arcet, les bicarbonates de soude, la magnésie, les eaux gazeuses, les différents fromages arrivés à leur maturité, le sucre, et quelquefois des substances amères, et plus particulièrement la rhubarbe et le cachou. — Au rang des choses capables de troubler la digestion on peut citer l'eau, surtout si on la boit en grande quantité aussitôt après le repas et si elle est chaude ; car ce liquide peut alors provoquer la sortie des aliments par le pylore avant qu'ils aient été digérés. On cite aussi comme ayant cette nuisible propriété la bière, les corps gras, la douce-amère, l'émétique et toute substance antimoniale, à quelque dose qu'on en fasse usage. L'immobilité du corps sur un siège, la contention et les travaux de l'esprit, les affections tristes, l'ennui et l'inquiétude retardent également la digestion ou la troublent. — Spallanzani a effectué des digestions artificielles dans des fioles où des aliments préalablement divisés se trouvaient humectés de suc gastrique. Il a vu de même la digestion s'ébaucher en des cadavres qu'on maintenait chauds dans des étuves. (P. 46 à 48. Voir ALIMENTS et NUTRITION.)

DOULEUR PHYSIQUE. Cette sensation pénible et blessante qui a reçu le nom de douleur, la cause essentielle en est igno-

rée, comme il en est de toute cause essentielle d'effets physiques. On sait, à la vérité, ou du moins on croit savoir
qu'il n'y a pas de douleur possible sans la participation des
nerfs et sans l'intégrité des hémisphères du cerveau; et cependant on voit devenir douloureux des organes et des tissus où
l'œil n'a jamais aperçu de nerfs, outre que des animaux qui
n'ont ni d'hémisphères cérébraux ni de cerveau d'aucune espèce donnent bien évidemment des signes de sensibilité et des
témoignages de douleur. Toujours est-il que dans l'homme, tel
que nous le voyons organisé, il ne paraît pas exister de douleur
qui n'exige impérieusement l'intervention des nerfs et la participation centralisante et pour ainsi dire perceptive des hémisphères de l'encéphale. Les parties qui sont le plus fréquemment douloureuses sont : les nerfs, dans ce qu'on nomme
les névralgies; la tête, dans la migraine (affection dont on
ignore la résidence); la peau, dans les démangeaisons et le
prurit tourmentant, qu'on ne calme souvent qu'avec des
irritants; la plèvre et le péritoine, dans la pleurésie et la péritonite; la fine séreuse du péricarde, dans cette affection terrible à laquelle succomba Mirabeau, et qui a reçu le nom de
péricardite; la glotte et les bronches, dès qu'un corps irritant
vient à les aborder; les intestins, dans les hernies étranglées
et dans certaines coliques insupportables qui ne sont souvent
que des étranglements internes dont l'existence reste ignorée.
Les douleurs les plus intolérables sont celles des névralgies
sciatiques, de la plupart des calculs de la vessie et des calculs
biliaires, des opérations où beaucoup de nerfs sont compromis,
surtout si l'on tiraille ces nerfs ou qu'on ne les divise qu'incomplétement; mais par-dessus tout les douleurs les plus cruelles
sont celles de l'utérus, soit quand il se contracte pour se libérer, soit quand on le coupe d'une main hésitante dans l'opération dite césarienne. Le cerveau, les poumons, le foie, la
rate et le pylore sont peu douloureux, quoi qu'il arrive. On
trouve fréquemment soit un cerveau très-altéré, soit des poumons au quart détruits, soit le foie farci de tubercules, soit
la rate très-gonflée, soit le pylore tout cancéreux, en des personnes qui n'ont témoigné d'aucune vive souffrance. — Puisque c'est principalement par les douleurs qu'on peut augurer
de l'espèce, du lieu des maladies et de l'état vrai des malades;
puisque les malades ne sont pas toujours assez âgés, pourvus
d'assez de raison ou d'assez de volonté pour rendre un compte
fidèle de leurs souffrances; et comme en outre beaucoup de
personnes se plaignent de fausses douleurs, et que d'autres en
exagèrent ou en dissimulent de réelles, il serait utile de retracer exactement les caractères et les plus constantes manifestations des douleurs principales, et c'est ce que j'ai essayé
de faire dans ma Physiologie médicale. Les douleurs de la poitrine épanouissent ordinairement les traits; celles du ventre les
resserrent, les concentrent et les contractent; celles de la tête,

si elles sont internes, impriment à la physionomie le caractère d'un sommeil agité. — Les plus vives de toutes les douleurs sont pour le ventre ; sans être aussi vives, celles du poumon sont plus gênantes pour la vie et plus inquiétantes ; celles de la tête sont les plus endurables, car leur excès même a pour effet d'en abolir la perception, d'y rendre insensible par l'assoupissement ou le délire. — Les maladies du ventre portent le désordre dans les organes digestifs et en particulier dans les organes de la bouche ; celles de la poitrine ont leurs principaux signes dans la respiration, dans le pouls ou dans la toux, aux ailes du nez, aux vaisseaux capillaires de tout le corps, mais surtout à ceux des pommettes ; celles de la tête, dans les muscles de la face et de tout le corps, ainsi qu'à l'œil, dont la pupille, selon les conjonctures, se rétrécit ou s'étend. C'est comme un déchirement dans les douleurs du ventre, comme une poignante constriction mêlée à de l'anxiété dans celles de la poitrine, comme un poids écrasant dans celles du crâne, comme une multitude de pointes enfoncées au cœur dans celles du péricarde. Dans toutes ces souffrances, les caractères les plus certains sont dans la physionomie, comme aussi dans les fonctions respectives des organes d'où part la douleur. Le pouls peut se taire, le malade peut feindre, exagérer ou déguiser des douleurs, la chaleur vitale peut tromper, mais rarement la physionomie. — Il est d'ailleurs un moyen fort simple d'éprouver la véracité des malades. L'innocent artifice dont je veux parler consiste à leur adresser des questions ambiguës ou même insidieuses à l'instant où l'on tâte le pouls, et de faire paraître, à la manière attentive dont on l'explore, qu'on trouve en lui des renseignements lumineux qui rendraient désormais inutile toute dissimulation. Il est presque inouï qu'un vrai malade persiste à cacher la vérité au moment où on lui tâte le pouls avec recueillement et tout en interrogeant avec opportunité et avec adresse ses yeux et sa conscience. Galien et Corvisart excellaient dans cet innocent manége de sagacité. — Les malades restent sur le dos dans les douleurs de la poitrine ; ils sont ramassés en boule et sujets à des contorsions dans celles du ventre, agités et toujours changeants dans celles de la tête.—La diète, la saignée et l'opium sont les moyens qu'on oppose le plus efficacement aux douleurs. L'opium soulage souvent, et très-souvent, les douleurs du ventre : il ôte le sentiment de celles de la poitrine, mais il en aggrave la cause ; il exaspère toutes les douleurs internes du crâne, et il en accroît le danger. Le café et les passions sont au rang des choses qui révèlent le mieux et aggravent le plus les douleurs. Un fait qui ne me paraît point douteux, et qu'on doit trouver consolant, c'est que l'instant suprême n'est ordinairement marqué par aucune souffrance. C'est une allégation surabondamment prouvée dans ma Physiologie médicale. (Voir aussi p. 305 et 306).

Dure-mère : la plus extérieure et la plus résistante des trois enveloppes du cerveau. La dure-mère a plusieurs *faux* ou replis; elle tapisse intérieurement la boite du crâne et lui est adhérente.

Embryon : fœtus très-jeune et encore informe. D'abord œuf, ensuite embryon, fœtus, enfant : ce sont là les différents noms et degrés du nouvel être : œuf le premier mois, embryon jusqu'à cinq, fœtus jusqu'à la naissance, et enfant lorsque la respiration est venue compléter la vie individuelle.

Estomac : principal organe de la digestion. C'est dans sa cavité que les aliments se chymifient. L'estomac est placé dans le haut du ventre et à gauche, à l'opposite du foie. Il a deux orifices, le cardia et le pylore. Il est prouvé que l'estomac coopère au vomissement, quoi qu'on ait pu prétendre de contraire. (*Voy.* p. 73 et suiv.)

Exhalation : espèce de suintement de fluides ou d'humeurs aux surfaces intérieures ou extérieures des organes. La vapeur de l'haleine est une exhalation des bronches. La sécrétion a quelque chose de plus compliqué. — On a attribué l'exhalation des membranes séreuses et de la synovie à la pression atmosphérique. C'est ainsi, en particulier, que M. Guérin explique l'ankylose, qui survient lorsque les membres gardent une complète immobilité : alors en effet n'ont plus lieu ces distensions et ces évasements des capsules articulaires, mouvements nécessaires, parce que c'est d'eux que provient ordinairement une sorte de vide ou de succion appelant les fluides hors de leurs vaisseaux.

Expectoration : mucus exhalé par les poumons, avec ou sans mélange de matière tuberculeuse. Si l'expectoration, jaunâtre ou grisâtre après avoir été sanguinolente, ressemble à de petites boules de pommes de terre cuites, ou à des grains de riz crevés, ou à de petits flocons de ouate ; et surtout si, au lieu de surnager, cette matière se précipite au fond d'un liquide dans lequel on la jette, alors il est pardonnable de redouter la phthisie, quand surtout la voix s'affaiblit et s'enroue et qu'il y a toux matinale, sueurs nocturnes et maigreur.

Expiration : ce mot désigne la sortie de l'air renfermé dans les poumons. C'est l'opposé de l'inspiration. La vie finit par une expiration : aussi expirer est-il devenu synonyme de mourir.

Face : réceptacle des sens et théâtre des passions. Elle est formée de quatorze os recouverts de muscles nombreux agissant de mille manières. Par la face on peut juger de l'état du corps et, jusqu'à un certain point, du caractère et de l'esprit. Diverses rides attestent le règne habituel ou encore subsistant des passions. On juge par les yeux des dispositions de l'esprit, et les lèvres font augurer des qualités ou des défauts du caractère. La vive coloration des joues dénote les émotions du cœur ou de certaines maladies des poumons. Les dents, les cheveux et la barbe font présager l'âge. L'état de la langue instruit de la disposition des muscles et aussi de celle de l'estomac. Le volume et le coloris des joues peuvent éclairer sur le degré de maigreur ou d'embonpoint, comme aussi sur l'essence du tempérament. La pupille dit presque sûrement le degré de puissance et de netteté de la vue, aussi bien que l'état de l'encéphale et plus particulièrement des tubercules quadrijumeaux. Le nez, la bouche et le menton ont des correspondances plus mystérieuses, mais des significations pourtant précises. L'étude de la face n'est pas moins essentielle au moraliste qu'au médecin ; car elle est à la fois une sorte de miroir de l'âme et du corps [1]. — Aucun peuple n'a conservé avec plus de persévérance et plus d'intégrité que la race juive les caractères originaires de sa physionomie ; ce qu'on doit principalement attribuer à ce que les Juifs ne s'allient d'ordinaire qu'avec leurs pareils. Quant au cachet distinctif et fondamental de la physionomie juive, plusieurs auteurs, et en particulier M. Dureau de La Malle, le font dépendre de la situation très-élevée du conduit auditif externe. Cette conformation locale réagit sur toute la face, qui se trouve par là singulièrement modifiée, ainsi qu'il est facile de le constater non-seulement pour les Juifs modernes qui vivent en grand nombre au milieu de nous, mais encore sur les figures de Kurdes, de Mèdes et de Chaldéens que représentent les bas-reliefs de Persépolis. M. Boré, voyageur qui vient de visiter la Perse au nom de l'Institut, confirme l'opinion de M. Dureau; il va même jusqu'à prétendre que les Chaldéens sont originairement issus de la race juive, opinion qu'il fonde sur la singulière conformation dont je viens de parler non moins que sur les analogies du langage. Les Chaldéens et les Kurdes, dans leur patois corrompu, communiquent très-aisément avec les Juifs, à peu près comme les paysans des comtés de Galles et de Cornouailles s'entendent avec les Bas-Bretons du Finistère.

Faim : besoin vivement senti des aliments. La faim devient plus vive aux heures habituellement consacrées aux repas. Le vin la calme plus promptement encore que les aliments solides ; le sommeil l'ajourne et l'assoupit ; l'état de fièvre la supprime ; le froid et les fatigues la rendent plus vive, et elle revient plus fréquemment dans l'enfance. La faim extrême et prolongée finit par dégénérer en une soif dévorante. Un homme adulte meurt de faim ou d'inanition au bout de sept à douze jours ; Viterbi mourut le seizième. La mort par inanition est plus prompte chez les enfants, plus lente chez les femmes et chez les vieillards, surtout s'ils sont alités. Beaucoup de malades succombent à une diète excessive, bien que la maladie ou l'in-

[1] Voir notre ouvrage intitulé *Physiognomonie*, etc., 2e édit.

fraction la plus légitime soient toujours seules inculpées. Cela fut écrit à l'époque où l'école de Broussais régnait aveuglément. (*Voy.* p. 54.)

FŒTUS : nom de l'enfant depuis cinq mois jusqu'à sa naissance. — Le célèbre Chaussier jugeait de l'âge probable d'un fœtus et de la viabilité d'un enfant naissant non-seulement par la crue de ses ongles et de ses cheveux, non-seulement par le développement des organes et le poids total, mais encore par la mesure précise de son corps, et surtout par le point de ce corps qui marquait le milieu de sa longueur. Toutes les fois que l'ombilic du nouveau-né se trouvait à égale distance du sommet de la tête et de la plante des pieds, Chaussier inférait de là que l'enfant était né à terme ; ensuite, et à mesure que l'enfant prend de l'âge, ce point central se rapproche de plus en plus du bas-ventre (il correspond au pubis chez les adultes...). Chaussier effectuait de pareilles mesures au moyen d'un long bâton curieusement subdivisé, qu'il nommait *mécomètre*, c'est-à-dire mesure de fœtus. (Voir OMB LIC.)

FOIE : grosse glande qui occupe le côté droit de l'abdomen, et qui produit le fiel ou la bile. Le foie reçoit par le canal de la veine-porte le sang veineux qui provient de tous les organes digestifs. La veine ombilicale le traverse aussi dans le fœtus, époque de la vie où le volume du foie est proportionnément plus grand qu'à aucune autre période de la vie. Les affections du foie sont souvent signalées par une douleur d'épaule.

FOLLICULES : petits corps glanduleux, qui presque toujours sont enclavés par groupes dans des membranes muqueuses. — Il y a de ces follicules (ou très-petites et très-simples glandes groupées) à l'origine des assemblages d'organes à qui sont dévolues les principales fonctions de la vie : — dans la gorge, à l'origine du conduit alimentaire ; — au haut du larynx et au nez, limites des voies de la respiration ; — dans les paupières et dans le conduit auditif, — et ailleurs pareillement.

FONCTION : office, ordinairement assez compliqué, d'un ou de plusieurs organes agissant de concert. La respiration, la digestion sont des fonctions : les poumons sont les agents de l'une ; l'estomac et les intestins, les principaux instruments de l'autre. — Bichat avait divisé les fonctions de la vie en deux ordres de phénomènes, ou plutôt, car tels sont les propres termes de Bichat, en deux vies métaphysiquement distinctes : la *vie animale* et la *vie organique*. A la première il rapportait tous les actes qui différencient les animaux d'avec les plantes et qui les placent fort au-dessus d'elles : les sensations, les mouvements volontaires, l'intelligence ou l'instinct, la voix et la parole, ainsi que l'interruption périodique de tous ces actes, c'est-à-dire le sommeil. Il attribuait au contraire à la vie organique ou végétative tous les effets visibles, que ce fussent

ou non des fonctions, qui ressortissent de la nutrition, tels
que la digestion, la respiration, la circulation, les sécrétions,
les mouvements non arbitraires, etc. Ensuite, portant artificiellement atteinte tantôt au cœur et aux poumons, qui appartiennent à la vie organique; et tantôt au cerveau, qui gouverne ostensiblement tous les actes de la vie animale, Bichat
étudia en homme de génie, c'est-à-dire en physicien qui voit
haut et loin et qui ne s'épouvante point de quelques erreurs
redressables, le pouvoir comparé de ces trois organes, qu'il
isolait diversement les uns des autres afin d'en mieux supputer
l'influence et l'ascendant. Bichat s'arrêta là, après avoir consi-
gné ses expériences moins encore que ses vues dans un ouvrage célèbre qui a compté beaucoup de censeurs et encore
plus de tributaires [1]. — Un homme de mérite, le docteur
Deschamps, a repris ce grand et beau thème il y a deux ans,
et il se montre surpris que Bichat ne lui ait pas donné plus
de conséquences, et surtout plus de preuves, et des preuves
plus certaines.

« Croirez-vous, dit cet auteur, que Bichat avait négligé de
séparer un vertébré quelconque en deux parties fonctionnant
isolément? » Nous croyons cela très-volontiers, et c'est le contraire qui nous eût étonné. Car pourquoi Bichat aurait-il re-
couru à des expériences dans le but d'isoler des fonctions et
des organes dont l'état de fœtus, dont l'homme endormi, la
structure normale de certains animaux, de même que diverses
maladies et les médications narcotiques lui montraient très-
distinctement la séparation naturelle? Un tel spectacle peut
être curieux, et nous ne reprochons point à M. Deschamps de
se l'être donné; mais libre était Bichat de le croire superflu et
de le trouver puéril. A la vérité, Bichat affrontait ainsi dans
l'avenir le blâme des commentateurs, stérile et envieuse nation qui ne manquerait pas d'appeler spéculative, fausse ou
vaine une de ces conceptions du génie qui illustrent un nom
plus sûrement que de gros volumes.

Toujours est-il que M. Deschamps, très-officieux admira-
teur de Bichat, a dépensé beaucoup de talent et d'adresse en
vue de défendre une cause qui se fût très-bien défendue seule,
sans auxiliaire et sans avocat. Voici son procédé. Sur différents
reptiles, tels que la couleuvre ou l'orvet, le lézard, la grenouille ou la salamandre, de même que sur divers poissons,
M. Deschamps ouvre le corps pour en arracher en un clin
d'œil d'abord les organes digestifs, puis le cœur et les poumons, et enfin les gros vaisseaux sanguins ainsi que les nerfs
provenant du grand sympathique. Il crée de la sorte ce qu'il
appelle, d'un nom plus euphonique que correct, un *hémizone*,

---

[1] Voir *Considér. sur la Vie et la Mort*, par Isid. Bourdon; thèse
soutenue à Paris en 1823. MM. J.-B. Baillière et Gabon l'impri-
mèrent noblement à leurs frais, bien que ce ne fût qu'une thèse.

comme qui dirait une moitié d'animal; tandis qu'il s'agit véritablement d'une demi-vie, ou plutôt d'une des deux vies que Bichat distingue en chaque animal. Il suit de là que ce qui n'était qu'une abstraction rationnelle chez Bichat, devient une réalité sous le scalpel de M. Deschamps. L'être ainsi mutilé se trouve réduit aux seuls organes de la vie animale, lesquels toutefois continuent de fonctionner dans leur isolement du reste. Quant à l'opération inverse, quant à l'ablation des organes de la vie animale, ne laissant subsister que les instruments de la vie végétative ou organique, elle est beaucoup plus difficile que la première; et d'ailleurs, même dans ce premier cas et quelle que soit l'adresse de l'opérateur, il y aurait illusion à penser qu'on a pu distraire d'un corps vivant tous les éléments de la vie organique. Il restera toujours, quoi qu'on fasse, du sang, des vaisseaux, comme aussi quelques filets nerveux provenant du grand sympathique. Il faut remarquer en outre que ces simulacres de vie ne sont jamais durables en des êtres ainsi massacrés. A l'exception des salamandres, en qui les actes de locomotion subsistent plus long-temps, les autres animaux perdent bientôt le reste de vie qu'on leur avait laissé. Au lieu donc d'affirmer, comme l'affirme l'auteur, qu'il réussit à entretenir moitié de la vie dans les êtres mutilés qu'il nomme *hémizones*, il lui serait plus méritoire de convenir qu'il les fait ainsi mourir aussi lentement que le comporte une organisation si cruellement et si monstrueusement morcelée. Concluons, en conséquence, que Bichat n'avait nul besoin que les expériences de M. Deschamps vinssent officieusement motiver et rendre plus légitime sa mémorable distinction des deux vies. — Bordeu, dans ses considérations sur ce qu'il appelle le *trépied vital*, avait exprimé des vues jusqu'à un certain point analogues à celles de Bichat; mais ces errements d'une grande portée, à qui il ne manquait peut-être qu'un peu plus de précision, la plupart des physiologistes du siècle les négligent dédaigneusement, en particulier ceux qui, s'avouant incapables de marcher seuls, ont inconsidérément pris pour appuis, pour guides et pour maîtres les chimistes et les physiciens.

La dualité vitale, cette grande pensée d'une vie double dans le même être, et dans un être isolé, déjà Aristote l'avait entrevue et indiquée; Buffon l'avait commentée et modifiée sans l'avoir suffisamment comprise; enfin Bichat, dans un élan de génie, l'avait fécondée en lui donnant tous les développements imaginables, jusqu'à en outrer les conséquences.

GASTRIQUE (suc) : fluides mixtes de l'estomac; réunion et mélange indistinct de mucus, de salive et des liquides propres à l'estomac, avec addition quelquefois d'un peu de bile qui a reflué du duodénum vers l'estomac par le pylore. Le suc gastrique est le principal agent de la digestion, telle du moins que l'effectue l'estomac; et la formation du chyme est due principalement à l'action de ce liquide très-composé. Des aliments mêlés à du suc gastrique maintenu chaud hors de l'estomac, dans des fioles, sont presque entièrement digérés au bout de quelques heures. Spallanzani et d'autres l'ont ainsi expérimenté. (Voir Lettre VI, p. 49.)

GÉNÉRATION : même chose que reproduction ; action par laquelle un animal se procrée par l'union des sexes. Le nouvel être retient presque toujours quelques traits de ressemblance avec ses auteurs. Les polypes et quelques plantes se propagent sans union sexuelle : les poissons ne s'accouplent point, et plusieurs reptiles ne s'accouplent qu'imparfaitement.

GESTATION : même chose que grossesse.

GLANDES : organes qui ont pour office de sécréter les humeurs. Les fluides organiques les plus essentiels sont séparés du sang ou fabriqués à ses dépens par les glandes. Abstraction faite des follicules, qui ne sont que des glandes imparfaites, il existe dans l'espèce humaine seize glandes véritables qu'on peut distribuer en sept classes distinctes, à raison des humeurs qu'elles fabriquent ou sécrètent Il y a deux glandes pour le lait, deux pour les larmes, six pour la salive, une pour la bile (le foie), une pour le suc pancréatique ou salive du ventre, deux pour l'urine (les reins), deux pour la procréation (les ovaires). (Voir SÉCRÉTION.) — On donne encore le nom de glandes à ces petits corps renflés en pelotons dont les vaisseaux lymphatiques traversent le tissu très-disposé à s'engorger.

GLOBULES : une des parties constituantes du sang. La première découverte en est due à Malpighi et à Leeuwenhoëk. Le sang des oiseaux contient un plus grand nombre de globules que celui de l'homme et des mammifères, et il paraîtrait qu'il y en a plus dans le sang des carnivores que dans celui des herbivores : telle est du moins l'opinion de quelques naturalistes. De son côté M. Andral a observé que le nombre n'en est pas le même dans toutes les maladies : on en trouve beaucoup dans le sang des fiévreux, et très-peu chez les hydropiques. Ces globules se meuvent rapidement dans le sang liquide et, pour ainsi dire, encore vivant. La forme en est elliptique ou ovale chez les oiseaux, les reptiles et les poissons, c'est-à-dire en tous les vertébrés ovipares ; mais elle est arrondie chez l'homme. On croyait qu'il en était ainsi de tous les vivipares ; mais M. Mandl a observé que les globules sanguins du dromadaire et de l'alpaca, au lieu d'être arrondis, comme ceux de l'homme et des autres mammifères, sont elliptiques, comme ceux des ovipares. Le volume de ces globules, dans le sang humain, n'est guère que la trois centième partie d'un millimètre selon Prévost et Dumas. Cependant les observateurs ne sont pas d'accord à ce sujet. Les globules de l'éléphant sont de tous les plus grands : ils ont, dit-on, presque 1/100 de millimètre. Les singes et les animaux ruminants sont, parmi les mammifères, ceux dont les globules sont les plus petits. Une chose assez surprenante, c'est que les gl bules du fœtus humain soient plus grands que ceux de l'homme adulte. — M. Donné a considéré comme un signe certain de la mort la disparition de tout globule sanguin. Cet observateur a cru voir et il a affirmé qu'il n'existait plus aucun globule trois heures après le dernier soupir; mais cette assertion n'a encore été admise qu'avec de grandes restrictions. On a dit, par exemple, que cela n'était vrai qu'en été tout au plus, tandis qu'en hiver on trouvait encore des globules même quarante heures après la mort. Il paraît toutefois parfaitement avéré que presque toujours, dès que le sang est sorti de ses vaisseaux, la fibrine qui s'y trouvait alors dissoute se coagule, et qu'elle enveloppe incontinent dans ses mailles tous les globules sanguins. Or cette observation, qu'ont souvent réitérée M. Muller et M. Mandl, n'a rien de contradictoire avec l'énoncé du docteur Donné. — Peut-être que les globules du sang, dont on fait tant de bruit dans ce siècle-ci, ne sont que des molécules alimentaires, organiques, salines, albumineuses ou fibrineuses, dont les aspérités se sont arrondies par les perpétuels frottements du sang contre ses vaisseaux, à peu près comme les agitations des mers arrondissent et régularisent les cailloux et les galets dont elles couvrent leurs rivages.

GLOTTE : lèvres mobiles et sensibles du larynx. C'est là que se produit la voix. Cette ouverture, circonscrite latéralement par de petits muscles, en avant et en arrière par des cartilages, est tapissée par une membrane très-sensible, et elle est de forme triangulaire; plus large dans l'homme que dans la femme, elle est très-étroite dans le jeune enfant, où elle n'a guère qu'une ligne de largeur : et voilà d'où naissent les dangers du croup dans les premiers âges de la vie. Un corps étranger s'y arrêtant, même chez des adultes, peut en quelques instants causer la mort. C'est ainsi qu'il paraîtrait qu'Anacréon perdit la vie par un grain de raisin qui se fourvoya entre les cordes vocales et étouffa le célèbre poète. C'est en traversant la glotte que l'air, chassé des poumons pendant l'expiration, produit la voix. Si la voix est plus aiguë et plus flûtée chez l'enfant que dans l'adulte et chez la femme que chez l'homme, cela provient de ce que la glotte de la femme, et surtout celle de l'enfant, est plus étroite. Si la trachée-artère et le larynx se trouvent coupés et béants au-dessous de la glotte, alors la voix est perdue; l'individu reste muet jusqu'à réunion de la plaie [1].

[1] C'est en se faisant ouvrir préalablement la trachée-artère que certains condamnés juridiquement pendus ont pu échapper à la mort. Voir à ce sujet, quant aux détails, la *lettre* que j'écrivis aux auteurs de *Thadeus le ressuscité*, MM. Aug. Luchet et

Ambroise Paré cite de ce fait un exemple curieux. Un homme s'était coupé la gorge avec un rasoir. Paré, appelé près de cet homme, le trouva sans parole, et près de lui un domestique fort troublé. Paré ne savait si cet homme s'était coupé la gorge dans une intention de suicide, ou si c'était son domestique qui avait tenté de l'assassiner. Comment le savoir? Heureusement l'idée vint au chirurgien de rapprocher les parties disjointes du larynx, d'affronter l'une à l'autre les lèvres de la plaie; après quoi le blessé put parler. Ce malheureux fou dit à Paré : « C'est moi qui ai voulu me tuer, comme dernier remède à mes chagrins. — Vous êtes un innocent et un malavisé, lui dit Paré. On tâchera de vous rapatrier avec la vie. » J'ai vu un cas semblable en 1817 à l'Hôtel-Dieu de Paris. Dupuytren fit comme Ambroise Paré : il rétablit le canal de l'air et redonna au blessé l'usage de la voix. Mais on eut beaucoup de peine à guérir cette plaie, que le malade rouvrait sans cesse. Dupuytren, impatienté, lui criait : « Pourquoi aussi êtes-vous si ignorant ou si maladroit? Voulant mourir, il fallait tout simplement vous couper la carotide. » A cela le blessé répondit qu'il avait voulu couper cette carotide, mais qu'il ne savait où la prendre. Lord Castlereagh se montra plus expert. — C'est au moyen de l'occlusion de la glotte que nous effectuons de puissants efforts. J'ai été le premier à découvrir comment la glotte fait rejaillir et concentre sur les viscères, sur les poumons et sur les vaisseaux pleins de sang, la puissante action des muscles du ventre. (Voir les Lettres XVI et XX.)=Même la mort volontaire peut résulter subitement d'un pareil mécanisme. La paralysie de la glotte entraîne à sa suite la perte de la voix. Toutefois, M. Ch. Sédillot n'a pas, comme Galien, constamment réussi a rendre muets les animaux en qui il avait coupé les nerfs récurrents.

GRASSEYEMENT : effet de l'épaississement de la langue, ou résultat de l'imitation, ou quelquefois vice né du désir mal éclairé de copier le ton des grands, ou plutôt des précieux. La ville autrefois voulait imiter la cour, et la province parodiait la ville. C'est ainsi que beaucoup d'airs réputés gracieux dégénèrent en tics ridicules et en grimaces prétentieuses.

HABITUDE : l'habitude rend insensible aux plaisirs, sourd aux douleurs, malheureux par les privations : opium assoupissant dans un cas, cuisant aiguillon dans l'autre. On a quelquefois confondu mal à propos l'habitude avec l'instinct. L'instinct n'a aucun besoin du secours de l'habitude; il est parfait dès le premier jour et sans instabilité possible.

Michel Masson, qui avaient cru devoir prendre mon avis sur la vraisemblance de leur fiction. Cette lettre, motivée sur des faits, fut insérée à la fin du tome II du roman en question, un des plus remarqués de l'époque (1833).

HÉMATOSE : fabrication ou plutôt réparation du sang dans le poumon ; résultat du contact de l'air avec le chyle.

HERMAPHRODISME : ambiguïté des sexes, impliquant nécessairement la stérilité dans les animaux supérieurs. La plupart des fleurs et des animaux mollusques sont naturellement hermaphrodites, mais sans infécondité. L'androgynisme diffère de l'hermaphrodisme ; il consiste dans la simultanéité distincte des deux sexes, tandis que l'état que l'autre mot désigne n'en est que le mélange confus. L'androgynisme suppose un double assemblage entre deux êtres à sexe double et distinct.

HUMEURS : liquides formés en des êtres et par des organes vivants. Les humeurs proviennent ordinairement ou des glandes, ou des follicules, ou des membranes. Le sang en est à la fois la source première et le réceptacle commun. — Les humeurs sont nombreuses et de sources très-diverses. Sans même parler du sang, où toutes puisent leurs matériaux ; ni du chyle, qui formera d'autre sang ; ni de la lymphe, qui n'est qu'un assemblage confus d'humeurs çà et là repompées et recueillies ; ni de la graisse, qui n'est qu'une sorte de dépôt alimentaire que recèlent de petites outres du tissu cellulaire ; ni du suc gastrique, qui n'est qu'un mélange indistinct de salive, de mucus et de fluides exhalés par l'estomac, il y a :

1° L'humeur exhalée ou insensiblement transpirée par la peau : plus abondante, c'est la sueur ;
2° La sérosité que transpirent les membranes séreuses : l'arachnoïde, la plèvre, le péritoine et ses annexes, le feuillet mince du péricarde, l'amnios ;
3° La synovie, qui provient des membranes déployées à l'intérieur des jointures, ainsi que dans la gaine glissante de quelques tendons, etc. ;
4° Les trois humeurs de l'œil : l'humeur aqueuse, le cristallin et le corps vitré ;
5° L'humeur ou lymphe du labyrinthe de l'oreille ;
6° L'humeur folliculeuse, qui sort de plusieurs petits corps analogues aux amygdales ;
7° Enfin les vraies humeurs, les sept humeurs essentielles que sécrètent seize glandes, savoir : les larmes, la salive, le lait, l'urine, le suc pancréatique, la bile, etc.

IMITATION : principal mobile de l'éducation, le plus grand moyen et l'un des avantages et des dangers de la sociabilité ; car tout s'apprend ou se communique par l'imitation : les défauts et les qualités, les vertus comme les vices, les langages comme les actions, les manières, les tics, les difformités, et jusqu'aux maladies, mais principalement celles de l'esprit. L'imitation

n'influence aucun acte vital autant que le rire, les bâillements, les soupirs, le chant, la toux et les pleurs.

Pour m'arracher des pleurs, il faut que vous pleuriez.

L'imitation agit même sur les animaux : les moineaux piaulent
et les chiens aboient par imitation. Tous font chorus dès qu'un
seul a donné l'éveil.

INSALIVATION : c'est un mot qui signifie l'imprégnation des aliments par la salive. Cet acte est fort utile à la digestion. Les
oiseaux ont peu de salive la plupart, mais leur suc gastrique est plus abondant, plus actif; leur estomac principal (je
parle surtout des granivores) est beaucoup plus puissant, sans
même parler de deux autres estomacs accessoires. Le gésier de
ceux qui se nourissent de graines use, brise ou bossue des
pièces métalliques d'une grande résistance.

INSECTES : animaux invertébrés, ovipares, subissant des métamorphoses, ayant presque tous des ailes, et tous, sans exception, des pattes mobiles, au nombre de six. Les insectes
n'ont ni de cœur, ni de poumons, ni de vrai sang, ni de
branchies : ils respirent par de petits conduits qu'on nomme
trachées. Beaucoup ont des mouvements alternatifs de va-et-
vient qui ont quelque analogie avec les mouvements respiratoires des grands animaux. J'ai vu de tels mouvements très-
prononcés, surtout pendant les deux éclipses solaires de 1820
et de 1842.

INSPIRATION : action par laquelle la poitrine, en se dilatant,
attire l'air dans les poumons. L'inspiration résulte d'une sorte
de vide qu'effectue le diaphragme et qu'on peut comparer
aux effets d'une pompe aspirante. Par elle le sang veineux
trouve les poumons plus facilement pénétrables. Profonde et
prolongée alors qu'une grosse veine est ouverte, elle peut attirer l'air dans la veine entamée et devenir ainsi la cause indirecte d'une mort soudaine. Plusieurs opérateurs ont eu à dé-
plorer de pareils accidents. (Voir p. 195, etc.)

INTELLIGENCE : ensemble des facultés de l'âme ou de l'esprit.
Conception, mémoire, imagination, attention, jugement : telles
sont les principales facultés de l'intelligence. Toutes s'unissent
pour former l'esprit, comme les différents rayons colorés pour
former la lumière. Nous séparons la volonté de l'intelligence ;
elle la suppose, mais elle en est distincte par plusieurs caractères, outre qu'elle ne lui est pas toujours proportionnée. Les
dons de l'esprit produisent plus d'éclat que de bonheur; ils
éclairent souvent sans servir, ils indiquent le vrai et l'utile
sans toujours y conduire. Mais la volonté a la puissance en
partage; elle maîtrise les passions, elle impose le silence aux caprices et des entraves aux préjugés. L'intelligence a besoin de

calme, il lui faut le repos du corps ; tandis que la volonté est toute en action. Un ferme vouloir réprime cette paresse en laquelle se complait l'esprit. (Voir *Physiologie médicale*, livre IV, DE L'INTELLIGENCE, chap. XVI.)

INTESTINS : cette portion du tube digestif qui s'étend depuis le pylore jusqu'à l'anus. Les intestins ont généralement beaucoup plus d'étendue dans les animaux herbivores que dans les carnivores. Ceux de l'homme adulte ont environ six fois la longueur de son corps, et ceux du bélier vingt-sept fois.—On distingue les intestins, ou plutôt on les divise un peu arbitrairement en six parties. Les trois premières, qui ont reçu les noms de duodénum, de jéjunum et d'iléon, composent l'intestin grêle. C'est dans cette première division, marquée intérieurement par des replis nombreux qu'on nomme *valvules conniventes*, que la digestion s'accomplit essentiellement, et là surtout que le chyle est absorbé. Les trois autres parties, c'est-à-dire le cœcum, le colon et le rectum, méritent par leur volume le surnom générique de gros intestins qu'on leur a donné. Les gros intestins sont séparés des intestins grêles par une vraie valvule formant barrière, au delà de laquelle aucune substance ne peut rétrograder de bas en haut.

IRIS : membrane à peu près centrale de l'œil, espèce de diaphragme placé de champ au-devant du cristallin, et qui doit son nom à la diversité de ses couleurs. L'iris est troué à son centre d'une ouverture très-variable, nommée pupille ou prunelle.

IRRITABILITÉ : contraction faible et sans conscience, inhérente au tissu même des muscles, et s'accomplissant, sans l'entremise des nerfs, par la seule irritation musculaire, c'est-à-dire par l'irritation immédiate et mécanique des fibres charnues. Un muscle privé de ses nerfs depuis plusieurs semaines, ou dont les nerfs depuis le même temps ont perdu toute action et refusé toute entremise obéissante à la volonté, effectue encore des contractions au contact d'un stimulant, quelle que soit la nature de ce stimulant. L'irritabilité survit ordinairement à la contraction volontaire des muscles. On la retrouve encore manifeste dans des muscles dès long-temps paralysés. Encore plus nécessaire à leur irritabilité est le cours non interrompu du sang dans les muscles, que ne paraît l'être l'intégrité même des nerfs.

ISOCHRONES : on dit de deux mouvements qu'ils sont isochrones lorsqu'ils sont parfaitement simultanés et à temps égaux : la systole ou contraction du cœur est isochrone à la diastole ou dilatation passive des artères.

LABYRINTHE : cavité interne et très-contournée et compliquée de l'oreille. C'est dans l'espèce de lymphe qui remplit le labyrinthe que flotte le nerf auditif.

Langage : manifestations diverses de la pensée. Le langage diffère suivant les pays, les peuples, les climats; il est influencé, ainsi que les mœurs, par les gouvernements et les lois. (Voir à ce sujet le *post-scriptum* de la xixe Lettre, p. 283 et 284). — Les différents mots de chaque langue ont été divisés arbitrairement de toutes les manières et selon des vues presque toujours systématiques. La seule division qui eût été usuelle, et la seule qu'on ait négligée jusqu'à ce jour, c'est de les grouper *par familles*. Il y a vingt ans et plus que j'avais communiqué cette idée à un linguiste, érudit fort distingué, M. H. Germain, mon compatriote et mon ami, qui, tout en travaillant à la réaliser, s'en était entretenu à plusieurs reprises avec M. Villemain et quelques autres ministres. Mais voilà un élève de l'École Normale, M. Lafaye, qui vient d'en mener à bien une première ébauche aux applaudissements de l'Académie des inscriptions et belles-lettres, qui a récompensé l'auteur en lui adjugeant un de ses prix annuels (1843).

Langue : principal organe du goût et de la parole. Un médecin observateur non-seulement reconnaît beaucoup de maladies par l'état de la langue, mais il juge souvent du caractère même des malades à la manière dont ils la présentent. C'est par là surtout qu'on reconnaît les maladies feintes et les maladies dissimulées, encore mieux que par le pouls. On a conseillé dans ces derniers temps de couper la langue ou plusieurs de ses muscles pour remédier au bégaiement : beaucoup d'accidents pour quelques succès.

Larynx : conduit de l'air, surmontant la trachée-artère, et terminé par la glotte; instrument de la voix. Une ouverture extérieure, pratiquée au bas du larynx et tenue béante, occasionne la perte de la voix et rend impossibles les grands efforts. Il n'y a de larynx que chez les animaux pourvus de poumons.

Ligaments : liens résistants par qui les os sont enchaînés. Les ligaments, c'est une remarque de Bichat, ne deviennent douloureux que par des tiraillements, des torsions, l'arrachement ou l'inflammation.

Locomotion : action de se déplacer avec volonté, de se mouvoir spontanément, d'aller arbitrairement d'un lieu vers un autre lieu. La locomotion est le trait distinctif des animaux; car, bien qu'il y ait des mollusques et des polypes qui restent irrésistiblement fixés à des rochers et qui se montrent immobiles dans leur totalité, ces êtres néanmoins conservent assez de mouvements partiels et spontanés pour être aisément par là distingués des plantes.

Longévité : longue durée de la vie. — On se demande quelquefois si jadis la vie humaine se prolongeait plus qu'aujourd'hui. La chose est incertaine. Les histoires concernant des vieillards âgés de plusieurs siècles sont pour le moins aussi

fabuleuses que celles des géants. De même qu'on avait pris
pour des ossements de géants des squelettes d'éléphants et de
mastodontes, on avait attribué à quelques patriarches une
existence de deux ou trois siècles, tandis qu'ils n'avaient vécu
en réalité que soixante ou quatre-vingts et quelques années.
C'est déjà une fort longue vie que soixante ans, quand on l'a
passée tout entière à garder des troupeaux et à les tondre. —
L'Allemand Hensler s'est attaché à démontrer que les anciens
ne divisaient point le temps comme nous. Avant Abraham,
par exemple, l'année, chez quelques peuples d'Orient, et en
particulier chez les Hébreux, n'était que de trois mois : c'était
l'équivalent d'une de nos saisons. Ils avaient ainsi une année
de printemps, une année d'été, une année d'hiver ; et sans
doute c'est de ces peuples que nous est venu le proverbe que
les années se suivent sans se ressembler : les leurs surtout différaient extrèmement. L'année fut de huit mois après Abraham,
et enfin de douze mois depuis Joseph. Dans la première époque, où chaque saison comptait pour une année, quand on
disait d'un homme qu'il n'avait vécu que cent ans, cela voulait dire qu'il était mort à la fleur de l'âge. Cent ans alors
n'étaient réellement que vingt-cinq de nos années.

Dans le tableau de mortalité que François Bacon a placé
dans son livre *De vita et morte*, il arrive à cette conséquence :
que les anciens ne vivaient pas beaucoup au delà de cent vingt
ans ; tandis qu'il cite dans les temps modernes des hommes qui
ont vécu jusqu'à cent cinquante-deux ans, et même jusqu'à
cent soixante-neuf. Ces individus d'une longévité exceptionnelle étaient tous des Anglais dont l'identité était prouvée par
des témoignages réitérés en justice pendant plus de cent ans.
Bacon devait s'y connaitre, lui qui avait été garde des sceaux,
puis grand-chancelier sous le roi Jacques Ier. G. Harvey dis-
séqua un des centenaires cités par Bacon, celui qui mourut à
cent cinquante-deux ans, et qui se nommait Thomas Parre : aucun de ses organes n'offrait d'altération bien notable. Confor-
mément à l'opinion de Bacon de Vérulam, Moïse déplore dans
le Pentateuque que l'existence humaine ne dépasse presque
jamais soixante-dix à quatre-vingts ans ; et David s'afflige et
gémit de ce que, après soixante-dix ans, tout n'est que souffrances, infirmités et privations, insomnies douloureuses et
regrets cruels : remarque parfaitement judicieuse, surtout lorsqu'on a vécu comme le roi-prophète.

Les régions du nord, la Norwége, la Russie, la Suède, les
Iles-Britanniques, telles sont les contrées de l'Europe où l'on
rencontre le plus de centenaires. En 1806 on comptait jusqu'à
cent vingt-sept centenaires dans la seule ville de Greenwich,
parmi lesquels treize célibataires. Il est vrai de dire que c'est à
Greenwich, ville d'ailleurs fort salubre, que les invalides de la
marine anglaise, eux si endurcis par les fatigues de la mer, reçoivent de leur gouvernement une hospitalité magnifique.—La

vie est plus courte dans les pays chauds : les Espagnols et les Italiens deviennent rarement centenaires. Ils sont trop précoces et marchent trop vite pour aller si loin. La France et la Suisse tiennent à peu près le milieu pour la longévité. On vit moins de temps sous l'équateur qu'à quelque distance des pôles, plus long-temps sur les collines que dans les vallées, plus dans les campagnes qu'à la ville, dans les petites cités que dans les grandes, et nulle résidence n'est mortelle comme l'habitation des villes capitales, à raison surtout de la phthisie. Vivre peu à la fois est le plus sûr moyen de vivre long-temps. A Londres et à Paris on ne compte qu'un centenaire sur quatre mille habitants, tandis que dans les villages des provinces lointaines une population de deux mille cinq cents habitants compte pour le moins un centenaire. — La vie est moins prolongée dans les pays exposés au débordement des fleuves, comme la Hollande ; ou soumis à des inondations périodiques, comme le Piémont, où l'on cultive le riz. La mortalité est d'un sur vingt-six à Leyde et à Harlem, tandis qu'elle n'est que d'un quarantième en Bretagne, province de France. La race blanche vit plus que la noire. Le nègre Ador, à l'époque où écrivait John Sinclair, était le seul noir connu qui eût atteint la centaine.

D'après plusieurs statistiques dressées avec soin, il paraîtrait prouvé que les hommes adonnés au petit négoce vivent plus long-temps que les capitalistes et les banquiers, tant agissent sur la santé les préoccupations de l'ambition et de la fortune. Les rois vivent encore moins que les banquiers. Louis XIV est le seul peut-être qui ait régné soixante-douze ans ; encore faut-il remarquer que la couronne lui échut à cinq ans, qu'il régna absolument sans partage et sans contrôle, mais non sans gloire, circonstances qui de nos jours abrégeraient un règne loin de le prolonger. Depuis Auguste quatre empereurs d'Occident sont parvenus à l'âge de quatre-vingts ans ; ce sont : Valérien, Anastase, Justin, et un autre dont le nom m'échappe. — Sur trois cents papes, cinq seulement ont atteint ou dépassé quatre vingts ans, quoique la plupart fussent septuagénaires alors qu'un conclave de cardinaux, tous à peu près leurs contemporains, les exaltait à la chaire de saint Pierre. Si l'on remarque qu'un grand tiers du sacré collège au sein duquel le pape est élu vit jusqu'à quatre-vingts ans, et même au delà, on inférera combien influent sur la longévité et apparemment sur le bonheur les sollicitudes du pouvoir suprême. — Sur une liste de mille six cents personnages choisis dans les sommités de l'échelle sociale, parmi les souverains et les princes, parmi les ministres, les pairs, les prélats, les officiers-généraux, les magistrats de l'ordre le plus élevé, etc., la mort, après dix années, en avait frappé cinq cent deux : il n'en restait plus que mille quatre-vingt-dix-huit. Il s'agissait là de la vraiment haute aristocratie de douze à quatorze états Européens. M. B. de Châteauneuf a dressé un tableau parallèle du même nombre d'individus de tous les âges, mais peu aisés ou pauvres, et qui tous habitent le quartier si insalubre de Saint-Marcel, cette véritable capitale de la misère européenne et des excès crapuleux motivant d'extrêmes privations et alternant avec elles. Ici la mortalité avait doublé, c'est-à-dire qu'au bout de dix ans, sur le même nombre de mille six cents personnes, il en était mort mille parmi la malheureuse population de la place Maubert et de ce faubourg Saint-Marcel, que ses propres habitants appellent Saint-Marceau apparemment par affinité de rime et de propreté. — En résumé, pour ce qui est de Paris, sur *cent* personnes du même âge, de soixante-dix à soixante-quinze ans, mais qui diffèrent par le rang, la fortune, l'habitation et le quartier, il en meurt dans le cours d'une année sept seulement parmi les riches habitants de la Chaussée-d'Antin et des faubourgs Saint-Germain et Saint-Honoré, huit dans les classes moyennes du quartier du Luxembourg et des quartiers Saint-Denis et du Marais, et quatorze parmi les classes pauvres du faubourg Saint-Marcel, de tout le douzième arrondissement, des Halles et de la Cité. Il est donc prudent de rechercher la richesse, ne fût-ce que pour vivre long-temps. C'est une nouvelle séduction dont la fortune n'avait pas besoin pour être courtisée — Il est des savants et des philosophes qui font longue vie : Képler, Newton, Fontenelle, Franklin, Haüy, Kant, Lamarck, Blumenbach et A.-L. de Jussieu en sont la preuve. Cependant John Sinclair remarque que, sur mille sept cent onze centenaires dont il avait dressé la liste, les Académies n'en pouvaient revendiquer qu'un seul, et c'est Fontenelle :

> C'était le sage Fontenelle,
> Qui, par les beaux-arts entouré,
> Répandait sur eux à son gré
> Une clarté pure et nouvelle.

G. Harvey, H. Boerhaave, Alb. Haller, A. Portal et Tessier, parmi les médecins ; Antoine Dubois et Pelletan parmi les chirurgiens, ont vécu vieux. Hippocrate mourut à cent quatre ans, Rhazès à cent vingt ans, Avenzoar à cent trente, et le docteur Dufournel, assez récemment, a vécu cent vingt ans : Broussais n'en avait que soixante-six et Dupuytren cinquante-huit. Aristote et Cuvier ne vécurent l'un et l'autre que soixante-trois ans. — Parmi les poètes et les littérateurs, on cite quelques longues existences depuis Homère et Pindare jusqu'à Ducis et Andrieux ; mais de centenaires, pas deux. Voltaire n'avait guère que quatre-vingt-quatre ans. — Ésope, le maréchal de Luxembourg, La Revellière-Lepeaux, Oberkamp, bien que très-bossus, ont néanmoins tous vécu très-long-temps. — Malgré les agitations d'une existence que n'épargnent ni les souffrances physiques, ni l'instabilité de la santé, ni les peines du cœur, les femmes vivent en général plus que les hommes. Déjà à soixante ans elles sont en majorité , et alors même que quarante ans plus tôt on aurait joui d'une longue paix. Leur nombre est double du nôtre à quatre-vingts ans, et quadruple de quatre-vingt-dix à cent. A Paris, durant une période de dix années, on n'a vu, des âges de quatre-vingt-quinze à cent ans, que vingt-neuf hommes pour cinquante femmes. Toutefois l'extrême caducité et les exemples de longévité exceptionnelle ne sont point pour elles. Tous les cas de vieillesse phénoménale ont été observés chez des hommes.

Voici au reste quelles nous paraissent être les meilleures conditions de longévité : — Etre né à terme de parents jeunes et sains, tempérants en toutes choses, et qui eux-mêmes aient eu longue vie ; avoir été suffisamment allaité par sa mère, ou du moins par une nourrice continente, saine et robuste ; s'être accru lentement, mais sans interruption et sans souffrance , la durée de la vie étant généralement proportionnée à la durée de la crue. Que le corps soit bien constitué, ni trop énergique ni délicat , ce qui préserve de la tyrannie des passions comme de l'assistance souvent périlleuse des médecins ; plutôt maigre que gras, et grand plutôt que petit , la plupart des centenaires ayant eu une taille élevée ; qu'étant bien proportionné , exactement pondéré , aucun organe n'entrave l'action des autres et ne la maîtrise. Que l'estomac soit sobre , mais vigilant ; sans exigences, sans partialité ni délicatesses, et donnant lieu de douter s'il existe , du moins laissant ignorer s'il travaille ; que d'excellentes dents, lui prêtant leur concours, rendent sa tâche moins laborieuse et plus efficace. Ajoutons encore, comme heureuses conditions d'un bon augure, une poitrine vaste d'où sorte sans effort une voix vibrante , mais non prodiguée ; une circulation régulière et lente ; un pouls tardif sans faiblesse; des organes dispos, tous également agissant dans la mesure de leurs attributions, à leur tour et chaque jour régulièrement exercés ; peu de maladies, et de promptes guérisons ; un cœur lent à s'émouvoir ; une sensibilité plutôt latente qu'expresse, et cependant de l'enjouement et de la gaieté ; l'essai de tous les régimes et l'indépendance de toute habitude , afin de ne rien craindre d'aucune éventualité ; ni trop d'appréhension des passions ni trop de déférence pour elles. En un mot, les intérêts de la longévité se concilient à merveille avec toute sage recette du bonheur. (Voir MORTALITÉ et VIE (DURÉE DE LA)).

LUETTE · petit morceau de chair très-sensible et très-mobile qui occupe le milieu du voile du palais. Il suffit de chatouiller la luette pour déterminer des nausées et des vomissements.

LYMPHATIQUES (VAISSEAUX) : couloirs de la lymphe et du chyle. Ces vaisseaux, très-petits et incolores, sont d'une découverte assez récente. Personne ne les a mieux figurés que Mascagni, ni mieux décrits que Cruiskhanks. On croit qu'ils commencent par des pores absorbants, espèces de suçoirs ou de petites ventouses qui attirent dans ces vaisseaux les fluides au transport desquels ils sont préposés. Les vaisseaux absorbants du chyle ont été nommés chylifères (porte-chyle) ou lactés (à cause de la ressemblance apparente du chyle et du lait). La découverte peu ancienne des petits vaisseaux lactés est due à Aselli. On les trouve remplis par du chyle quelques heures après la mort. Ils se réunissent dans un réservoir commun, le canal thoracique, commençant par le réservoir de Pecquet, du nom de celui qui le découvrit. Ce canal central du chyle et de la lymphe aboutit dans la veine sous-clavière gauche : en sorte que le chyle commence par se mêler à du sang qui, près d'être versé dans le cœur, doit bientôt traverser les poumons, où le contact de l'air va le régénérer. Ce qui toutefois semblerait prouver que ce canal n'est pas la seule voie par où pénètre la nourriture, c'est qu'on a pu le lier et en effectuer l'oblitération hermétique sans que l'animal ainsi éprouvé parût ressentir les tourments de la faim et sans que cette opération le fît mourir. Quant aux vaisseaux lymphatiques universellement répandus dans les membres et les viscères, c'est Rudbeck et T. Bartholin qui les ont découverts. Lippi, anatomiste napolitain, vint à Paris, vers 1820, tout exprès pour prouver que les vaisseaux lymphatiques communiquent directement çà et là avec les veines de leur voisinage, et plus évidemment qu'ailleurs dans les oiseaux. Mais cette affirmation ne put être vérifiée : moi-même alors je cherchai avec M. Geoffroy Saint-Hilaire les communications attestées par Lippi sans en pouvoir découvrir aucune.

Lymphe : humeur incolore, résidu de tous les fluides du corps, qu'absorbent et que conduisent dans la masse du sang, eu même temps que le chyle, les vaisseaux blancs ou lymphatiques.

Magnétisme animal : un peu de vérité gâtée par une multitude d'erreurs et de déceptions; mine féconde que le charlatanisme exploite scandaleusement au préjudice de la crédulité ou de la sottise. Je n'ai guère connu qu'un magnétiseur consciencieux et sensé, homme d'esprit à la fois, et certainement honnête homme. Il se trompait, mais avec désintéressement et loyauté. — Du temps de Mesmer les magnétisés n'avaient que des convulsions et tout au plus certaines exhalations insolites: c'est là tout ce qui composait les fameuses *crises*. Mais à partir de Puységur et surtout depuis Deleuze, ces deux chefs des néomagnétistes, les magnétisés, devenus somnambules, se sont comme emparés de la succession des devins et des sorciers d'autrefois. Deleuze principalement, en sa qualité de métaphysicien subtil et d'écrivain ingénu, les a doués en toute conscience d'un grand nombre de facultés merveilleuses. Comptons !

A. Ils sont clairvoyants ou lucides : ils voient , bien qu'endormis ou au moins les paupières closes , tout ce qui se passe dans le corps et l'âme d'autrui Ni les cloisons les plus épaisses ni les plus longues distances n'arrêtent ou ne limitent cette *lucidité* Une somnambule de la rue du Carreau voyait avec netteté ce qui se passait à Anvers et même à Moscow !

B. Ils ont le don de *l'intuition :* ils voient clairement en eux-mêmes le jeu des organes ou leurs altérations ; ils aperçoivent jusqu'à des organes qui n'existent point. Une somnambule riche, qui rougissait de son ignorance en anatomie, n'hésita point à se placer pendant quelques mois chez un charcutier, afin d'y étudier l'organisation d'un animal sous de certains rapports comparable à l'homme.

C. *Concentrés* en eux - mêmes , les somnambules ne sont censés communiquer qu'avec celui qui les magnétise, n'entendre que ce qu'il dit , ne sentir que ses contacts, n'obéir qu'à sa volonté, et toujours y déférer, alors même qu'il la tairait , ne comprendre enfin que sa pensée et ne sympathiser qu'avec ses impressions et ses sentiments. Cependant le magnétiseur peut, à sa volonté, les mettre en rapport avec telle personne agréée ; et alors cette personne contracte avec les magnétisés, une fois les rapports établis, les mêmes intelligences et les mêmes sympathies que le magnétiseur en personne.

D. Les somnambules ont la *science infuse :* interrogés sur tel pays qu'ils n'ont point vu ni pu étudier, sur telles connaissances qui leur sont étrangères , ils répondent et dissertent en gens profonds et compétents. On a toutefois observé que les magnétisés se montraient surtout instruits dans la science favorite et spéciale de leur magnétiseur en titre. C'est ainsi que les somnambules de M. Deleuze parlaient plus pertinemment de botanique que de toute autre chose, et que les magnétisés de M. Frappart se montraient surtout versés en fait d'irritation et d'homœopathie. Voilà ce qui faisait dire à feu Laënnec que les somnambules se montraient instruits proportionnément à la science de ceux qui les endoctrinent et les endorment.

E. Ils sont *sans mémoire* pour tout ce qu'ils ont pu faire , dire ou ressentir tant qu'a duré le somnambulisme : ce qui a quelquefois trop enhardi ceux qui projetaient d'en abuser, ou fort alourdi la conscience de celles qui substituaient la discrétion pure et simple à cet oubli prétendu.

F. Enfin, en eux il y a *déplacement des sens* ou substitution d'organes pour de certains actes. C'est ainsi qu'une magnétisée du crédule M. Deleuze l'avait persuadé qu'elle sentait l'odeur d'une rose ou d'un œillet par l'épigastre et le nombril ; c'est de même ainsi que mademoiselle Pigeaire et plusieurs autres concurrents au prix Burdin se sont offerts de voir et de lire par le bout des doigts ou par le front. Une fois ce prix de mille écus fondé, ce fut à qui, depuis Montpellier jusqu'à Hanôvre, y verrait, comme l'Amour et la Fortune, les yeux bandés. Il est vrai que deux de ces personnes avaient les yeux couverts d'un bandeau ou déjà percé ou prompt à se décoller, et qu'une autre se voilait la vue avec un taffetas noir mais transparent, dans lequel avait été mise de l'argile. Cette argile, bientôt rétrécie et bientôt gercée en dix endroits par l'effet de la chaleur (Peisse), restituait aux yeux une lucidité dont le lynx eût pu se montrer jaloux. Une fois que l'argile a fait retraite et s'est fendue, on peut voir comme s'il n'y avait pas de bandeau.

MAMMIFÈRES : animaux portant mamelles. Les mammifères produisent tous et immédiatement des petits vivants : ils sont vivipares. Il fallait une nourriture toute prête, comme le lait, à des animaux qui naissent si imparfaits et si débiles; en d'autres mots, tous ils devaient avoir des mamelles : et c'est de là que vient leur nom. Les mammifères ont de vastes poumons, un larynx, des os à moelle, un cœur à quatre cavités, un sang rouge et chaud, presque tous des dents et des poils, et tous une vessie séparée de l'intestin; car l'ornithorhinque et l'échidné, qui n'offrent point ce dernier caractère, forment à cause de cela une classe à part.

MASTICATION : l'action de diviser mécaniquement les aliments. Cette opération a la plus grande influence sur le prompt accomplissement de la digestion.

MEMBRES : appendices articulés et mobiles servant de supports, d'armes ou de défenses au corps, d'investigateurs ou d'interprètes pour l'esprit, d'auxiliaires pour les besoins de la vie. Cent vingt-six os et un plus grand nombre de muscles entrent dans la composition des membres de l'homme. Les animaux vertébrés n'ont jamais plus de quatre membres; ni les invertébrés jamais moins de six.

MÉNINGES : nom collectif des trois membranes ou tuniques de l'encéphale : la dure-mère, la pie-mère et l'arachnoïde.

MÉSENTÈRE : sorte de repli double du péritoine servant de soutien et d'attache aux intestins. Ce repli renferme entre les deux minces feuillets séreux qui le composent des vaisseaux blancs qui transportent le chyle, après l'avoir absorbé dans l'intestin. Il contient aussi de petits corps glanduleux et comme pelotonnés que traversent ces vaisseaux, et dont l'endurcissement chez les enfants constitue la maladie qu'on nomme *carreau*.

MITRALES (**VALVULES**) : soupapes mobiles du ventricule gauche, qui empêchent le reflux partiel du sang de ce ventricule dans l'oreillette gauche, d'où il arrive.

MOELLE ÉPINIÈRE : masse nerveuse et médullaire qui occupe en grande partie la cavité centrale des vertèbres, et qui s'étend depuis l'occiput, depuis la moelle allongée, à laquelle elle fait suite et tient attachée, jusqu'au bas des reins. Elle s'unit ou donne naissance à beaucoup de nerfs. Ses altérations, blessures ou maladies déterminent des paralysies ou de l'insensibi-

lité, selon que ce sont les faisceaux antérieurs ou postérieurs qui ont à en souffrir; et elles jettent le désordre dans
la respiration et plusieurs excrétions. Le cœur même paraît
tirer d'elle, encore plus essentiellement que du nerf grand
sympathique, le principe de ses mouvements. — M. Duvernoy
a décrit il y a quelques années l'affection de la moelle épinière
à laquelle ses deux parents, MM. Georges et Frédéric Cuvier,
ont succombé l'un et l'autre. Il paraîtrait l'envisager comme
une maladie héréditaire ou de famille. Mais nous pensons plutôt que les mêmes causes chez deux frères également studieux,
des veilles et des travaux analogues, bien qu'allant à des résultats si différents, ont pu déterminer des symptômes pareils
et des altérations identiques. Je dis au reste que c'est là une
maladie terrible, principalement pour un physiologiste, pouvant prévoir à quelques instants près le terme prochain de son
existence. Ici, la tête restant saine et lumineusement specta-
trice du progressif anéantissement de la vie, une pareille mort
est le plus attristant spectacle auquel il soit possible d'assister.
C'est ainsi qu'a succombé au milieu de nous, la montre à secondes sous les yeux et dans les mains, un physiologiste fort
distingué, M. Bailly de Blois, et quelques années avant lui un
autre physiologiste, M. Rullier.

MOLLUSQUES : animaux sans vertèbres, sans poumons, la plupart
sans sexes séparés et distincts, et dont la substance molle et
délicate est ou protégée par une sorte d'écaille, ou simplement nue. Les huîtres et les colimaçons sont des mollusques.
Les mollusques ont des organes des sens peu parfaits et peu
nombreux, mais un système sanguin déjà complexe.

MONOTRÈMES : les échidnés et les ornithorhinques, animaux équivoques, ainsi nommés par M. Geoffroy à cause de leur cloa-
que, réunion confuse d'organes excréteurs de trois espèces.
On ne sait si ces animaux pondent des œufs ou s'ils font des
petits vivants, tant leur nature, pleine d'ambiguité, est encore peu connue. Tous l s zoologistes de l'Europe disputent à
l'occasion de ces animaux depuis la découverte de l'Océanie,
dont ils sont originaires.

MONSTRUOSITÉ : difformité extrême et de naissance, effet ordinaire de l'inégal accroissement d'organes associés et dès lors
disproportionnés et discordants.

MORT : terme de la vie. La mort peut être produite par divers
accidents, par des passions violentes, par d'innombrables maladies, ou tout simplement par les progrès insensibles de l'âge,
par la vieillesse. L'instant de la mort est marqué par un
soupir et par des convulsions, mais elle n'est pas douloureuse. Nous ne sentons pas plus la mort que l'assoupissement
quotidien. La mollesse des chairs, puis leur roideur, le refroidissement du corps, la cessation de la respiration et du pouls,

de même que de tout bruit dans la poitrine ; la coagulation du sang , ou du moins l'absence des globules sanguins (selon M. Donné), l'immobilité des yeux et de la pupille, et surtout la flaccidité de la cornée transparente devenue terne : tels sont les signes les plus certains de la mort. Mais que de soins à prendre , que d'influences physiques dont il faut soigneusement tenir compte pour ne jamais commettre d'erreur ! Le refroidissement du corps, la roideur des membres, la coagulation du sang et la flaccidité de la cornée sont les signes les plus irrécusables de la mort ; et cependant la chaleur du lieu, si elle est élevée, peut masquer tous ces signes. J'en ai eu la preuve en 1817 en la personne du fameux Beauvilliers, dont vingt-quatre heures après la mort les muscles étaient restés flasques , le sang fluide et la cornée brillante et tendue. — Comme a eu raison de le dire M. Benj. Delessert, « on n'éprouve pas plus de douleur pour sortir de la vie que pour y entrer. » (Voir page 306.)

Mortalité. Il existe en France et en Angleterre des Compagnies d'assurance sur la vie, espèces de tontines qui , sous des noms divers et par d'ingénieuses séductions , font agréer à leurs sociétaires des conditions de *primes* en échange d'une large part à eux afférente dans l'héritage des prédécédés. Une table de mortalité est la seule base raisonnable qu'on puisse donner à de pareils calculs de survie probable. Mais , parmi les tables de mortalité que nous possédons, laquelle choisir? telle est la question que s'adressent ceux qui ont intérêt de supputer à l'avance les chances aléatoires de tout survivancier. Depuis de Parcieux, cité par Buffon, depuis Duvillard jusqu'à MM. B. de Châteauneuf, de Pétigny, de Jonnès, Costaz, Villermé, Demontferrand et Mathieu, sans même parler de M. Nestor Urbain, il existe un assez grand nombre de tables de mortalité qui toutes se flattent d'une extrême exactitude, bien que toutes , aboutissent à des résultats très-différents. De là vient que l'Académie des sciences élude presque toujours d'énoncer un avis décisif sur les tables qu'on lui défère; alors même qu'elle couronne ces travaux, elle se défend de les approuver, déchargeant par là ses scrupules d'une grave responsabilité.

Parmi les statistiques spéciales qui ont été dressées dans ces derniers temps, une surtout a paru curieuse, c'est celle où l'auteur s'est attaché à préciser l'âge où meurent, l'un compensant l'autre, les membres des cinq classes ou académies de l'Institut. Cet âge moyen autrefois, vers le milieu du dix-huitième siècle , était de trente-cinq ans , tandis qu'il est aujourd'hui de soixante-neuf ans. L'Institut, si philosophes que soient ses membres, s'est montré surpris et tout émerveillé de cette extrême différence. On a voulu l'attribuer à l'existence maintenant plus douce, effectivement plus florissante et plus honorée, des savants. Sans donc repousser tout à fait cette consolante explication, cependant on doit tenir compte de l'âge très-différent où les savants des deux époques pouvaient arriver au fauteuil, prix glorieux de leurs travaux. Tant de fatigues et de veilles sont maintenant nécessaires! Il faut se rendre maître et vainqueur de rivalités si nombreuses, surmonter tant de dégoûts et tant d'obstacles, sans parler des inimitiés et des coteries, que, parvenir enfin au but de ses vœux, c'est attester la constante vigueur de l'athlète et de puissantes conditions de longévité. C'est comme pour les vieux maréchaux et généraux de l'armée impériale! Tant de capitaines meurent à la peine sans l'épaulette étoilée dont se berçaient leurs espérances, que quiconque d'entre eux l'a une fois obtenue par son énergie et sa bravoure, est menacé par ce fait de devenir centenaire. (Voir LONGÉVITÉ.)

MORT SUBITE (PRINCIPALES CAUSES DE LA). La mort instantanée, sans aucune maladie aiguë préalable, peut être occasionnée par des causes nombreuses. Voici les plus fréquentes :

1° La congestion profonde des poumons, même sans dépôt sanguin circonscrit et sans déchirure, à la suite d'une lutte, d'un excès ou d'un grand effort à glotte fermée (voir p. 332 et Lettre XIII);

2° La rupture soudaine et complète du diaphragme, d'où il résulte une mortelle asphyxie (fait plusieurs fois observé par le baron Percy);

3° Un obstacle insurmontable comprimant ou closant les conduits de l'air, le larynx ou la trachée; ou la rupture soudaine d'une grande caverne tuberculeuse ou vomique;

4° La rupture des veines caves, comme Portal en cite un exemple (voir p. 190), ou la rupture de l'artère pulmonaire même, ainsi que l'a vu M. A. Devergie;

5° La rupture de l'aorte, comme je l'ai observé (voir p. 194);

6° Une vive commotion ou une compression soudaine du cerveau, avec ou sans dépôt sanguin, ainsi que les exemples en sont si fréquents (coups de sang, apoplexies);

7° L'insuffisance des battements d'un cœur affaibli, principalement lorsque le corps conserve la position droite ou assise (syncope);

8° L'infusion de l'air dans les vaisseaux, soit dans le cours d'une opération, soit par le fait d'un grand effort à glotte close, alors que les poumons sont de partout comprimés. Voici à cet égard ce que je trouve dans une des nombreuses Notes que le baron Larrey me faisait parvenir de temps en temps : « Il y a quarante ans que j'ai communiqué à mon camarade et ami Bichat la manière dont les maréchaux allemands tuent les chevaux réformés, —

l'insufflation de l'air dans la veine jugulaire,— et je commençai avec cet anatomiste célèbre les premières expériences sur cette injection aérienne, que Bichat et plusieurs autres ont depuis continuées. — J'ai de même parlé des inconvénients du passage de l'air en cette veine dans ma Clinique, à l'article *Saignée de la veine jugulaire.* — 9 janvier 1839. »

9° La rupture du cœur ;

10° Des efforts très-énergiques d'expiration, alors même qu'il ne serait survenu ni rupture de vaisseaux (voir p. 186, 333 et 400), ni introduction d'air dans le sang.

MUSCLE : organe charnu, fibrineux, qui a la propriété de se raccourcir instantanément, de se contracter au commandement de la volonté. Les muscles sont les instruments actifs du mouvement. — En posant l'oreille sur un muscle qui se contracte on entend une suite de sourdes vibrations, dont le nombre s'élève à environ vingt-cinq ou trente par seconde ; et de là résulte un bruit comparable au tonnerre quand l'orage est encore très-éloigné. C'est là le bruit qui se fait entendre dans la tête alors qu'on bâille ou qu'on ferme énergiquement les paupières, et aussi dans quelques douleurs vives de l'œil ou de la tête. Ce dernier bruit, qu'on peut reproduire à volonté, provient de la contraction des petits muscles internes de l'oreille, muscles dont l'action se trouve liée synergiquement avec l'action des muscles du voile du palais et les muscles des paupières. Si Wollaston et Laennec avaient pris garde à cela, ils se seraient ainsi dispensés d'un grand nombre de recherches difficiles ; ils auraient vu qu'il est rare qu'un même muscle continue de se contracter également et sans relâche pendant toute la durée d'une minute.

MUTISME : privation de la parole, résultat constant de la surdité originaire ou de naissance.

MYOPIE : état des personnes qui ont la vue courte. Les yeux alors sont ordinairement saillants. On a coutume de pallier la myopie en se servant de lunettes à verres concaves : la réfraction de la lumière se trouve ainsi affaiblie, et la vue devient plus distincte. Ordinairement la myopie diminue par les progrès de l'âge. — Il paraîtrait qu'on remédie à la myopie par la même opération qui a souvent guéri le strabisme : je veux dire en coupant les muscles qui meuvent le globe de l'œil. — On a été conduit à conjecturer cet heureux résultat en observant que l'opération du strabisme améliore quelquefois la vue en celui des deux yeux qui était le plus mauvais, le plus affaibli ; ce qui a pour effet de rétablir l'égalité de la vue et l'harmonie des deux yeux. Voici comment cela peut être expliqué. Le globe de l'œil, dans l'état normal, est comprimé à peu près dans tous les sens par les quatre muscles droits qui le meuvent et lui sont contigus. Cette résistance ou cette active et incessante pression de ces muscles influe nécessairement sur la sphéricité de l'œil. Or, un ou plusieurs de ces muscles étant coupés, le mutuel appui qu'ils se prêtaient se trouve détruit. La cornée, naturellement élastique, alors reprend du ressort, et elle n'est bientôt plus si conique. En un mot, l'œil, qui avant l'opération offrait les caractères de la myopie, devient moins convexe, moins saillant, après l'opération, il ressemb'e à peu de chose près à celui des presbytes. Toujours est-il que la section des muscles améliore la vue des myopes et des louches, quoi qu'on veuille penser de l'explication précédente, qui diffère peu de celle qu'Everard Home avait déjà donnée d'un fait analogue.

NAGE : les poissons nagent au moyen de leurs nageoires et de leur vessie natatoire ou aérienne ; quelques oiseaux, grâce à leur léger plumage, à la configuration de leur carcasse en carène et de leurs pattes en palmes ; les cétacés, à cause de la légèreté spécifique que leurs poumons et l'abondance d'une graisse huileuse donnent à leur corps ; mais les quadrupèdes vivipares ne peuvent nager qu'à l'aide des mouvements énergiques de leurs membres et du grand volume d'air que l'occlusion de leur glotte retient momentanément dans leur poitrine.

NASILLARD : qui nasille. La voix et la parole deviennent nasillardes par deux causes différentes : ou parce que, le voile du palais étant endommagé ou détruit, l'air passe à contre-temps par les narines ; ou parce que, ces dernières se trouvant bouchées, l'air expiré ne peut plus librement les parcourir. Dans le premier cas des *m* et des *n* sont ajoutés à contre-temps à tous les mots ; dans l'autre, au contraire, les sons où interviennent naturellement des *m* et des *n* ne peuvent être régulièrement produits.

NERFS : ce sont les organes extérieurs du sentiment. Les nerfs sont des cordons blanchâtres, mous et pulpeux, qui se répandent et se ramifient dans tous les organes, et qui tiennent attachés à la moelle du dos ou à l'encéphale.

NEZ : organe de l'odorat, réceptacle des odeurs. L'absence du nez nuit à la prononciation des mots où interviennent des *m* et des *n*. On peut restituer le nez détruit avec la peau du front décollée et rabattue. Plusieurs chirurgiens de nos jours ont pratiqué cette malencontreuse opération avec une ombre de succès, je veux dire sans accidents graves — L'article *Nez* que j'avais inséré en 1833 dans le *Musée des Familles* a beaucoup contribué au succès qu'obtient la nouvelle édition de ma *Physiognomonie*.

Nutrition : action intime en vertu de laquelle nos organes se nourrissent et se maintiennent. On emploie aussi ce mot pour indiquer cette suite de préparations préliminaires que nos organes font subir aux aliments destinés à les nourrir. — Les végétaux se nourrissent d'air et d'eau. Les feuilles et les parties vertes des plantes absorbent le premier, les racines puisent l'autre dans la terre. Le carbone, plus essentiellement que tout le reste, se fixe durablement dans le tissu végétal, qu'il caractérise et solidifie ; et les animaux herbivores, qui se récupèrent et s'alimentent aux dépens des végétaux, servent à leur tour à nourrir les animaux carnassiers. C'est ainsi que les substances alimentaires sont subordonnées et se graduent depuis les fluides gazeux jusqu'aux corps organisés les plus complexes. Les débris des animaux, après avoir servi de pâture à d'autres animaux, se résolvent finalement en engrais et en éléments gazeux ou salins au moyen desquels les plantes prospèrent ; tandis que les plantes mêmes alimentent, médiatement ou immédiatement, les animaux. Il se fait incessamment de tels échanges entre les corps organisés des deux règnes : les plantes ne peuvent pas plus se passer des animaux que les animaux ne peuvent se passer des plantes ; d'où il faut conclure que la destruction de l'un de ces deux règnes entraînerait inévitablement la destruction de l'autre. — Un végétal ou un animal, à sa première origine, ne doit à sa souche maternelle qu'un peu de fluide qui était renfermé dans les tuniques ou membranes du germe. Ses accroissements ultérieurs et progressifs proviennent tous et de l'air qu'il a absorbé ou respiré et des aliments qu'il s'approprie et s'assimile après ou sans digestion préalable. C'est donc la matière générale, celle qui est répandue dans tout l'univers et qui en forme la visible trame, c'est cette matière brute, assortie et coordonnée en *touts* partiels par le principe vital, dépendance incontestable de l'Esprit suprême qui gouverne les mondes, c'est cette matière universelle qui compose à elle seule la substance des corps organisés. Lorsque ensuite les corps vivants de toute classe et de tout règne perdent l'existence comme individus et que les éléments s'en dissocient, les débris gazeux qui en proviennent vont se confondre invisiblement, pour de nouveaux et pareils échanges, ou avec le globe terrestre ou dans le grand réservoir de l'atmosphère ; en un mot ils redeviennent matière brute comme auparavant, et toujours disponibles comme auparavant pour d'autres combinaisons organiques. C'est donc toujours la même matière qui passe tour à tour de l'état inerte à l'état de vie, et de cette dernière forme à l'état inerte...Quant à ce principe insaisissable qui anime, qui vivifie, reprend et quitte incessamment (et combien de fois !) la même matière depuis le commencement de ces mondes dont nous contemplons le merveilleux ensemble et le sublime enchaînement, l'essence nous en est inconnue ; l'origine même de chaque existence, qui ne remonte

qu'à l'acte mystérieux de la génération , nous ne savons point
en apprécier l'heure [1]. — On demande quelquefois si les animaux composent et fabriquent en eux, par la seule force, par
le seul pouvoir de la nutrition , des principes totalement
étrangers à l'air qu'ils respirent et à leur nourriture. La réponse
à cela ne saurait être indécise. D'abord , et à commencer par
le sang , la chimie est inhabile à expliquer et à imiter ce fluide
vital , dans lequel tous les autres fluides ont leur source et auquel tous aboutissent. Même en considérant le sang comme
un ensemble admirablement composé pour les besoins de la
vie , de tout ce qui provient soit de l'air , soit des aliments , il
serait impossible de trouver dans ce fluide les divers éléments
dont sont formés les organes , de même que les éléments des
humeurs que plusieurs organes sécrètent. On ne trouve en
effet dans le sang ni la gélatine des os toute formée , ni l'acide
de l'urine tout préparé , ni du soufre et du phosphore pour le
cerveau, ni des sels calcaires pour les os, ni de l'azote pour les
organes charnus. On ne trouve pas davantage dans les organes
nourris et dans les aliments consommés, ni l'emploi ni la source
du peu de fer que contient le sang. Je sais bien que M. Boussingault , en analysant scrupuleusement l'équivalent des fourra-
ges que ses bestiaux avaient coutume de consommer dans l'espace de vingt-quatre heures , a trouvé en fin de compte 27 gr.
d'azote de surcroît sur les quantités du même gaz qu'il retrou-
vait dans les excréments , dans les urines et dans le lait des
mêmes animaux. Dès lors MM. Boussingault , Dumas et Payen
trouvèrent assez aisément la source de l'azote des muscles sans
avoir besoin de rien défalquer de l'air respiré , ainsi que l'a-
vaient fait W. Edwards et M. Despretz. C'est donc une première difficulté à peu près surmontée; mais est-ce la seule? Le
célèbre Vauquelin , nourrissant une poule avec de l'avoine ,
avait trouvé dans cette avoine une petite quantité de silice
qu'il était désespéré de ne pouvoir retrouver ni dans aucune
des parties de la poule ni dans ce qui provenait d'elle. Qu'était
devenue cette silice? A la vérité, la poule pondait : et Vauquelin ne trouvait pas davantage , soit dans l'air , soit dans les
aliments , l'origine du sel calcaire qui servait à former la coquille de chaque œuf. Le carbonate calcaire venait peut-être
de l'eau? Non, car Vauquelin n'en donnait que de distillée. Il
venait donc des os? Mais, en admettant cette hypothèse, où les
os auraient-ils repris un sel analogue pour se récupérer de
cette perte journalière? Vauquelin se voyait réduit à conclure

---

[1] Ces considérations sur la mutabilité de la matière et des
Règnes ne sont pas nouvelles, puisque je les extrais du livre IV,
chapitre X , de ma *Physiologie comparée*, que M. J.-B. Baillière
a publiée en 1830. Ce n'est point une réclamation que je formule
ici contre M. Dumas ou M. Liébig , mais c'est un fait bien réel
qu'il m'importait de constater.

que la silice s'était transformée en chaux carbonatée ; mais il y a loin d'une semblable transformation à une espèce de tri ou de choix entre des éléments préétablis ou préformés, et nous rentrons dans notre première thèse : que tout ne vient pas immédiatement des aliments.—Il est bien vrai que les analyses organiques sont difficiles, et nous en avons dit la principale cause (voir p. 226, etc.); mais toujours est-il que la nutrition opère des combinaisons telles que la chimie n'en saurait rendre compte de manière à satisfaire des esprits judicieux et difficiles qui voudraient plus que des hypothèses, et qu'enfin le travail nutritif ne résulte point d'un simple dépôt d'éléments qui tous proviendraient de la nourriture. Quant à ceux qui douteraient encore du pouvoir qu'ont les organes de combiner et de transformer les éléments du sang en les assortissant à leurs besoins, nous les prierions de se rappeler que le très-jeune enfant, dont les organes se forment ou vont s'accroître, n'a pour tout aliment durant de longs mois que le même lait de sa nourrice ou de sa mère, et que c'est avec un liquide si simple, et apparemment si homogène, qu'il lui faut composer des cartilages et des os, des muscles, des tendons, des nerfs, des vaisseaux fibreux, des ligaments, des glandes, des membranes, des viscères de la nature la plus contrastante, organes sensitifs, cerveau, etc.; et je ne veux pas dire combien d'humeurs, qu'un même sang alimente sans cesse, lui dont la source a tant de simplicité! Enfin le poulet, dans lequel abonde la gélatine sans qu'il s'y joigne un seul atome d'albumine, le poulet provient d'un œuf entièrement destitué de gélatine, et dont l'albumine compose à elle seule environ les trois quarts. — Comme presque tous les physiologistes admettent gratuitement que les organes vivants se décomposent et se recomposent sans cesse, ils n'ont pu se persuader et ils se sont montrés surpris que des animaux longtemps frustrés d'aliments azotés conservassent des muscles tout aussi imprégnés d'azote que d'autres animaux dont le régime azoté n'avait pas été interrompu un seul jour. Cette surprise et cette incrédulité (dont me préservent les faits exposés précédemment) devront cesser dès qu'on reconnaîtra, ainsi que je l'ai établi (p. 115, etc.), que la trame même des organes reste inamovible à partir du moment où la crue s'achève. Les raisons que M. Flourens vient d'opposer aux miennes, dans son dernier et savant Mémoire [1], n'ont pu me faire changer d'opinion.

ODORAT : l'un des sens. OLFACTION : l'action de ce sens ou l'appréciation des odeurs. L'odorat est un des sens qui vieillissent et se blasent des premiers.

---

[1] Page 112-115 du *Mémoire sur le développement des os*, etc., par M. Flourens, secrétaire perpétuel de l'Académie des sciences, etc., etc. ; in-4° de 150 pages avec 11 pl. coloriées. (Extrait des *Archives du Muséum.*)

OESOPHAGE : canal des aliments intermédiaire au pharynx et à l'estomac. Ce long conduit n'est sensible qu'à sa partie inférieure. Spallanzani a prouvé que les aliments sont déjà légèrement digérés quand ils ont séjourné dans l'œsophage. Ce conduit est exposé à des ruptures. Boerhaave a raconté l'histoire effrayante d'un amiral hollandais très-gourmand, qui, pour s'être fait vomir après un repas copieux qu'il eût voulu prolonger ou recommencer, mourut d'une rupture de l'œsophage.

OISEAUX : animaux ovipares, ayant des plumes, un bec et des poumons. Ils ont aussi presque toujours un gésier ou estomac puissamment charnu, un sternum dont la quille est favorable au vol, un cœur à quatre cavités, et plusieurs os remplis d'air au lieu de moelle; mais ni mamelles, ni dents, ni toujours des glandes salivaires, ni jamais de vrai diaphragme.

OMBILIC OU NOMBRIL : dépression évidente qui marque le lieu où s'attachait le cordon ombilical. Il est placé précisément au milieu de la longueur du corps chez les enfants nés à terme. M. Jobert croit en outre avoir constaté que l'ombilic de l'enfant nouveau-né occupe précisément le point mitoyen du ventre pour ce qui est de la largeur; tandis que plus tard il dévie toujours un peu à droite à cause du foie, qui devient de moins en moins volumineux comparativement aux autres organes. L'ombilic des enfants doit être attentivement surveillé, en raison des viscères auxquels il peut livrer passage et des hernies qui s'y forment. Au-dessous de six ans les enfants mâles sont beaucoup plus exposés que les filles à cette infirmité; c'est le contraire le reste de la vie. — Un ombilic à cicatrice profonde dénote un placenta, un utérus, et il témoigne conséquemment que l'animal où on l'observe est de la classe des mammifères, puisqu'il indique le point d'union de l'enfant avec sa mère. On peut dire, sans forcer les conséquences de ce fait, que les premiers mammifères de chaque espèce n'avaient point d'ombilic. Avis aux peintres qui se complaisent à retracer les scènes ingénues des premiers temps de la création.

OMNIVORES : on nomme ainsi ceux des animaux qui se nourrissent de toutes sortes d'aliments. L'homme est omnivore.

OREILLETTES : nom de deux des quatre cavités du cœur. L'oreillette droite se remplit du sang veineux de tout le corps ; la gauche reçoit des veines pulmonaires le sang rougi et régénéré dans les poumons. Les oreillettes versent ensuite le sang qui les remplit dans leur ventricule respectif.

ORGANES : nom des différentes parties du corps qui servent ou participent à certaines fonctions de la vie. Organe veut dire instrument; les organes corporels sont les instruments de la vie. — Tous les organes du corps humain concourent à cet ensemble d'effets subordonnés et compliqués que nous appe-

lons la vie ; cependant tous n'y prennent pas une part égale.
Il y a dans l'homme et les animaux les plus voisins de l'homme
cinq organes principaux dont l'action prépondérante et simultanée se fait sentir sur tous les autres organes. Ces organes
prééminents sont : le cœur, la moelle épinière, le cerveau, les
poumons et l'estomac. Il serait difficile d'indiquer avec précision lequel des cinq a sur les autres la prépondérance la plus
effective ; mais il est certain que tous les cinq s'entre-nécessi-
tent et s'entr'influencent, qu'aucun des cinq ne saurait se
passer des quatre autres, et que la vie est entravée, puis
éteinte, lorsqu'un d'eux a cessé d'agir pendant une durée qui
varie de l'un à l'autre. Ce n'est donc point par l'exclusif ascendant d'un seul que s'accomplit l'ensemble compliqué des
actes qui constituent la vie ; c'est par un égal concours entre
plusieurs et par la participation seulement auxiliaire de la
multitude. Il y a donc un petit nombre d'organes puissants par
qui le peuple des organes est pour ainsi dire gouverné, maî-
trisé : c'est une espèce d'aristocratie parfaitement stable que
motivent la puissance réelle non moins que l'importance des
services, et qui n'est nulle autre part réalisable au même degré.
Voilà ce que j'ai nommé dans un autre ouvrage la *pentarchie
vitale*. Cette idée de pentarchie, ainsi que je viens de la formuler, s'assortirait surtout aux doctrines du solidisme et du
vitalisme pur ; mais la manière dont je l'ai présentée ailleurs
(voir SANG) l'approprierait plus spécialement à la doctrine
de l'humorisme, en laquelle se complaisent toujours quelques
esprits trop faibles ou trop peu réfléchis pour comprendre la
vie dans toute sa généralité. — Si je m'applique par-dessus
tout à montrer l'enchaînement des organes et la corrélation des
humeurs, c'est dans la persuasion où je suis qu'en ce point
résident tous les secrets accessibles de la vie et la science du
médecin. Une fois initié à ce pacte si merveilleux des organes,
on cesse de ne voir dans chaque maladie que des phénomènes
isolés ; on aperçoit le côté faux de la médecine des symptômes,
comme aussi l'aveuglement de l'empirisme et le néant des
systèmes artificiels. On voit dès lors comment la maladie la
plus générale peut résulter de l'atteinte et de la souffrance
d'un seul organe, et comment l'affection d'un seul rejaillit sur
tous en se compliquant jusqu'à l'infini par la mutualité d'action
d'un petit nombre. Ces considérations toutes naturelles ont cet
autre avantage, qu'elles montrent combien est irrationnel tout
système où l'on envisage exclusivement soit les organes sans les
humeurs, soit les humeurs sans les organes.

Os : parties solides du squelette. Notre charpente osseuse est
formée d'à peu près deux cents os différents. Il y en a davantage dans le premier âge, au moins en apparence, parce que
beaucoup d'os composés de compartiments destinés à s'assortir, mais alors isolés, ne forment plus dans la suite qu'une

pièce unique partout continue. Les scrofules quelquefois ramollissent les os ; le cancer peut les rendre plus fragiles ; la vieillesse les endurcit, à cause de l'abondance des sels calcaires, qui n'ont plus leurs anciens débouchés. Les os, dans l'enfance, sont d'abord tendres, cartilagineux, sans vaisseaux rouges, sans cavité intérieure et sans moelle.

Ossification : formation et crue des os. La garance a été d'un grand secours pour faire juger des progrès de la crue de os.

Ovaires : réunion des petits œufs des femelles formant une espèce de grappe. Ces ovules se détachent un à un, et laissent pour cicatrices des taches ou empreintes jaunâtres. Le nombre de ces cicatrices peut indiquer assez précisément le nombre des œufs qui déjà se sont détachés, c'est-à-dire, en ce qui concerne les mammifères, le nombre des fécondations antérieures. — Les oiseaux n'ont qu'un seul ovaire, et c'est celui du côté gauche. L'ovaire du côté droit manque toujours, comme si la nature avait songé à restreindre la multiplication des oiseaux, eux dont la respiration est si puissante, la température vitale si élevée et les tendances sexuelles si manifestes.

Ovipares : nom des animaux dont les petits proviennent d'un œuf, lequel s'est séparé des organes de la mère long-temps avant l'éclosion. Tous les animaux procèdent d'un œuf ; mais l'œuf d'où sortent les vivipares ne fait qu'un avec la mère jusqu'à la naissance : le jeune être, son œuf et sa mère sont unis ensemble par les mêmes liens et quasi les mêmes vaisseaux ; tandis que le jeune ovipare n'a de communication qu'avec l'œuf même qui le renferme. (Voir Lettre v, p. 32 et 33.)

Ovo-vivipares : animaux ovipares dont les œufs éclosent dans l'intérieur des femelles. Ce sont des vivipares, à cela près que l'œuf d'où ils sortent n'adhère point vasculairement avec la mère. Les vipères sont ovo-vivipares, et voilà même d'où vient leur nom.

Ovule : petit œuf. On donne surtout ce nom à l'œuf fluide, mais déjà fécondé, des animaux mammifères ou vivipares.

Palais (voile du) : lame charnue et très-mobile qui est située sur les confins de la bouche, du pharynx et des fosses nasales ; la luette occupe le centre du bord libre de cette espèce de diaphragme. La prononciation est altérée et devient nasillarde lorsque le voile du palais est divisé : on met al rs des lettres nasales, des *m* et des *n*, dans tous les mots, et l'on ne peut ni siffler, ni cracher, ni prononcer le *j* et le *ch*. M. Roux, notre illustre chirurgien, a inventé une opération qui remédie à cette infirmité si désagréable, et déjà il l'a pratiquée cent huit fois, et avec un succès presque constant Le voile du palais contribue beaucoup aux sons vocaux qui se rapportent à ce qu'on nomme la voix de fausset ou de registre supérieur. Les oiseaux n'ont point de voile du palais.

PALPITATIONS : mouvements excessifs et tumultueux du cœur.
Les palpitations peuvent provenir ou de la faiblesse physique,
ou d'émotions morales, des passions, principalement de l'effroi, de la surprise et de la timidité, ou bien encore de l'usage
de certains excitants et d'excès quelconques, de l'état nerveux,
ou de souffrances corporelles. Quand le cœur palpite, on tousse
ou l'on soupire ; les palpitations peuvent aller jusqu'à produire
la syncope. Le cœur palpite et frémit quelques instants encore
après la mort; il palpite même après qu'on l'a arraché de la poitrine, et alors qu'il serait entièrement vide de sang. Il soulève
énergiquement les doigts qui le compriment. Galien, G. Harvey et Richerand ont touché et de leurs yeux vu palpiter le
cœur de l'homme durant la vie. Une fois que les parois de la
poitrine sont détruites, on voit distinctement cet organe a travers le péricarde, qui est transparent.

PANCRÉAS : petite glande située dans l'abdomen, derrière et sous
l'estomac. Le pancréas sécrète une sorte de salive qui se mêle
en même temps que la bile, et dans le duodénum, aux aliments déjà sortis de l'estomac. Ce fluide s'appelle suc ou salive
pancréatique. — Le suc pancréatique peut suppléer le suc
gastrique et la salive, de même qu'il peut être suppléé par
eux. On ne trouve jamais de pancreas ni dans la carpe ni dans
les animaux sans vertèbres, si l'on excepte quelques mollusques. En adaptant au canal divisé du pancréas une petite bouteille en gomme élastique, qui, préalablement affaissée par
la compression, effectue ensuite le vide et fait succion en s'é-
panouissant, MM Leuret et Lassaigne ont ainsi recueilli jusqu'à trois onces de suc pancréatique; ce qui leur a permis d'a-
nalyser rigoureusement ce liquide éminemment digestif. Ils
l'ont trouvé comparable à la salive, à cela près que, au lieu
d'agir comme elle sur les aliments non macérés ni encore modifiés par l'estomac, il ne se mêle avec eux et ne les pénètre
que dans l'intestin duodenum et alors que, déjà à l'état de
chyme, ils ont franchi le pylore. Il n'est pas d'eau minérale
qui puisse remplacer avec utilité le suc pancréatique.

PAPILLES : fine extrémité des nerfs. Il y a des papilles nerveuses à
l'extrémité charnue des doigts, à la surface de la langue, etc.
Les papilles sont éminemment sensibles.

PARENCHYME : le tissu intime des corps vivants, la trame indistincte des organes, et surtout de quelques viscères non charnus.

PAROLE : expression de la pensée. La parole suppose la voix, et
la voix elle même suppose un larynx et des poumons. Bien
plus, la parole suppose avant tout la pensée, e veux dire de
l'intelligence et de la raison, et, en conséquence, l'homme est
le seul être véritablement doué de la parole. A la vérité,
Leibnitz et Kircher disent avoir vu un chien qui répétait quelques mots; mais c'était, à la manière des merles et des perro-

quets, par imitation, machinalement, sans conscience ni spon-
tanéité. Kircher a également rapporté l'exemple d'une alouette
qui récitait des litanies en latin, comme certains moines, sans
y rien comprendre. — M. Deleau a prouvé dans ces derniers
temps qu'on peut articuler des mots et parler bas sans l'auxiliaire du larynx et de la voix, et par la seule action de la langue
et des lèvres sur l'air qui remplit constamment les vides de la
bouche et du gosier. Mais, de ce que la parole peut subs-
sister sans la voix, on a eu le très-grand tort de conclure
que la voix de fausset ne provient pas toujours du larynx. Il
y a là une double erreur : erreur de logique et erreur de
physiologie.

Pectoriloquie : bruit et sorte de langage d'une poitrine profondément malade, symptôme certain de la phthisie confirmée, dont
le docteur Louis a tracé l'histoire mieux et plus sagement qu'aucun. Lorsque les poumons sont déjà ulcérés, partiellement exca-
vés et détruits, on peut entendre la parole des malades à travers
les parois osseuses et charnues de la poitrine : c'est là ce qu'on
nomme la pectoriloquie. On se sert quelquefois d'un instrument (stéthoscope) pour apprécier plus distinctement ou plus
décemment ce phénomène. Tout cela est de l'invention du médecin Laënnec, qui lui-même, à nos grands regrets, vient de
succomber à la phthisie pulmonaire par ses imprudences et par
sa faute, tout guéri qu'il croyait être. (J'écrivais cela en 1829.)

Péritoine : fine tunique à surface humide et polie, qui se dé-
ploie, comme pour les tapisser, sur les parois du ventre et sur
la plupart des viscères que le ventre renferme. Si l'humidité
du ventre devient trop abondante, ou si elle n'est pas repom-
pée au fur et à mesure par les vaisseaux, cela donne lieu à
une *hydropisie ascite*. Le péritoine forme une très-vaste poche à
replis flottants et nombreux ; poche inaccessible de toutes parts,
sinon vers l'extrémité des trompes de Fallope. Cette étroite et
double ouverture du péritoine explique suffisamment le phénomène de la procréation ou de la fécondation des germes. Elle rend
également compte de la possibilité des grossesses extra-utérines
ou hors matrice, comme aussi de la subite disparition de certaines intumescences du ventre occasionnées par des amas d'air
dans la cavité même du péritoine.

Perspiration : suintement de liquides à travers les vaisseaux
poreux qui les renferment et à la surface des membranes, dans
le fin tissu desquelles se ramifient ces vaisseaux.

Physiologie : science traitant des lois de la vie et de tous les actes
des corps vivants. Biologie exprimerait plus précisément l'objet
de cette science ; car le mot physiologie signifie littéralement
science de la nature ; mais nous respectons un usage consacré
depuis des siècles. Il en est du vrai physiologiste comme de

l'astronome : ils sont rarement athées, quoi qu'ait publié de contraire la calomnie... Jugez donc s'il serait long-temps possible d'assister soit au spectacle sublime des astres s'entre-attirant incessamment sans perturbation et sans se confondre , soit au jeu synergique des organes , aux mouvements spontanés des entrailles , sans apercevoir et sans attester cette main toutepuissante qui communique temporairement la vie à la matière, comme à l'univers sa coordination et sa durée ! C'est dans ce sens-là que Fontenelle disait : « M. Méry a découvert dans nos organes tout ce que M. Cassini avait vu dans les cieux [1]. »

PIE-MÈRE : l'une des trois membranes du cerveau, ou méninges ; c'est la plus vasculeuse des trois. Elle est souvent altérée et adhérente dans la folie, principalement lorsqu'à l'aliénation mentale il se joint de la paralysie et des hallucinations d'ambition et de vanité : personne n'a mieux établi ce fait que M Bayle neveu. La pie-mère est immédiatement contiguë au cerveau , dont elle suit toutes les sinuosités, dépressions et saillies.

PLACENTA : masse de vaisseaux à l'aide desquels les petits des vivipares adhèrent à leur mère avant de naître, et en reçoivent du sang tout préparé, tout respiré.

PLANTES OU VÉGÉTAUX : corps vivants qui se nourrissent au moyen des fluides qu'ils pompent par des racines, qui produisent de la chaleur, et dont les parties vertes, les feuilles et l'écorce, décomposent l'air par une sorte de respiration ; qui se reproduisent ou par divisions et boutures, ou par des organes sexuels ; mais qui ne se meuvent spontanément ni ne sentent.

PLESSIMÈTRE : instrument très-simple que M. Piorry a inventé afin d'obtenir des organes percutés un son plus net et plus distinct. C'est une plaque d'ivoire ayant vingt lignes environ de diamètre, et qu'il est essentiel de graduer en pouces d'un côté et en centimètres de l'autre côté. Un rebord saillant et excavé sert à la maintenir. M. Piorry fait plus particulièrement usage du plessimètre soit pour l'examen des anévrysmes , soit pour suivre les progrès d'une rate engorgée.

PLÈVRE : pellicule ou membrane qui tapisse intérieurement les parois de la poitrine et qui revêt la surface des poumons. L'inflammation de la plèvre s'appelle *pleurésie*. Quand , par les progrès de la phthisie, la plèvre vient à se rompre, la mort ne tarde pas à venir. La poitrine est alors aussi sonore qu'un tonneau vide.

---

[1] Consulter à ce sujet l'article PHYSIOLOGIE du *Dictionnaire de la Conversation et de la Lecture*, comme aussi l'article ANIMAL du *Dictionnaire classique de l'Histoire naturelle*, par Isid. Bourdon l'un et l'autre.

Poissons : animaux vertébrés et ovipares, vivant dans l'eau et respirant par des ouïes ou branchies qui leur tiennent lieu de poumons. On ne voit en eux qu'une oreillette et qu'un ventricule au cœur; ils n'ont de même qu'une seule artère sortant de ce cœur, c'est l'artère branchiale ou pulmonaire. L'aorte, au lieu de provenir directement du cœur, n'est qu'une dépendance de l'artère des branchies, qui lui transmet son impulsion. Il n'est donc pas étonnant que ces animaux aient le sang si froid.

Polypes : les plus simples des animaux. Les polypes se nourrissent au moyen d'une sorte d'intestin qui n'a qu'une ouverture servant tout à la fois et d'entrée et d'issue aux aliments : voilà tout ce qu'on leur connaît d'organes. Des tentacules mobiles leur servent de membres; mais on n'a pu trouver en aucun d'eux ni de nerfs, encore qu'ils soient manifestement sensibles; ni de muscles, nonobstant les mouvements qu'on leur voit accomplir.

Pouls : battements alternatifs des artères dus à l'impulsion du cœur et en particulier de son ventricule gauche. Le pouls des artères fait donc juger des mouvements du cœur. Les artères battent au moment même où la pointe du cœur vient heurter la poitrine. Il y a ordinairement, dans l'état de santé, de soixante à soixante-douze pulsations par minute, quelquefois moins. Passé quatre-vingt-cinq pulsations, on dit qu'il y a fièvre. On juge aussi de la respiration par le pouls : il y a une inspiration par quatre battements artériels, et quelquefois quatre respirations brèves pour sept de ces pulsations chez les très-jeunes enfants malades. J'ai vu des cas de ce genre. La force impulsive du sang est si vive qu'elle fait comme osciller les yeux et qu'elle ébranle les membres, dernier effet qui se réalise principalement lorsque les jambes sont croisées. Cela peut aller jusqu'à occasionner des bruissements d'oreilles, des ruptures de vaisseaux, des anévrysmes, des hémorrhagies, des apoplexies ou coups de sang. On cesse de sentir le pouls radial dans les évanouissements et quelques instants avant que la mort soit consommée. Ainsi que je le disais dès 1828, *de nos jours on ne tâte plus le pouls, on le compte*. — MM. Mitivié et Leuret ont fait sur le pouls des aliénés, en janvier 1832., la fatale année du choléra de la France septentrionale, des expériences intéressantes. Après avoir noté que la fréquence du pouls est en général proportionnelle, surtout en été, à la température de l'air et ordina rement plus grande vers le dernier quartier de chaque lune, ce qu'avait au reste déjà observé un docteur d'Acquin (un autre que d'Acquin le célèbre et trop ambitieux premier médecin de Louis XIV), MM. Mitivié et Leuret, avec le concours de MM. Lélut et Bouchardat, ont compté le pouls, au même jour et à la même heure : 1o des vieillards de Bicêtre; 2o des vieilles femmes, la plupart imbéciles, de la

Salpêtrière ; et 3° des jeunes élèves de l'École vétérinaire d'Alfort ; et , chose étonnante, ce fut le pouls de ces derniers qui fut trouvé le plus calme et le moins fréquent. Il est vrai que les circonstances en dehors de l'âge étaient loin d'être identiques pour ces trois classes de personnes. Il y avait des insensés et des malades parmi les vieillards , et les jeunes gens étaient sains d'esprit et de corps; il n'existait non plus aucune similitude ni pour les aliments , ni pour les vêtements , ni même pour l'habitation et pour les qualités de l'air : Bicêtre, par exemple, est beaucoup plus exhaussé que les deux autres lieux , voisins de la Seine... J'ai voulu enregistrer cette curieuse observation , tout en ne la trouvant point d'une exactitude irréprochable.

Poumons : organes spongieux composés de vaisseaux sanguins et de vaisseaux aériens. Les poumons flottent toujours dans le liquide où on les a jetés, à moins qu'ils ne soient enflammés , hépatisés ou cancéreux; les poumons d'un fœtus qui n'a pas respiré ne surnagent point. Ce sont ces organes qui effectuent la respiration; c'est dans leur tissu intime que le sang se renouvelle et se décarbonise , là qu'il perd sa couleur noire : effets dus à l'action que l'air intérieurement aspiré exerce sur le sang. Tous les animaux ne respirent pas par des poumons; la plupart des animaux aquatiques ont des ouies au lieu de poumons. Les insectes ont des trachées , les polypes et quelques vers respirent tout simplement par la peau; et quant aux plantes , les feuilles leur tiennent lieu de poumons : c'est par les feuilles qu'elles respirent.

Presbytie : l'opposé de la myopie, vue qui n'est un peu distincte que de loin. Les myopes ont besoin de lunettes à verres concaves , et , au contraire, les presbytes en réclament de convexes. Infirmité familière aux vieillards et aux opérés de cataracte , à cause de l'absence du cristallin , lequel a l'office de lentille.

Prononciation (vices de la). Outre le bégaiement et le grasseyement, la prononciation peut être altérée de plusieurs manières. Tantôt, si la langue est paresseuse ou trop courte, l'on ne peut prononcer l'*r* : c'est la **lallation** ; tantôt, ainsi que les peuples du midi transportés au nord en ont l'habitude, on travestit les *s* en *z*, les *p* en *b*, etc. : c'est ce qu'on nomme la **blésité**. L'engouement pour la langue italienne, en particulier pour l'Arioste et le Tasse, dans les commencements du dix-septième siècle, rendit ce défaut familier aux beaux esprits et aux précieux d'alors. On peut voir les plaisantes moqueries de madame de Sévigné envers une demoiselle Duplessis, sa voisine aux Rochers... — La perte des dents énerve la prononciation et la rend indistincte. La perforation du voile du palais rend la voix nasillarde et s'oppose à la prononciation du *ch* et du *j* :

ce dernier défaut s'appelle JOTACISME. Le trop grand écartement des dents ou l'affectation seule rendent le son des *s* trop retentissant et donne à la parole une apparence de sifflement désagréable : on appelle cela SESSEYEMENT.

PSYCHOLOGIE : science de l'âme, sublime obscurité sans la foi. On a retrouvé assez nouvellement une lettre de Malebranche, qui renferme, affirme M. Cousin, un argument nouveau quant à l'immortalité de l'âme. Cette lettre était adressée à un gentilhomme orthodoxe qui demandait avec naïveté par combien de raisons on pouvait prouver que l'âme est immortelle. Après les preuves d'école, de conviction rationnelle et de sentiment, d'autorité traditionnelle ou de croyances soumises, Malebranche allègue ce nouveau motif, qui lui appartient en propre : « Sans doute Dieu veut être connu dans sa gloire et dans sa toute-puissance par la plus parfaite de ses créatures ; or ce n'est pas trop de l'éternité pour le connaître : donc l'âme est immortelle. »

PUPILLE OU PRUNELLE : ouverture centrale de l'iris. On juge par l'iris de la puissance et de l'intégritéde la vue. La pupille est aussi d'un grand secours pour faire connaître l'état de l'encéphale et des forces, ainsi que la disposition bonne ou mauvaise de tout le corps. Elle s'élargit lorsque l'œil est paralysé ou seulement affaibli ; elle s'élargit aussi dans la myopie, dans les épanchements du cerveau, dans l'état d'extrême faiblesse, ou lorsqu'il existe des vers dans les intestins, de même que dans l'obscurité et par les excès de l'onanisme. La belladone surtout occasionne la dilatation de la pupille. Enfin cette ouverture de l'iris est très-étroite chez les presbytes et dans la première phase des inflammations cérébrales.

PYLORE : étroite issue de l'estomac. Le pylore fait, pour ainsi dire, à l'égard des aliments, l'office d'un portier judicieux : il laisse passer les aliments déjà préparés, et il arrête au passage ceux dont la digestion serait mal ou ne serait pas même ébauchée. Il choisit, il distingue, et c'est de là que vient son nom. Cette partie de l'estomac est souvent engorgée, vivement pulsative, squirrheuse ou cancéreuse. L'engorgement du pylore a souvent occasionné de la salivation et des douleurs vers l'épigastre.

RADIAIRES : animaux comme étoilés, dont ni l'organisation ni les fonctions ne sont bien connues. Les oursins, les étoiles de mer sont des radiaires. C'est là un des quatre grands embranchements en lesquels G. Cuvier a divisé le Règne animal.

RATE : organe mollasse, vasculeux, placé à l'opposite du foie, et dont on ignore presque entièrement les fonctions. — Au moyen du plessimètre on est parvenu dans ces derniers temps à mesurer avec une précision très-satisfaisante les engorgements qu'éprouve la rate à la suite des fièvres intermittentes, comme

aussi la résolution graduelle et prompte de ces gonflements par
l'effet des sels de kinine. M. Piorry va même jusqu'à marquer
par des lignes extérieures, tracées sur la peau, les progrès jour-
naliers de ces dégorgements spléniques, tant sont certains les
témoignages du plessimètre et de la percussion. Toutefois,
le médecin pourrait être induit en erreur par le fait des gaz
abondants qui s'accumulent dans l'estomac après l'usage de
certains sels et breuvages par qui l'exhalation en est subitement provoquée.

REINS : glandes, au nombre de deux, par qui l'urine est sécrétée
ou filtrée. L'urine, à sa sortie des reins, coule ensuite vers la
vessie par le canal des uretères... Pour qui a bien étudié les
urines et leur composition chimique, ce fluide peut servir à
faire reconnaître plusieurs dispositions physiologiques et quelques maladies : la fièvre, la gravelle, l'inanition, certains catarrhes, le diabètes, et même la grossesse.

REPTILES : animaux vertébrés et ovipares, dont la peau est ou
écailleuse ou absolument nue. Les reptiles ont des poumons
peu vasculeux, un cœur moins complexe que les oiseaux, et
une chaleur à peine sensible hors du temps de la ponte. La
vie des reptiles a plus de ténacité que d'énergie.

RESPIRATION : on désigne à la fois par ce mot et les mouvements
au moyen desquels l'air s'introduit dans la poitrine et en est
chassé, et les changements que le sang éprouve dans les poumons par le contact de l'air. La respiration a la même durée
que la vie. L'enfant commence à respirer dès qu'il est né, et la
vie de l'homme se termine par une expiration, par un soupir.
RESPIRER signifie *vivre*, et l'on dit d'une personne qui est sur
le point de mourir qu'elle est près d'expirer. Il y a ordinairement dans l'homme adulte une respiration pour quatre pulsations des artères. Une personne qui vit soixante ans respire à peu près cinq cent trente millions de fois en toute sa vie.
C'est environ vingt-quatre mille fois par jour.

Il serait quelquefois utile de connaître, du moins approximativement, de quelle quantité d'air ont besoin pour vivre
et rester sains soit l'homme, soit divers animaux des plus rapprochés de l'homme. C'est ainsi que, vers 1839 et 1840,
plusieurs ministres de la guerre successivement sollicitèrent
des académies des renseignements exacts concernant la quantité d'air pur dont un cheval a rigoureusement besoin toutes
les vingt-quatre heures. La morve, qui plus que jamais se
montrait contagieuse et meurtrière dans toute l'Europe, rendit
alors nécessaires de nouvelles études hygiéniques. Les habiles
pensèrent qu'il fallait avant tout que les écuries devinssent
plus aérées, moins encombrées, plus salubres. Déjà une commission spéciale, composée d'officiers-généraux, avait déclaré
qu'il était besoin que 50 mètres d'air fussent assurés en tout

temps à chaque cheval ; et il était question , alors que le ministre consulta les Académies des sciences et de médecine, de modifier tous les quartiers de cavalerie du royaume afin de rendre praticable le précepte ci-dessus. — Les commissaires chargés de répondre au gouvernement eurent d'abord à comparer la capacité des poumons du cheval avec la capacité des poumons de l'homme , c'est-à-dire deux termes très-peu précis l'un et l'autre. Effectivement, pour ce qui est de l'homme, la capacité des poumons varie extrêmement d'individu à individu, par raisons de corpulence , de constitution native et de santé. Il était bien impossible, par exemple, que Cuvier et Laënnec, eux d'une constitution si contrastante, pussent s'accorder, d'après des expériences personnelles , sur l'exact volume d'air dont a besoin chaque individu. Aussi sont-ils sous ce rapport d'une opinion fort différente. D'un autre côté, si Grégory affirme que nous aspirons 2 pouces cubes d'air à chaque respiration , Seguin en a porté la somme à 130 pouces cubes ! Voilà donc une première base mal assise, et il faudrait commencer par l'établir avec plus de précision et plus d'accord. Supposons qu'on parvienne à constater que l'homme aspire à la fois, terme moyen et corpulences compensées, 10 pouces cubes d'air, à 20 respirations par minute ; cela ferait pour tout un jour de vingt-quatre heures 28,800 respirations de 10 pouces d'air chacune, ou à peu près 8,000 mètres cubes. Ce serait donc environ 2 lieues cubes d'air que chaque homme mettrait hors d'usage toutes les vingt-quatre heures , s'il était vrai que le même air ne pût être sans danger respiré plusieurs fois et si les végétaux du voisinage , par des actes de compensation rigoureuse, ne rendaient promptement à cet air toutes les qualités et tous les éléments dont l'avait dépouillé son séjour momentané dans des poumons. Qu'on juge d'après ce que je viens de dire de combien d'air pur a besoin chaque cheval , et si les 50 mètres que la commission assigne à chaque individu doivent paraître excessifs. L'insalubrité et l'insuffisance de l'air est certainement de toutes les privations celle qui a le plus de conséquences soit pour la santé , soit pour la durée de la vie. La commission de l'Institut , dans laquelle ne figure malheureusement aucun vétérinaire (il n'en existe pas un à l'Institut, réunion d'illustrations où l'on se montre plus aristocratique de jour en jour), a cependant appuyé sur la nécessité d'espacer les chevaux beaucoup plus qu'on ne l'a fait jusqu'à présent ; elle a de plus conseillé de renouveler l'air assidûment par de puissantes ventilations , de même que d'établir les quartiers de cavalerie dans la proximité des lieux où les plantes abondent. Il n'y a pas jusqu'à un exercice journalier qui ne soit de bonne hygiène pour les chevaux comme pour les hommes , non-seulement pour introduire dans les poumons un air plus pur en le renouvelant incessamment , mais surtout pour faire sortir de la poitrine, par les commotions d'une marche rapide et saccadée, le vieux air, qui n'en sort jamais en totalité.

La chose la plus essentielle dans le cours des épidémies, et dans tous les temps la plus difficile pour ce qui est des hommes, est de les délivrer d'eux-mêmes, pour ainsi dire, en renouvelant le vieux air qui reste à demeure dans leurs poumons. On a beau isoler les individus, les transporter dans un air salubre, les dépouiller de leurs anciens vêtements, les astreindre à des quarantaines fastidieuses, leur prescrire des bains et des fumigations et enfin les emprisonner dans d'insipides lazarets; le mal n'est ainsi qu'imparfaitement conjuré. Souvent même on ne fait qu'augmenter par de pareil soins, à cause de l'ennui et de la faiblesse qui leur sont inhérents, les dispositions d'un mal dont il eût fallu éteindre les germes. Ce n'est pas la peau qui contient ces germes, c'est bien plutôt le poumon. Le poumon retenant à lui un air dès long-temps inspiré, c'est donc au poumon et à la respiration que doivent être adressés les soins les plus attentifs. Il ne suffirait pas, pour en exprimer l'air déjà altéré et corrompu, de rendre les expirations plus fréquentes et plus profondes, bien que cela soit nécessaire; il faut surtout recourir aux grands exercices du corps, car c'est par les commotions réitérées qui en résultent que l'air est le plus sûrement renouvelé dans la poitrine.

RÉTINE : expansion membraneuse du nerf optique occupant le fond de l'œil. La rétine est l'organe essentiel et sensible de la vue ; c'est elle qui sent la lumière et qui transmet l'impression visuelle à l'encéphale, foyer commun et centre visible des sensations : et la preuve qu'il en est ainsi, c'est que, si le cristallin ou le corps vitré, placés au-devant d'elle, deviennent opaques, ou si la pupille est close, la vision devient impossible.

RIRE : expiration bruyante et saccadée. C'est l'effet de la contraction convulsive des muscles du ventre, de ceux de la glotte et des lèvres. Le rire est impossible si le larynx est paralysé : alors on ne peut plus que sourire. Un soudain motif de joie, une bizarrerie imprévue, le chatouillement, l'égoïsme flatté par l'embarras, la déconvenue ou la passagère confusion d'autrui, telles sont les causes les plus ordinaires du rire, qui d'autres fois n'est qu'un symptôme de délire ou de folie. On observe fréquemment un rire insolite dans les inflammations des méninges et dans le ramollissement du cerveau. Le rire est un des caractères de l'espèce humaine et quelquefois une marque d'ineptie. Le prélude des pleurs chez les très-jeunes enfants fait quelquefois confusion avec le sourire.

RONFLEMENT : bruit de l'air expiré frôlant le voile du palais alors que le sommeil est profond, et principalement quand on repose sur le dos, et surtout quand on a satisfait ses appétits sans prendre souci de la tempérance.

Rougeur : la rougeur subite de la face est l'indice que le cœur s'émeut et palpite. C'est presque toujours un effet de l'accélération du cours du sang dans les artères. Il est une autre rougeur qu'on peut produire arbitrairement par la seule action des organes soumis à la volonté, et qui peut servir à feindre des impressions qu'on ne ressent point en réalité. On peut de même imiter la pâleur par le jeu arbitraire des organes; au moins Dugès m'a-t-il mandé et affirmé que lui-même réalisait à volonté ce curieux phénomène en mettant en jeu le mécanisme que j'ai le premier découvert et décrit: seulement, la glotte une fois close, il substitue l'inspiration à l'expiration. De cette manière, le vide qui s'effectue dans la poitrine, à défaut d'air, y attire et y accumule du sang. Dugès portait cette expérience jusqu'à rendre son pouls insensible et jusqu'à perdre connaissance. Peut-être même que ces expériences ont concouru à abréger les jours de Dugès. La lettre où il les raconte se trouve textuellement dans ma *Physiologie médicale*, liv. v, chap. 63.—La rougeur des organes, s'il s'y joint de la douleur, de la chaleur et du gonflement, indique une inflammation.

Salive : fluide incolore et très-dissolvant que composent et sécrètent les glandes salivaires au nombre de six dans l'homme et les mammifères, savoir : deux parotides, deux sous-maxillaires et deux sublinguales (autant de paires de glandes que d'espèces de dents); lesquelles glandes s'ouvrent toutes dans la bouche par des canaux excréteurs. Le canal de chaque parotide s'appelle conduit de Sténon, et celui de chaque sousmaxillaire porte le nom de Warthon. Le principal office de la salive étant d'imbiber les aliments et d'en dissoudre tout ce qu'ils ont de soluble, on ne doit pas s'étonner si la plupart des animaux aquatiques n'ont ni salive ni glandes salivaires. On n'en voit en effet ni dans les Poissons, ni dans les Crustacés, ni chez les Oiseaux palmipèdes, comme les canards, ni dans la majorité des Reptiles d'eau. Les Mollusques néanmoins font exception. La salive des Oiseaux n'est jamais abondante; mais les Mammifères herbivores en sécrètent des quantités quelquefois énormes. Une seule parotide du cheval en a donné 55 onces (près de 3 livres et demie) en vingt-quatre heures. Il est vrai que cette parotide était blessée. Félix, un des chirurgiens de Louis XIV, a vu sortir durant un seul repas, chez un de ses malades, jusqu'à 10 onces de salive d'une fistule qui atteignait un des conduits de Sténon. — La salive, ordinairement salée, neutre ou alcaline, ne devient acide que dans l'état de maladie, et particulièrement dans la gastrite. En conséquence M. Donné a raison de dire qu'on peut augurer de l'état de l'estomac d'après un morceau de papier de tournesol que le malade met dans sa bouche. Si ce papier bleu garde sa couleur, ou si, préalablement rougi par quelque acide, il redevient bleu, fort bien : c'est que la salive est alcaline; tandis que, s'il devient rouge, c'est que l'estomac est enflammé ou malade, maladie dont l'acidité de la salive est un indice rarement trompeur, quoi qu'ait pu objecter en toute conscience M. Piorry. — Les venins de certains animaux, de même que divers filaments textiles que composent quelques insectes, ce n'est encore là qu'une espèce de salive qui, comme la véritable, est sécrétée par des glandes. C'est au moyen d'une salive très-active que des insectes percent des rochers en les dissolvant peu à peu, et que d'autres insectes se défendent. Les fourmis figurent parmi ces derniers. C'est de même dans la salive que réside le principe transmissible de la rage.

SANG : fluide vital et nourricier que le cœur fait circuler dans tous les vaisseaux et vers tous les organes. Rien ne se fait dans le corps humain sans le concours et l'intervention du sang. Il est à la fois l'unique source d'où tout émane et le réceptacle universel où tout vient aboutir. C'est le sang qui nourrit, qui anime en grande partie les organes, qui entretient la chaleur et qui pourvoit aux sécrétions. Rouge, circulant, imprégné d'oxygène et de chaleur dans les artères des animaux d'un ordre supérieur, mais déjà plus rembruni, un peu moins chaud et plus carbonisé dans leurs veines, il est encore moins chaud, moins oxygéné et surtout proportionnément moins abondant dans les Reptiles et les Poissons ; incolore, mais pourtant circulant, dans les Mollusques; sans mouvement régulier dans les Insectes, peu appréciable dans certains Vers, nul dans les Zoophytes. Le travail nutritif et la fabrication des humeurs en épuisent les principes ; mais la digestion les répare, la respiration l'élabore et le parachève, le cœur le fait circuler. — Composé d'eau, de différents sels, d'une matière colorante, de fibrine et de globules mouvants, si homogène qu'il paraisse alors qu'il circule dans les vaisseaux ou qu'il vient d'en sortir, le sang se divise instantanément en *sérum* et en *caillot* aussitôt qu'il est hors des voies circulatoires et qu'il reste immobile. On y trouve environ 1/1200 de fer, et c'est à cet élément métallique qu'on a long-temps attribué la couleur rouge du sang ; mais ce métal paraît tout à fait étranger à cette coloration. Le sang n'est vivement coloré qu'autant que l'organisation jouit d'une certaine énergie. On se souvient de la couleur violâtre et terne qu'offrait le sang des cholériques en 1832. Ce fluide, alors très-imparfait, ressemblait plutôt, comme on l'a dit, à de la gelée de groseilles qu'à du sang véritable. — Le docteur Denis, médecin à Commercy, et M. Lecanu, pharmacien-chimiste, ont acquis une telle habileté quant à l'analyse du sang, qu'ils iraient presque jusqu'à recomposer artificiellement de toutes pièces ce fluide vital. M. Denis a observé que le sang et les humeurs sont d'autant plus épais et plus tenaces qu'ils contiennent moins de sels, et ce médecin a utilisé cette remarque dans le traitement du croup, en fluidifiant les fausses membranes dont s'obstrue le larynx : il use à cet effet de sels de potasse et de soude qu'il insuffle ou qu'il administre en solution et sous la forme de breuvages.

Il paraîtrait résulter d'expériences assez récentes que l'enfant nouvellement né et d'un volume ordinaire n'a pas beaucoup plus d'une livre ou d'une livre et demie de sang, en comptant, comme de raison, celui qui baigne les parenchymes comme celui qui circule. Si l'on suppose que l'enfant nouveau-né pèse six livres, le sang ferait ainsi le quart de son poids total, et c'est beaucoup L'enfant d'un an, assure-t-on, a déjà cinq livres de sang et neuf livres à sept ans. L'adolescent de quinze ans en a dix-huit à vingt livres ; l'homme de vingt ans, de vingt-cinq à trente livres, selon sa santé, sa corpulence et son alimentation ; et celui de trente ans, s'il est d'une heureuse et forte constitution, en a environ trente et une livres, ainsi que l'avait déjà supputé Haller. Passé trente ans, s'il faut croire Valentin, la quantité du sang diminue dans l'homme, tandis que chez la femme la masse du sang augmente sans cesse jusqu'à près de cinquante ans, et plus que jamais vers ces temps critiques où la masse flottante du sang n'a plus de destination spéciale ni de déviation à temps égaux. Mais, outre qu'il n'est pas rare de rencontrer des hommes de quarante et même de cinquante à soixante ans qui ont plus de sang et de meilleur sang que des hommes de vingt-cinq et de trente ans, on comprendra aisément que de pareilles observations, pour faire autorité et devenir significatives, devraient être réalisées et réitérées sur des individus d'une complexion comparable et usant tous d'un régime à peu près identique.

Le sang est le but, le moyen, le véhicule et l'indispensable élément de tous les actes de la vie. Les nerfs et le sang, ce sont là les deux moyens d'unité de cette multitude d'instruments et de ressorts vitaux dont est formé le corps humain. Les nerfs n'agissent point sans l'intervention du sang, le sang à son tour ne saurait se passer des nerfs ; et de cette dépendance mutuelle naît l'admirable solidarité des organes. — Le sang a besoin de trois organes : de l'estomac, d'où proviennent ses éléments ; du poumon, qui l'imprègne d'air et de chaleur, qui le répare et le rend homogène ; et enfin du cœur, qui le pousse dans les vaisseaux pour le distribuer aux organes. Les nerfs, quant à eux, ne jouissent pleinement de leurs propriétés qu'autant qu'ils communiquent avec un cerveau et une moelle épinière intacts. Les nerfs supposent donc deux organes, le sang en suppose trois : or les trois organes du sang ont besoin de l'auxiliaire des deux organes des nerfs, et tous les organes subalternes à leur tour n'agissent que sous l'influence et par l'impulsion prépondérante des cinq organes dévolus aux nerfs et au sang.

N'importe par où cette merveilleuse chaîne soit endommagée

on interrompue, la vie d'ensemble ressent incontinent les effets de cette interruption. — Telle est l'idée-mère et la base essentielle de ma Physiologie médicale. (Voir ORGANES et FONCTIONS.)

SCLÉROTIQUE : enveloppe blanche, fibreuse et très-résistante de l'œil. Elle est placée tout à fait à l'extérieur. C'est à elle que s'attachent les muscles moteurs des yeux.

SÉCRÉTION : action par laquelle les glandes séparent du sang, souvent en les modifiant ou peut-être même en les transformant, les éléments de leurs humeurs. Lorsque ces humeurs sont tout à fait simples et qu'elles semblent résulter d'une sorte de filtration ou de suintement, sans autre préparatif et sans travail, alors on dit qu'il y a EXHALATION OU TRANSPIRATION ; Chaussier, lui, disait PERSPIRATION. Par exemple, la peau et les membranes séreuses exhalent ou transpirent, les glandes sécrètent, les vaisseaux perspirent ou laissent transsuder. — Un observateur moderne, qui, dans la conjoncture, ne s'est pas assez servi de son meilleur microscope et de son meilleur esprit, a pensé que les humeurs sécrétées sont alcalines ou acides, selon que les glandes d'où elles proviennent reçoivent de l'encéphale ou de la moelle épinière des nerfs véritables, ou seulement des filets nerveux organiques. Ainsi donc, d'après lui, alcalines seraient les humeurs formées par les glandes qui reçoivent des nerfs rachidiens ou cérébraux, et seraient acides au contraire celles qui proviennent de glandes dans lesquelles ne se rendent que des filets nerveux du grand sympathique. Voilà pourquoi, selon M. Mandl, la salive, la bile, le lait, les larmes, etc., sont alcalins, à raison des nerfs cérébraux qui en surveillent la sécrétion ; tandis que les urines sont acides, les reins, qui les filtrent, ne recevant que des nerfs étrangers à la moelle et au cerveau. Toutefois on doit remarquer qu'à ce compte toutes les humeurs devraient être acides, puisque toutes les glandes, du plus au moins, reçoivent quelques fines ramifications du nerf grand sympathique. Si l'on ouvre en effet l'ouvrage de Scarpa, ou si l'on prend soin de disséquer soi-même les vaisseaux et les nerfs des glandes, on verra qu'il n'en est pas une qui ne reçoive quelques ramilles du grand nerf sympathique, soit directement et avec une évidence palpable, soit par l'intermédiaire et alentour des artères qui s'y rendent, artères dont les tuniques sont circulairement garnies de ces filets. Même les glandes lacrymales, d'où proviennent les larmes, fluide essentiellement alcalin, reçoivent des filets sympathiques du ganglion supérieur ou carotidien. J'en dirai autant des parotides, du foie, des mamelles, etc. La peau ne reçoit que des nerfs cérébraux ou médullaires, l'auteur en convient lui-même, et cependant la sueur est acide. Nous conseillons donc à l'auteur de renoncer de bonne grâce à son système, l'assurant d'ailleurs que sa réputation n'en souffrira pas. (Voir HUMEUR, et Lettre XV.)

SENS : organes appréciateurs des qualités des corps, sentinelles de l'âme. Toute idée simple vient des sens. — L'homme et les animaux les plus élevés ont *cinq* sens externes et spéciaux. On en porterait le nombre à *six* si l'on en croyait Buffon, qui proposait un sixième sens pour l'amour;

Sept en suivant l'exemple de Spallanzani et de G. Cuvier, qui accordent aux chauves-souris un sens destiné spécialement à diriger dans les ténèbres leur vol toujours régulier dans sa rapidité et toujours sans heurt ni choc, même quand on les a rendues aveugles;

Huit, si, comme Charles Bell, on y joignait le sens *musculaire* (qui n'est que la sensation du poids ou de la résistance, une des attributions du toucher);

Neuf si l'on imitait Carus, qui admet un sens distinct pour témoigner de la température des corps;

Dix enfin, si aux précédents on voulait ajouter celui dont M. Jacobson voudrait pourvoir certains animaux qui doivent nécessairement discerner les poisons pour se préserver de leur mortelle atteinte. Il vaut mieux imiter la nature, qui n'a vraiment édifié que cinq organes des sens; mais qui les a disposés de manière qu'ils puissent connaître de qualités fort diverses. Assurément les corps ont plus de cinq qualités sensibles; mais nos cinq sens suffisent pour les apprécier, ou du moins pour en recueillir la superficielle impression.

SÉREUSES (MEMBRANES) : espèces de tuniques par qui sont couverts et abrités les principaux organes, et pour ainsi dire tapissées les cavités où ces organes résident. Il suinte incessamment de ces membranes un fluide limpide qu'on nomme sérosité. Les principales séreuses sont : celle du péricarde, autour du cœur; la plèvre, recouvrant et les poumons et les parois de la poitrine; au ventre, et déployé sur la plupart des organes contenus dans cette cavité, le péritoine; enfin, autour du cerveau, l'arachnoïde, laquelle doit son nom à l'excessive finesse de son tissu. Les synoviales, qui revêtent les surfaces articulaires et quelques gaînes à tendons, et qui rendent ces surfaces si lisses et si glissantes, sont aussi des membranes séreuses.—Il paraît maintenant avéré que les membranes séreuses, en tout temps destituées de vaisseaux rouges, ne s'épaississent jamais. Toutefois les dépôts albumineux et les fausses membranes dont elles sont souvent comme doublées, peuvent produire une sorte d'illusion dont il n'est pas toujours facile de se défen're. Le docteur Gintrac, savant médecin de Bordeaux, a présenté dernièrement à l'Académie de médecine un fait ambigu de ce genre quant à l'arachnoïde, où lui-même s'était laissé tromper, tout expert qu'il est.

Sérosité : humeur exhalée par les membranes séreuses.

Soif : besoin vivement senti des boissons. La soif est principalement occasionnée par la fatigue, par la fièvre, par des aliments maigres, surtout s'ils sont très-salés, et par toutes les choses excitantes. C'est quelquefois un signe d'hydropisie, quelquefois l'effet de la famine, de l'inanition concertée ou d'une diète excessive. Les acides et quelquefois les amers apaisent la soif. (Voir Lettre vij, p. 57.)

Sommeil : repos périodique des muscles et des sens accompagné de la privation du sentiment de l'existence. Il y a besoin irrésistible de dormir toutes les vingt-quatre heures. Les sens et la volonté languissent ainsi le tiers de la vie dans un état d'inertie absolue. L'âme alors ne se révèle que par des illusions et des mensonges, toujours fondés néanmoins sur quelque réalité. L'homme qui dort ressemble à l'apoplectique ou à l'homme qui va mourir. Notre sommeil de chaque jour n'est, pour ainsi dire, qu'un apprentissage de la mort. (Voir Lettre 23.)

Somnambulisme : promenade en dormant. Ce n'est déjà qu'en faisant violence à mon incrédulité que je crois au somnambulisme naturel ; quant au somnambulisme magnétique, erreur, charlatanisme, déception ou crédulité excessive. Il faudrait des faits évidents et irrécusables pour changer mon opinion à cet égard ; et précisément beaucoup de magnétiseurs me récusent à raison de mon incrédulité même. Je suis donc prédestiné à renier éternellement les merveilles du magnétisme. (Voir Magnétisme, et Lettre xxiv.)

Songe : illusion de l'âme durant l'assoupissement des sens. Nos songes se composent de nos souvenirs, de nos désirs, de nos impressions habituelles, de nos espérances ou de nos pressentiments. Un médecin érudit, maintenant haut fonctionnaire de l'Université, M. Pierquin, a autrefois publié un livre pour prouver que les songes ne sont qu'une folie nocturne ; peut-être pensera-t-on, après l'avoir lu, que ce livre lui-même n'est qu'un songe. (Voir Lettre xxiij.)

Soupir : profonde inspiration, déterminée presque toujours par les palpitations du cœur. En simulant volontairement le soupir, on obvie quelquefois à certains désordres de la circulation : on peut conjurer ainsi des accidents. Une inspiration profonde, comme celle du soupir, ouvre un champ plus vaste au sang qui coule trop rapidement ou qui surabonde. Ce très-simple artifice est manifestement efficace soit après une course rapide, soit dans les vives émotions de l'âme, et en particulier dans la surprise. On réussirait ainsi à prévenir des coups de sang, à modérer des hémorrhagies, etc.

40.

STATION : action fort compliquée par laquelle le tronc est maintenu dans sa rectitude. Cet état ne saurait subsister sans l'action synergique d'une multitude de muscles : aussi une station persévérante engendre t-elle quelquefois tout autant de fatigue que la marche même.

STRABISME : action de loucher. Cette infirmité, quelquefois innée et héréditaire, dépend ordinairement ou d'une inégalité réelle dans la puissance visuelle des yeux, ou du désaccord des différents muscles par qui chaque œil est mu. Cette infirmité a été combattue dans ces derniers temps de la même manière que le torticolis et le pied-bot, je veux dire en coupant les muscles contracturés auxquels était due la déviation du globe de l'œil. Mais, comme on ne peut appliquer à l'œil, ainsi qu'au pied, des machines extensives afin d'allonger la cicatrice des muscles coupés, il en est résulté que, sur le très-grand nombre de louches qui se sont résignés à l'opération, on a compté quelques guérisons incomplètes et même quelques insuccès. — Toutefois M. Lucien Royer, un des chirurgiens qui effectuent cette opération avec le plus d'adresse et de succès, a observé sur des chevaux certaines particularités fort encourageantes : il a vu que le muscle coupé ou détaché, au lieu de venir se rejoindre à sa souche primitive, au-devant de la sclérotique et à un tiers de pouce à peu près de la cornée, se porte plus en arrière, et que là il finit par s'unir, au moyen de longues et souples brides celluleuses, au tissu de la sclérotique ; et cela vers le milieu du sphéroïde de l'œil. De là il résulte que le muscle divisé est plus souple et moins tendu après l'opération qu'avant, et qu'il ne met plus d'entraves à l'action des autres muscles ses antagonistes. Voilà ce que M. L. Royer a parfaitement démontré.

SUEUR : nom donné à l'humeur que la peau transpire alors que l'exhalation en est manifeste et abondante. Seguin a expérimenté sur lui-même que le corps d'un homme adulte perd par la peau, terme moyen et circonstances compensées, 9 grains de sueur par minute, tandis qu'il ne se perd durant le même temps qu'environ 7 grains par les poumons ou par l'haleine : environ un gramme en tout par minute ou près d'un kilogr. 1 2 dans les vingt-quatre heures, ce qui suppose des individus peu calmes et peu tempérants. (Voir TRANSPIRATION.)

SYSTOLE : état de contraction du cœur, des artères, etc. C'est l'opposé de la diastole.

SYNOVIE : humeur qui filtre sans cesse de la surface des membranes séreuses des jointures, et qui favorise le glissement des os contigus. Les membres deviennent roides et immobiles lorsque la synovie a cessé de couler. Pareillement une longue immobilité produit souvent cet effet par l'intime union de surfaces osseuses qui devraient n'être que contiguës, et rend ainsi tout mouvement désormais impossible. On doit croire que de pareilles adhérences ont quelquefois une bien grande solidité, puisqu'un chirurgien de Bezançon, dernièrement, est venu exhiber à Paris une machine à manivelle de la force de quatre chevaux qu'il destinait à rompre de telles adhérences et à guérir les ankyloses. Nous avons vu plusieurs fois appliquer cette incroyable machine : elle rompait tout, les ligaments, les tendons, les artères, les os mêmes. M. Marjolin et M. A. Bérard l'ont vue comme nous. C'est là une rude orthopédie. Les os, à l'instant où ils s'ébranlaient pour se disjoindre, faisaient entendre un craquement à la manière d'un chêne qu'on abat.

TACT, TOUCHER : l'un des sens, de tous le plus immédiat et, partant, le plus précis. Le toucher, le tact, sert à apprécier la figure, la densité, la pesanteur et la température des corps. L'exercice de ce sens n'est souvent que le prélude excitateur d'un autre sens plus circonscrit et plus exquis.

TATOUAGE : mode bizarre en usage chez certains peuples sauvages et chez beaucoup de soldats, et qui consiste à se peindre la peau d'une manière indélébile par l'emploi de substances caustiques ou brûlantes. Souvent les membres conservent ainsi les emblèmes de la fidélité après un long règne d'oubli ou d'inconstance. (Voir Lettre IX, p. 116.)

TEMPÉRAMENT : pondération des organes et juste accord des fonctions, d'où résulte l'état de santé habituelle. On a distingué quatre espèces de tempéraments ; cette classification est plus simple que précise. Elle flatte la paresse, comme toutes les classifications ; mais elle est mensongère. Chaque homme a son tempérament à soi, ou du moins sa constitution et son idiosyncrase ; et les succès du médecin, dans le cas de maladie, sont presque entièrement fondés sur la juste appréciation qu'il a su faire de ces dispositions individuelles. Tout médecin qui n'est pas profondément physiologiste ne peut juger qu'imparfaitement des tempéraments : il est inhabile à une pareille étude, et, en conséquence, toujours récusable s'il n'apporte dans de semblables recherches que ce tact indécis et vacillant qu'on a décoré du beau nom d'empirisme. L'empirisme sans doute est chose estimable, puisque le mot veut dire observation ; mais on l'attribue presque toujours à l'aveugle routine. — On peut indistinctement diviser les tempéraments d'après l'état et la prédominance des humeurs, comme l'ont fait les anciens ; ou d'après la prépondérance de certains organes essentiels ou de certaines fonctions, comme cela se pratique depuis plusieurs années [1]. Pour les bons esprits, ces

[1] M. Thomas de Troisvèvres, élève de M. Renauldin, et ancien interne de l'hôpital Beaujon, est le premier parmi nous qui ait vainement tenté de changer l'ancienne dénomination et la

deux méthodes équivalent. (Voir ORGANES et SANG, FONC-
TIONS.)

TENDONS : cordons durs, résistants, fibreux, nacrés et blanchâtres, terminant les muscles et les unissant aux os. C'est ce
qu'on nommait autrefois les *nerfs*, et même le vulgaire commet
encore cette méprise. Les tendons sont insensibles : aussi peut-
on couper même le gros tendon d'Achille pour la cure du pied-
bot, sans occasionner la moindre douleur. On voit bientôt s'organiser entre les deux bouts d'un tendon coupé un tissu nouveau qui est destiné à les rattacher l'un à l'autre, toile cellu-
leuse à mailles remplies de sang, prompte à se raccourcir et
se solidifiant de plus en plus, mais qui néanmoins conserve
long-temps une extensibilité très-grande. Des machines met-
tent en œuvre cette extensibilité du tissu nouveau, afin de
redonner aux tendons divisés la longueur nécessaire au succès
de l'opération. Sans cette distension subséquente à l'opération, la section des tendons ne ferait qu'aggraver les difformités qu'elle est destinée à guérir, et qu'elle guérit en effet.

TÊTE (BRUITS DE LA). Assez récemment, en 1837, un médecin
de Boston, M. Fischer, a reconnu des bruits dans la tête à peu
près comme Laënnec en a signalé de si nombreux dans la
poitrine. En plaçant l'oreille sur le crâne, avec ou sans stéthoscope, M. Fischer a distingué jusqu'à six bruits différents, savoir : 1° le bruit du cœur ou les pulsations des artères ; — 2° le bruit des poumons ou de la respiration ; —
3° le bruit de la voix ou des cris ; — 4° le bruit du pharynx
contracté ou de la déglutition ; — 5° un bruit de soufflet
losqu'il y a inflammation flagrante ou engorgement ; — 6° un
bruit d'impulsion forte quand il existe de la pléthore ou déjà
un mouvement apoplectique. Dans les deux derniers bruits,
il est indiqué, suivant lui, de recourir à la saignée. — Peut-
être sera t-il de mode bientôt d'écouter le cerveau comme on
écoute les poumons.

THORAX : même chose que poitrine.

THYMUS : organe sans fonctions connues ; c'est ce qu'on nomme
ris dans les veaux. Le thymus, assez volumineux dans le pre-

doctrine traditionnelle des tempéraments (1824). Déjà même,
dès 1821, M. Bégin avait sapé cette partie de la doctrine humo-
rale de Galien. Quoi qu'on fasse, ces dénominations ne change-
ront jamais. Mais leur signification différera extrêmement suivant qu'elle sera donnée par un médecin vraiment physio'ogiste,
ou par un praticien vulgaire et routinier. Dans dix ans,
M. Hipp. Royer-Collard sera de mon avis ; non parce qu'il est
mien, mais parce qu'il est celui qu'indiquent l'expérience et la
raison.

mier âge, mais surtout chez le fœtus, diminue ensuite peu
peu et finit par disparaître entièrement. (Voir Absorption.)

Tissus : quatre tissus, le celluleux et le musculeux, le fibreux
et le nerveux ou médullaire, isolés ou réunis, distincts ou
confondus, suffisent seuls pour composer la substance de
l'animal le plus complexe. — Le tissu celluleux, le plus généralement répandu, forme pour ainsi dire le canevas de tous
les organes en tous les animaux. Il est même commun aux
végétaux. On le convertit en gélatine. Il sert à la fois à cou-
stituer, à unir entre eux les organes, comme à les séparer les
uns des autres. Composé de lames entre-croisées dans tous les
sens, percé d'une multitude de petites cavités qui communiquent toutes ensemble, il prend aussi la forme de membranes
ou de vaisseaux. Il sert de réceptacle à la graisse, et c'est
dans ses mailles que se distribuent les plus petits vaisseaux,
que se dégage de la chaleur et que s'accomplissent les actes
mystérieux de la vie. Il forme comme la base des organes. —
Le tissu musculeux, que la fibrine compose, a la propriété de
se raccourcir instantanément, de se contracter, soit par la
seule irritabilité, soit sous le commandement du vouloir.
Les parties charnues des organes sont toutes formées par ce
tissu. Des faisceaux de ses fibres s'entre-croisent d'une manière
très-complexe pour composer le cœur, se roulent en minces
tuyaux pour former les intestins et l'estomac, ou se groupent
régulièrement et s'allongent par filaments juxtaposés, çà et là
plissés en zigzag, pour constituer les muscles véritables, instruments dociles de la volonté. Il est l'agent des mouvemens.
— Le tissu nerveux ou médullaire, pulpe molle et albumi-
neuse que protégent de puissantes membranes, sert à l'admirable faculté de sentir, de comparer et de juger, de se rappeler
et de vouloir : il communique aux sens leurs propriétés spéciales, aux muscles leur force motrice. Le tissu nerveux est
comme la sentinelle de l'esprit et l'émissaire de la volonté.
Sentir et transmettre aux muscles les volitions de l'âme, tel
est le double attribut des nerfs. — Le tissu fibreux, le plus
résistant et le plus impassible des quatre tissus généraux, est
destiné à lier les os entre eux, et à tenir enchaînés les os et les
muscles. Il forme les ligaments, les tendons, les aponévroses,
la tunique moyenne des vaisseaux, et quelques membranes
résistantes ayant pour destination d'abriter et de contenir les
organes les plus importants (le cerveau, le cœur, la moelle
épinière, etc.). La composition gélatineuse du tissu fibreux
le rapproche du cellulaire; mais ses propriétés l'en différencient. La résistance et la solidité, tels en sont les caractères.
Il faut ajouter qu'il est insensible, sinon quand on le tiraille
ou qu'on le dilacère.

Chaque tissu a donc sa destination spéciale : le cellulaire
organise, le musculeux meut, le nerveux sent (expressions

métaphoriques qu'on devra me pardonner), enfin le fibreux attache et résiste.

Tonique : ce qui resserre et donne du ton, de la force et la puissance de résister. Le quinquina et le vin sont toniques. Mais une pareille expression, non plus que la propriété qu'elle désigne, ne saurait être prise à la lettre indistinctement dans tous les cas ; ce qui fortifie dans une circonstance donnée affaiblit souvent dans une autre ; le remède bon pour un âge est souvent poison pour un âge différent ; l'excitant du matin peut assoupir le soir. J'en dis autant et par d'aussi justes motifs de tous les remèdes. La connaissance des tempéraments et des conjonctures physiologiques, voilà quel doit être l'objet constant des études et des méditations du médecin.

Trachée-artère : canal de l'air conduisant ce fluide depuis le larynx jusqu'aux poumons. Quand la trachée-artère est largement ouverte au cou, l'homme n'a plus de voix et ne peut ni nager ni lutter, etc. La même opération, pratiquée sur un chien, non-seulement le prive de la voix, mais peut le faire mourir de la rage en l'empêchant de boire, parce que le *laper* a besoin du concours du diaphragme ou de l'inspiration. La dilatation de la trachée affaiblit la voix ou l'anéantit, à peu près comme cela arrive naturellement aux canards mâles, qui portent au côté gauche de la trachée-artère une large dilatation osseuse où l'air s'engouffre sans vibration vocale. (V. Larynx.)

Transfusion : introduction du sang veineux ou artériel d'un animal dans les veines d'un autre animal. Dès que la circulation du sang fut connue on conçut l'idée de rajeunir les vieillards en transvasant dans leurs vaisseaux du sang d'hommes jeunes, sains et robustes. On espéra aussi trouver en cela un moyen assuré de guérison pour beaucoup de maladies ; mais les expériences de ce genre furent si malheureuses que le parlement de Paris en prescrivit sagement l'abandon. Un jeune médecin, M. Ramaugé, a vainement tenté de nous rendre cet ancien et dangereux usage de la transfusion du sang. M. Leuret a essayé de communiquer le charbon d'un cheval à un autre au moyen de la transfusion sans nul autre contact, et il a réussi chaque fois. Cependant les résultats ont eu moins de constance, alors que le sang artériel a seul fourni matière à la transfusion.

Transpiration : exhalation vaporeuse qui s'effectue ordinairement par toute la surface de la peau, et qui ne devient sensible qu'autant que la température de l'atmosphère est très-basse ou qu'un métal resplendissant ou une glace ordinaire se trouvent placés au très-proche voisinage de la peau ainsi transpirante. — Un général russe résidant à Odessa, M. Brosin, qui consacre à la physiologie les loisirs d'une longue et heureuse paix, croit avoir découvert un précieux secret pour prolonger l'existence des phthisiques. Le secret de M. Brosin est

fort simple : il consiste à couvrir d'un enduit imperméable
toute la périphérie du corps; à l'exception du nez et de la bouche, qui doivent rester libres pour la respiration et pour la
voix. Il est aisé de voir à cela seul, que le général a principalement été frappé de la transpiration excessive des pulmoniques comme de la faiblesse qui en résulte; mais le moyen
qu'il propose est d'un succès fort douteux, outre qu'il n'est
pas nouveau. Déjà, sous le règne de la reine Anne, Bacon de
Vérulam avait donné un conseil analogue à ceux qui voudraient acquérir de l'embonpoint. Le célèbre chancelier se
persuadait que le corps doit profiter des obstacles ainsi ap-
portés à la transpiration, elle par qui se trouvent en effet
dissipés tant de principes utiles à la nutrition des organes.
Comme M. Brosin, Bacon n'oubliait qu'une chose : c'est que les
reins et les poumons, et quelquefois aussi les intestins, et quelquefois même les membranes séreuses, subviennent toujours et
inévitablement, par d'exacts équivalents en d'autres humeurs,
à l'exhalation ralentie de la peau. Près de deux siècles après
Bacon, Maupertuis, alors en Prusse, où il dirigeait comme secrétaire perpétuel l'Académie des sciences de Berlin, réitérait
avec exagération et légèreté les préceptes de François Bacon.
Ces conseils, selon Maupertuis, n'allaient à rien de moins qu'à
la prolongation indéfinie de l'existence. Vains systèmes que
tout cela, celui du général d'Odessa comme celui du secrétaire
de Berlin et du chancelier d'Angleterre! Toutes ces magnifiques théories qui ressuscitent de siècle en siècle, les très-simples expériences du docteur Foucault suffiraient pour les
renverser si déjà la science n'avait enregistré comme tout à
fait suffisantes celles de Sanctorius et de Seguin. — J'ai déjà
parlé des expériences de Seguin : pour ce qui est de Sanctorius, il révolutionna la médecine par ses aphorismes et ses
expériences concernant la transpiration cutanée. Il s'attacha à
prouver, contrairement aux idées d'alors, que cette transpiration était considérable par ses effets comme par sa quantité.
Peu abondante, suivant lui, dans les cinq premières heures
qui suivent chaque repas, comme aussi après la douzième
heure, elle est au contraire très-prononcée et fort évidente
depuis la cinquième heure jusqu'à la dixième. C'est par cette
voie principalement, d'après Sanctorius, que se dissipe le superflu des aliments; et des vicissitudes de cette transpiration
proviennent la plupart des maladies, que Sanctorius croyait
conjurer par l'usage des diaphorétiques. Cette doctrine, dont
une balance mal tarée fit tous les frais, obtint la plus grande
fortune; Sanctorius, son auteur, fut élevé par l'opinion jusqu'à la hauteur d'Hippocrate, on le surnomma l'Hippocrate
italien, on lui érigea des statues comme on en érige à Broussais. Baglivi et Boerhaave lui-même partagèrent cet engouement de leur siècle, sans doute en désespoir de le maîtriser,
et ils concoururent à répandre en Europe la pernicieuse con-

séquence des idées de Sanctorius; je veux dire l'abus des sudorifiques, qui subsiste encore, plus enraciné que jamais, dans les bourgs pourris de la France septentrionale, en Normandie, en Picardie et en Bretagne. Cependant, si Dodart, après avoir vérifié les expériences de Sanctorius, leur donna son assentiment, Keil les déclara fausses, ou du moins exagérées, quant à leurs conséquences. Ce dernier évalua à trente et une onces par vingt-quatre heures la transpiration cutanée d'un homme adulte; d'où il infère qu'il s'évade communément par cette seule voie environ la cinquième partie des aliments de chaque jour, mais sans vouloir reconnaître que cette exhalation, quelles qu'en soient les variations, ait de grands effets sur la santé. Il est bon de noter à cette occasion que Keil était allemand. (V. Sueur.)

Tricuspides : valvules du ventricule droit du cœur, espèces de soupapes qui s'opposent à ce que le sang ne reflue en partie, du ventricule qui se resserre sur lui, vers l'oreillette droite, qu'il vient de traverser, et qui maintenant est dilatée ou plutôt relâchée. (Voir Coeur et Circulation.)

Trituration : broiement On pensait autrefois que la digestion résultait principalement de la trituration des aliments par l'estomac. On s'autorisait, pour conjecturer ainsi, de l'extrême énergie du gésier de nos oiseaux de basse-cour, lequel gésier brise et pulvérise des cailloux et jusqu'à des substances métalliques. Mais Spallanzani s'est assuré qu'il n'en est pas ainsi chez l'homme : il a vu la digestion des aliments s'accomplir avec facilité et sans trop de lenteur dans des tubes résistants qu'il introduisait dans son propre estomac. — La digestion paraît due à l'action vitalement dissolvante du suc gastrique.

Trompes de Fallope : canaux contractiles au moyen desquels les ovules de l'ovaire femelle sont conduits ou dans une poche intérieure (chez les animaux vivipares), ou presque immédiatement au dehors (chez les ovipares). La stérilité provient quelquefois de ce que les trompes de Fallope sont obstruées ou difficilement perméables.

Tympan : cavité moyenne de l'oreille. La cavité du tympan est bornée en dehors par la membrane de ce nom, et par le labyrinthe en dedans. Le tympan communique en outre avec le gosier au moyen de la trompe d'Eustachi. L'oblitération de cette trompe d'Eustachi est une cause fréquente de surdité. De nos jours on sonde fréquemment cette trompe, quand l'ouïe menace de s'affaiblir; on y injecte de l'air, etc. M. Deleau y excelle.

Urines : humeur que sécrètent les reins, et qu'on retrouve dans tous les animaux vertébrés. Acide chez l'homme et dans les carnivores, elle se montre d'autant plus acide, elle rougit d'autant plus le papier de tournesol que l'être d'où elle provient se nourrit d'aliments plus azotés et consomme proportionnellement moins de végétaux. Cette acidité de l'urine est due à l'acide urique, principe essentiel et base très-fréquente, pour ce qui est de l'espèce humaine, des calculs urinaires et de la gravelle. Cet acide n'est en aucun être plus abondant que dans les oiseaux carnivores et, si ces oiseaux n'ont pas de calculs de l'espèce ci-dessus, c'est qu'ils rendent aisément et directement cette matière concrète, et que d'ailleurs ils n'ont pas de vessie. Dans les animaux herbivores, au contraire, l'urine est visiblement alcaline : je veux dire qu'elle ramène au bleu un drapeau de tournesol préalablement rougi par des acides. L'urine de l'homme peut aussi être rendue alcaline par l'usage d'eaux minérales renfermant de grandes quantités de carbonates alcalins. L'eau et les pastilles de Vichy et d'Hauterive produisent un effet de ce genre. L'urine des herbivores contient néanmoins de l'urée, mais jamais d'acide urique et jamais de phosphates d'aucune espèce ; dernier fait qui pourrait bien provenir de l'abondante dépense de phosphates calcaires à laquelle doit induire le squelette si massif de ces animaux. On a expérimenté et supputé que l'urine des animaux qui se nourrissent de viandes entraîne à elle seule environ les dix douzièmes de tout l'azote contenu dans leurs aliments : aussi l'urine des carnivores est-elle incomparablement plus fétide, plus animale, plus vivement ammoniacale et plus putrescible que celle des herbivores. Elle est aussi plus claire, ce qui va même quelquefois jusqu'à la transparence. On conçoit donc bien quelle influence puissante la nature des aliments peut exercer sur la composition chimique et les qualités de l'urine. C'est à ce point qu'il s'est rencontré des hommes qui, naturellement intempérants et excessifs, ont dû à l'instabilité de la fortune, aux privations nées de l'adversité, la guérison de gravelles et d'affections néphrétiques qu'une opulence abusive avait suggérées. Non-seulement une alimentation trop animale et trop abondante dispose aux calculs urinaires, mais il paraîtrait que le thé, le café et la mollesse ont souvent, quant à cela, des effets analogues. — C'est principalemet par l'urine que s'évadent la plupart des principes ou simplement étrangers et sans emploi utile, ou réellement nuisibles, qui se seraient introduits dans le corps par des voies diverses. C'est ainsi qu'on a retrouvé dans les urines (de même a peu près que dans le lait) des odeurs, des sels, des matières colorantes ou médicamenteuses, et jusqu'à des poisons. On y a retrouvé, par exemple, de l'arsenic et de l'antimoine (Orfila), dont le sang non plus que les autres humeurs et les organes mêmes n'auraient point attesté la présence et révélé l'introduction. — Ainsi constamment saturée de tout ce qui flotte dans le sang, comme nuisible, comme surabondant ou comme oiseux, on doit pressentir que l'urine revêt des caractères différents dans quelques conjonctures essentielles, mais surtout dans certaines maladies. Aussi a-t-on souvent reconnu ou conjecturé, uniquement d'après l'attentif examen de l'urine, tantôt une grossesse encore incertaine (M. Donné), tantôt l'existence bien réelle de la chlorose, de l'ictère, du diabétès, d'une fièvre ardente, et, qui plus est, de la phthisie pulmonaire; du moins l'a-t-on affirmé. Le fait est que l'urine des phthisiques est presque aussi caractéristique que celle du diabète. (Voir Humeurs et Sécrétion.)

Utérus : lieu de séjour et de premier accroissement des petits des vivipares. C'est le principal organe de la reproduction chez les femelles de cette classe. — On a quelquefois trouvé l'utérus double ou bifurqué dans la femme, ainsi qu'il est constamment en quelques espèces d'animaux. Cette circonstance est une de celles qui rendent très-certainement admissible la superfétation. (Voir Mammifères.)

Vagissement : cri natif de l'enfant.

Veines. Du sang noir remplit les veines, et ce sang est versé par elles dans l'oreillette droite du cœur. Les veines n'ont point de pulsations ; si ce n'est quelquefois celles du cou et les veines caves, et seulement alors que la respiration est embarrassée ou l'expiration prolongée. Comme la circulation du sang noir est moins rapide que celle du sang rouge, de là vient que les veines sont et plus nombreuses et plus grandes que les artères. C'est comme un fleuve dont le lit s'évase là où le cours des eaux est plus ralenti. Les saignées se pratiquent sur les veines pour les raisons que voici : 1° parce qu'elles n'ont point de pulsations ; 2° parce que les plaies qu'on leur a faites se réunissent aisément ; 3° parce qu'on en tarit facilement l'hémorrhagie ; 4° parce que l'émission du sang noir cause une faiblesse moins grande et moins subite que l'émission du sang rouge des artères.

Ventriloquie : voix sourde qui semble partir de l'estomac et qui peut susciter des déceptions de plus d'un genre. Les ventriloques parlent à bouche quasi fermée et à larynx inamovible comme dans la voix sombrée. (Voir Chant et Lettre XXII.)

Ventricules (du cœur) : les deux principales cavités du cœur. Le ventricule droit envoie le sang noir dans les poumons, et le gauche pousse le sang rouge vers tous les organes. A cause de cela ce dernier a le plus de puissance. Il y a l'artère pulmonaire, les poumons, les veines pulmonaires et l'oreillette gauche entre le ventricule droit et le ventricule gauche; il y a toutes les vraies artères, tous les organes, les capillaires généraux, toutes les veines et l'oreillette droite du cœur entre le ventricule gauche et le ventricule droit. Cela même donne une idée sommaire de la circulation du sang. (Voir Lettre X.)

Vers : animaux mous, nus, peu compliqués, ovipares, respirant
presque tous uniquement par la peau et ne se déplaçant qu'au
moyen de ventouses collantes et contractiles, ou par de simples
mouvements de reptation. Quelques-uns ont du sang rouge,
violet, bleuâtre ou verdâtre, etc.; d'autres, non. (V. Sang.)

Vertébrés : nom générique des quatre premières classes des animaux : les Mammifères, les Oiseaux, les Reptiles et les Poissons.
Tous les vertébrés ont un squelette osseux intérieur composé
d'os empilés nommés vertèbres ; lesquels os renferment dans
leur canal central la moelle épinière, point originaire des
nerfs du tronc et prolongement évident de l'encéphale. Cette
colonne osseuse se termine en avant par la tête, réceptacle des
sens et du cerveau; en arrière par le sacrum et son appendice.
Deux cavités, la poitrine et l'abdomen, renferment la plupart
des principaux organes de la vie. Tous ont le sang rouge, des
sexes distincts, un foie, une rate, un pancréas, deux mâchoires
horizontales, jamais plus de quatre membres, quand ils en
ont. (Voir Organes.)

Ce fut Lamarck qui, dans des vues de haute et profonde
physiologie, fonda cette distinction des animaux en vertébrés
et en invertébrés. Diviser ainsi tout le règne animal sur la considération des vertèbres, c'était parler aux yeux en même
temps qu'à l'esprit, c'était doublement s'appuyer sur ce que le
squelette et le système nerveux ont de plus central et de plus
essentiel. Le système nerveux est significatif et considérable,
voilà pour l'esprit; le squelette est évident, voilà pour les
yeux. Ensuite telles sont les coexistences où sont l'un envers
l'autre le squelette et le système nerveux, que par l'un on juge
de l'autre. Une colonne vertébrale suppose une moelle épinière,
et l'inverse. J'observe que le choix de Lamarck fut tellement
heureux et irréprochable, que sans doute il le dut à sa philosophie plutôt qu'au hasard. Vertèbres signalant une moelle
épinière et lui donnant asile, moelle épinière sans l'intégrité
de laquelle Legallois prouvera que le cœur ne peut agir avec
énergie : tel dut être l'enchaînement des idées de Lamarck. Or,
dans les animaux supérieurs, le cœur est le rouage essentiel
et le premier organe visiblement agissant. Donc une classification fondée sur la colonne vertébrale est la plus philosophique qui puisse être. — Les vertèbres sont au nombre de vingt-
quatre chez l'homme : sept pour le cou, douze au dos, contre
qui s'archoutent et avec qui s'articulent les douze côtes de
chaque côté, et cinq lombaires. D'Aubenton donne ce nombre
de sept vertèbres cervicales comme caractéristique des animaux mammifères, à la seule exception près du paresseux aï,
qui en a neuf, comme en convient modestement d'Aubenton,
qui détruisait ainsi la seule règle générale qu'il eût fondée.
M. Breschet, en cela secourable au célèbre naturaliste que je
viens de citer, a démontré d'une manière irrécusable que l'aï

même n'a que sept vertèbres au cou. Les deux vertèbres suivantes sont réellement dorsales ; et, si on les a comptées pour cervicales, l'erreur a eu pour cause et elle a pour excuse qu'aucune côte ne se joint à ces deux vertèbres, qui, en conséquence, restent nues comme celles du cou. L'ai n'a en effet que vingt côtes au lieu de vingt-quatre : sa poitrine est, en raison de cela, plus étroite, ses poumons moins vastes, sa respiration moins efficace. Voilà probablement d'où vient sa faiblesse, sa paresse et son nom de paresseux.

Vessie : réservoir de l'urine, pouvant se contracter pour rejeter ce liquide au dehors sans auxiliaire. La vessie n'est bien isolée de l'intestin que chez les mammifères. (Voir MONOTRÈMES.)

Viable : on dit viable tout enfant qui paraît assez bien conformé quand il naît pour jouir long-temps de la vie. Viable signifie capable de faire son chemin ou de voyager. expression vraie sous tous les rapports ; car qu'est-ce que la vie, sinon un voyage ? (V. FOETUS.)

Vie : manifestation de phénomènes , évidence d'effets spontanés et temporaires dont le principe et l'essence même nous sont inconnus, comme au reste nous est inconnue l'essence de toute chose. (Voir Lettre II° ainsi que les mots VITAL (PRINCIPE), FONCTIONS, ORGANES, PHYSIOLOGIE et SANG.)

Vie (DURÉE DE LA). Les calculs que l'on a tentés sur la durée probable de la vie n'ont rien d'applicable à chaque homme. Plus ces calculs sont vrais pour la totalité d'un peuple, plus ils sont faux pour chaque homme en particulier. On sait seulement que sur neuf enfants nés en même temps un seul arrive à soixante-dix ans et trois à trente-neuf, tandis que les cinq autres atteignent tout au plus deux ans. Il meurt donc un peu plus de la moitié des enfants avant l'âge de vingt-quatre mois. Un quart de la totalité succombe avant le onzième mois. Il n'y a qu'un homme sur trente-trois qui parvienne à l'âge de quatre-vingts ans. Sur deux cent quatre-vingt-onze individus un seul atteint sa quatre-vingt-dixième année, et l'on ne trouve qu'un centenaire sur un nombre total de onze mille neuf cent quatre-vingt treize. On voit plus fréquemment des exemples d'extrême longévité parmi les hommes que parmi les femmes , et plus fréquemment chez les gens de la campagne que parmi les citadins. On rencontre des centenaires plutôt sur les plateaux que dans les plaines, plutôt en Angleterre et généralement dans le nord de l'Europe qu'en France et vers le sud. Th. Parr et Jenninks, qui vécurent au delà d'un siècle et demi, étaient des campagnards anglais. Il serait essentiel de rechercher à quels signes on peut augurer sans trop d'erreur de la durée de la vie, et quelles sont les circonstances les plus propices à sa prolongation. Il y a long-temps que je m'occupe d'un ouvrage sur ce sujet. (Voir Longévité et Mortalité.)

Vital (principe) : terme abstrait et très-vague qui est à peu près pour les êtres vivants ce qu'est le mot *nature* pour l'ensemble des choses créées. Il désigne des idées fort diverses selon les auteurs qui le prononcent, et, qui plus est, la plupart s'en servent tour à tour dans des sens différents, et Barthez lui-même, comme aussi M. Virey. Tantôt il signifie l'ensemble des effets constituant la vie, et tantôt les lois suivant lesquelles ces effets se manifestent avec durée, enchaînement et succession. D'autrefois le même mot spécifie le principe inconnu qui anime les corps vivants, qui en meut les organes avec concert, qui départit à chacun ses aptitudes, ses attributions, ses usages, et leur communique à tous comme une étincelle de la vie... Ainsi, cause première et impénétrable, ensemble de faits évidents, ou collection de lois la plupart ignorées, le même mot exprime toutes ces choses. — Cette dénomination de principe vital renferme donc nos ignorances sur la cause première de la vie ; car enfin faut-il nécessairement admettre une impulsion infuse à ces inconcevables machines qu'on voit aller jusqu'à cent ans sans s'arrêter, qu'il est seulement besoin de remonter tous les jours par du sommeil et par des aliments, les oscillations alternatives de la poitrine paraissant être comme le balancier révélateur du ressort caché par qui cette machine est mue. — Il est évident que les mots organes agissants, fonctions, vie, principe vital désignent des choses et expriment des idées fort différentes. On sent bien qu'il y a là une sorte de progression qui des instruments matériels conduit à leurs actes respectifs, qui de ces effets isolés marche aux effets collectifs d'instruments entre eux subordonnés, et de ces effets collectifs à leur cause première ; mais, à mesure qu'on avance et qu'on approfondit, on voit s'accroître l'obscurité. La chaîne si évidente qui unissait les trois premiers degrés nous échappe totalement du troisième au quatrième ; et cependant, tout intangible qu'elle est, cette chaîne existe : elle remonte invisiblement, comme dit Homère, aux mains dirigeantes de Jupiter. (Voir Lettre ii.)

Vitales (propriétés) : pures abstractions qu'il est commun et qu'il serait dangereux de prendre pour des réalités, mais dont il est néanmoins absurde de nier la nécessité. Elles n'existent pas très-certainement comme êtres sensibles ; mais elles n'en sont pas moins subsistantes comme virtualités.

Vivipares : se dit des animaux qui produisent au jour des petits vivants ; même chose que Mammifères. L'homme, les singes, les chauves-souris, les cétacés et les quadrupèdes à sang chaud sont tous des vivipares et des mammifères.

41.

Vivisection : anatomie d'un animal vivant, expérience sur la vie pendant que la vie subsiste ; moyen cruel, mais quelquefois utile aux progrès de la physiologie. Vésale fut accusé d'avoir anatomisé un homme qui vivait encore. Les opérations de la chirurgie en quelques circonstances sont une sorte de vivisection. (Voir Lettre viij, p. 93 à 95.)

Voix : son produit par l'air au moment où, rejeté des poumons, il traverse la glotte contractée et rétrécie. Il n'y a de voix que chez les animaux qui respirent par des poumons. — Certains cris et même des sifflements ont sans doute en quelques animaux, mais seulement pour quelques idées simples que suggère l'instinct, toute la signification d'une parole véritable. C'est ainsi que le chien a plusieurs espèces de cris ou d'aboiements, selon les conjonctures : il a le cri d'avertissement et d'effroi, en usage envers les étrangers ; il a le cri de salut et d'amitié pour le maître, pour les amis du maître et les familiers de la maison ; il a le cri de lutte et d'attaque, et le cri d'imitation, lorsque la nuit il répond aux aboiements du voisinage ; il a le cri de la faim s'il est enchaîné, le hurlement de l'ennui, qui est sinistre ; le cri de la peur quand il fait orage, et plusieurs autres cris lugubres ou menaçants. — En cela prenant exemple sur les cris diversifiés de plusieurs animaux, le capitaine Letourneur a inventé sa curieuse théorie des *commandements au sifflet* à bord des bâtiments de l'État. Cet ingénieux marin est parvenu, grâce au concours de M. Freycinet, et au moyen de vingt-sept signes notés sur deux lignes, à traduire musicalement tous les commandements qui peuvent être donnés à bord d'un navire. Le sifflet de marine n'émettant que deux sons, l'un grave, l'autre aigu, à intervalle d'octave, M. Letourneur a cru superflu d'employer pour les écrire la portée ordinaire de cinq lignes ; deux lignes suffisaient.

Vol. Les oiseaux doivent la faculté de voler à la légèreté de leur plumage, à l'étendue de leurs ailes, à l'énergie de leurs muscles, à la disposition de leur corps configuré en bateau, mais surtout à la grande quantité d'air raréfié qui s'insinue par les poumons dans diverses parties de leur charpente, et jusque dans les os des ailes et la tige des plumes.

Volonté : faculté de vouloir. Tout mouvement volontaire, étendu et complexe suppose à la fois l'intégrité du cerveau, du cervelet, des nerfs destinés aux muscles qui doivent agir, et de ces muscles mêmes. Un apoplectique ou un homme dont certains nerfs sont altérés, divisés ou malades, peut avoir la volonté d'exécuter un mouvement sans y réussir. C'est là ce qu'on nomme paralysie. Cependant il y a dans cet homme et le vouloir d'agir et les principaux instruments intacts et capables pour l'action voulue ; mais toute action se trouve empêchée par la paresse inactive ou l'altération d'un nerf, qui est l'intermé-

diaire indispensable entre l'instrument de la volonté et l'organe
topique du mouvement, autrement dit entre l'encéphale et le
muscle. La volonté elle-même disparaît dans les évanouissements, durant le sommeil, dans l'agonie, ou lorsque le cerveau
est mutilé, ou profondément altéré, ou malade. — De quelque
moyen qu'on se serve pour stimuler la volonté et la rendre
plus puissante, il est certain qu'on peut par sa seule influence
remédier momentanément à quelques maladies, ou du moins en
interrompre ou en retrancher certains symptômes. C'est ainsi
qu'on maîtrise parfois la toux, le tremblement nerveux, l'épi-
lepsie même et le tétanos, quand ils sont faibles ; c'est ainsi
qu'on suspend le hoquet en se préoccupant d'une idée triste,
d'une grande pensée ou d'un danger. Également il suffit de vouloir, de vouloir avec énergie (ne fût-ce qu'en se précautionnant
de quelque breuvage tonique ou d'une forte infusion de café,
selon le précepte de madame Leig ; ou d'une vive imagination,
à l'exemple de MM. Hervez et Voisin), pour réprimer le strabisme et le bégaiement, le bégaiement surtout. On peut remédier à l'insomnie en se retraçant le souvenir d'une plaine aride
et monotone ou la surface unie et calme d'un lac dormant ;
il est même quelquefois possible, par une préoccupation vive,
d'interrompre pour quelques instants une douleur poignante,
un mal de dents par exemple. L'essentiel alors est d'appliquer toute sa volonté à la répression d'un seul effet, et d'un
effet précis et limité. En prétendre universaliser la puissance,
ce serait l'anéantir en la disséminant ; ce serait la perdre. Les
souffrances morales reçoivent de la volonté des soulagements
analogues par la direction qu'elle donne aux idées et par
les diversions qu'elle commande. C'est ainsi qu'on a vu des
hommes profondément attristés chercher dans l'étude de consolantes distractions à leurs chagrins. Cuvier, chaque fois
qu'il éprouvait quelque grand malheur ou quelque profonde
tristesse, redoublait alors d'activité et multipliait ses travaux.
Lui-même il a rendu justice à l'influence dont je parle quand
il a dit, parlant de l'histoire naturelle, la constante occupation de toute sa vie : « Elle n'est pas moins utile dans la
solitude : assez étendue pour suffire à l'esprit le plus vaste ;
assez variée, assez intéressante pour distraire l'âme la plus
agitée, elle console les malheureux, elle calme les haines... »
— Le docteur Jolly a parfaitement exposé cette influence sa-
lutaire de la volonté, et même c'est à l'occasion de son travail
que j'imprimai ces lignes dans *le Constitutionnel* du 4 avril
1839. (Voir Lettre XX, p. 323.)

VOMISSEMENT : rejet convulsif par la bouche des substances contenues dans l'estomac. Le vomissement résulte de la contraction des parois de l'estomac, lequel estomac est en cela secondé par l'action des muscles abdominaux, par l'abaissement
fixe du diaphragme et par l'immobilité de la poitrine, qu'assure

et maintient l'occlusion de la glotte. L'emploi de l'émétique et de l'ipécacuanha, le chatouillement de la luette, l'inflammation du péritoine, l'étranglement des intestins et le squirrhe du pylore sont les principaux instigateurs du vomissement; ce sont là en effet autant de causes de nausées. (Voir Lettre vilj.)

Vue : faculté de voir. C'est le plus précieux de nos sens. Vision : l'action de voir, d'apprécier à distance les corps exposés à la lumière. — Dans un Chapitre ou Mémoire qu'il communiqua à l'Académie de médecine en 1838, M. Gerdy appelait le sens de la vue le roi des sens. Nous lui fîmes remarquer, M. Guénau-de-Mussy et moi, que cette dénomination de roi, fort en usage parmi les poètes, ne doit pas être prodiguée par les savants, eux pour qui c'est un devoir d'user d'un langage rigoureux. Or, comme il n'existe aucune hiérarchie parmi les sens, comme nul d'entre eux ne prévaut ni ne règne sur les autres, il y aurait inconséquence et impropriété à attribuer ce nom de roi et la suprématie qu'il rappelle à l'un des sens plutôt qu'à l'autre. Chacun d'eux règne dans sa sphère.

Un physicien allemand d'un grand mérite, M. Louis Moser, essaie aujourd'hui même de renverser fondamentalement l'ancienne théorie de la vision. Cette théorie, il faut en convenir, ne rendait compte qu'en hésitant, et sans satisfaire les esprits positifs, du mode suivant lequel la lumière impressionne la rétine. Était-ce un ébranlement des fibrilles du nerf optique par de certaines vibrations du fluide lumineux, comme en produit le son apparemment sur le nerf acoustique? était-ce une image qui se retraçait passagèrement sur la rétine comme sur un miroir? était-ce.....? On se perdait en suppositions, et souvent on en admettait plusieurs à la fois qui semblaient se fortifier l'une par l'autre tout en s'excluant. A défaut de preuves directes et de faits probants, on n'appuyait ces hypothèses ni sur la vraisemblance, ni sur des analogies, ni enfin sur rien de plausible. Tous croyaient avec humilité ce qu'avaient daigné supposer quelques présomptueux, avoués pour maîtres : c'était là toute la doctrine. — M. Moser, encore émerveillé de la découverte en effet magnifique de M. Daguerre, se laisse influencer par les faits nouveaux que cette découverte nous a tout à coup révélés. Cette plaque blanche, métallique et polie, qui, recouverte d'un millionnième de millimètre d'iode en vapeurs, reçoit l'image latente et conserve invisiblement l'empreinte des divers objets qui se mirent à son foyer l'espace seulement de quelques secondes; ce mercure vaporisé qui communique à cette empreinte l'évidence qu'elle n'avait pas, le moindre frôlement qui l'efface pour toujours, voilà à quels effets physiques M. Moser compare l'impression initiale de la lumière sur la rétine. Suivant lui, la rétine remplit une destination analogue, quant à la vision, à la plaque iodée de M. Daguerre : c'est-à-dire que les objets s'y retracent en réalité. Comme preuves principales qu'il en est ainsi, M. Moser allègue les deux faits suivants : 1° on ne voit bien les objets et on ne conserve d'eux une idée nette qu'autant que l'œil s'est arrêté sur eux pendant quelques secondes, absolument comme pour le daguerréotype; 2° des objets vivement éclairés, lumineux, mais surtout le soleil ou les lampes à la Gaudin, laissent dans l'œil des images vives qui ne s'effacent qu'après quelques instants et après de nombreux mouvements du globe de l'œil. Nouvelle analogie avec le daguerréotype.

XIPHOÏDE : appendice osseux du sternum, situé vers le creux de l'estomac. C'est par là que se tenaient attachés l'un à l'autre les deux jumeaux siamois que nous avons vus à Paris vers 1829.

YEUX : organes doubles de la vision. Chaque œil est composé de parties très-nombreuses, de membranes et d'humeurs diverses. Les membranes sont : la sclérotique, formant l'enveloppe résistante; la cornée transparente, par où pénètre la lumière ; l'iris, percé à son centre par la pupille ou prunelle; la rétine ou nerf optique épanoui, qui est l'organe essentiel de la vue, la partie sentante ; la choroïde, enfin, laquelle absorbe, à l'aide du vernis noirâtre qui la recouvre, les rayons lumineux, qui, une fois qu'ils ont traversé la rétine, resteraient sans utilité, mais non sans inconvénient. L'œil en outre est en partie composé de plusieurs humeurs : de l'humeur aqueuse, du cristallin et de l'humeur vitrée; fluides transparents, par qui les rayons de la lumière sont brisés, puis concentrés vers le foyer visuel de l'œil, au centre de la rétine. (Voir RÉTINE et VUE.)

ZOOPHYTES : animaux-plantes. Linné avait donné ce nom à des corps vivants à qui l'on attribuait la double nature de plantes et d'animaux : on le donnait aux éponges, aux coraux, aux polypes, etc. On ne fait plus aucun usage de ce mot, trop peu précis pour les temps où nous vivons. Le microscope a abrogé le mot et proscrit les êtres qu'il désignait.

FIN DU DICTIONNAIRE PHYSIOLOGIQUE.

TABLE DES LETTRES.

LISTE ALPHABÉTIQUE

DES PRINCIPAUX NOMS

QUI SONT CITÉS DANS CET OUVRAGE,

AVEC INDICATION DE LA PAGE OÙ ON LES CITE.

PRINCIPES

DE

PHYSIOLOGIE MÉDICALE,

PAR M. ISIDORE BOURDON,

Docteur en médecine, membre de l'Académie de médecine, etc.

2 VOL. IN-8° DE 939 PAGES DIVISÉS EN SEPT LIVRES.

PARIS, LIBRAIRIE DE J.-B. BAILLIÈRE.

Tableau sommaire des chapitres de cet ouvrage.

LIVRE PREMIER.

DE LA VIE.

42.

LIVRE DEUXIÈME.

DU SYSTÈME NERVEUX ET DE SES FONCTIONS.

LIVRE TROISIÈME.

HISTOIRE DES SENSATIONS.

LIVRE QUATRIÈME.

DE L'INTELLIGENCE.

LIVRE CINQUIÈME.

DES MOUVEMENTS DE L'HOMME.

LIVRE SIXIÈME.

DU SOMMEIL.

LIVRE SEPTIÈME.

DU SANG ET DE SES PRODUITS.

[1] Tout ce qui concerne la Génération, soit de l'homme, soit des animaux et des plantes, a été plus particulièrement traité dans la *Physiologie comparée* du même auteur. Plus de 400 pages de ce dernier ouvrage sont consacrées uniquement à cette matière.

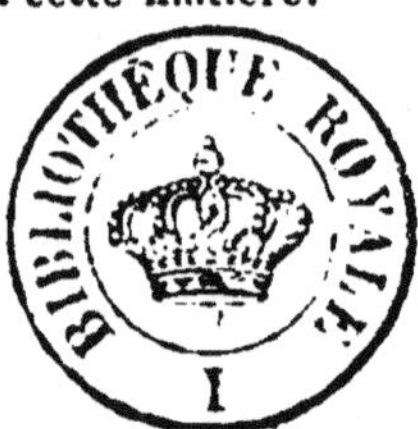